« RÉPONSES »
Collection créée par Joëlle de Gravelaine,
dirigée par Dorothée Cunéo

CHARLOTTE MARKEY

LES GENS INTELLIGENTS NE FONT PAS DE RÉGIME

Apprendre à maîtriser son poids pour la vie

traduit de l'anglais (États-Unis) par Pierre Reignier

Robert
Laffont

L'appli (pour iPhone, en anglais) qui accompagne ce livre est téléchargeable sur le site www.SmartenFit.com

Titre original : SMART PEOPLE DON'T DIET

ISBN : 978-2-221-15913-2
(Édition originale : ISBN 978-0-7382-1771-0, publiée chez Da Capo Press, a member of The Perseus Book Group, Boston, USA)

À Charlie et à Grace,
les deux meilleures raisons que j'aie
de continuer à manger des légumes

Introduction

Je n'ai pas toujours été intelligente

D'aussi loin que je me souvienne, la nourriture a toujours occupé une place prépondérante dans ma vie. Quand j'étais gamine j'étais persuadée de faire une carrière de danseuse de ballet. Bien sûr la plupart des petites filles rêvent de devenir ballerines, mais moi j'étais *vraiment* appelée à compter parmi les étoiles. Pendant dix années de pratique intensive de la danse, par conséquent, j'ai surveillé de près mon alimentation et mon poids. À l'âge de douze ans je savais déjà pas mal de choses sur la diététique et les régimes – et cela n'avait rien d'anormal pour une fille qui s'apprêtait à passer le concours d'entrée du San Francisco Ballet. Sauf qu'à la fin de l'audition, la compagnie m'a dit qu'elle ne voulait pas de moi. Elle m'a même déclaré que je n'avais aucun avenir dans la danse parce que je n'avais « tout simplement pas un corps de danseuse ». Sur le moment j'ai été bouleversée, mais aujourd'hui ce souvenir me rend un peu perplexe. Je ne me souviens pas de mon poids exact de l'époque, mais je sais que j'étais loin d'être en surpoids. Dans ma tête de préadolescente, hélas, j'ai supposé que j'étais *grosse* et j'ai renoncé le cœur lourd à mes aspirations de toujours pour m'orienter vers les activités classiques de mon âge : le sport, les fringues, les garçons.

Si je surveillais mon poids, ce n'était pas exclusivement à cause de la danse. À la maison, dans ma famille, il y avait tout le temps quelqu'un qui suivait un régime. J'ai su compter les calories de mes aliments avant d'atteindre la puberté. J'ai aussi très tôt assimilé une règle, excellente en soi, que le monde de la danse m'avait fait découvrir : tenir son alimentation à l'œil est une composante normale de l'existence. Les angoisses de l'adolescence ont néanmoins exacerbé mon intérêt pour les régimes et mon obsession vis-à-vis de la nourriture n'a pas tardé à ouvrir un chapitre assez sombre de ma jeunesse. À quinze ans, mon poids oscillait sous les quarante-cinq kilos – alors que j'avais déjà atteint ma taille adulte, un mètre soixante-cinq ! Heureusement, plusieurs personnes ont remarqué ma situation. Un prof de maths (un homme au physique intimidant qui était aussi l'entraîneur de l'équipe de football du lycée) m'a prise à part et, avec beaucoup de tact et de gentillesse, m'a parlé de ses propres déboires avec sa silhouette et donné d'excellents conseils nutritionnels. Mon entraîneur de natation m'a exhortée à être fière de mes « jambes solides ». Un conseiller d'orientation a pris l'habitude de me demander de mes nouvelles chaque fois que nous nous croisions dans l'établissement. Ma famille s'est fait elle aussi du souci et des amis m'ont soutenue et encouragée. Les médecins, enfin, ont déclaré que ma maigreur n'avait aucune cause physiologique.

Nul événement déterminant, nulle brusque révélation ne m'ont poussée à manger davantage, à prendre soin de moi et à retrouver un poids normal. Les années ont passé et j'ai mûri, voilà tout. Je suppose aussi que je me suis rendu compte, petit à petit, que mon attitude n'était pas très intelligente : je mettais ma santé en danger pour être maigre ! Dans mon histoire on ne trouve aucun épisode époustouflant de rédemption, juste le parcours d'une adolescente typique, mal dans sa peau, qui a compris au fil du temps ce que signifie avoir une alimentation saine… avec l'aide d'un nutritionniste, grâce au soutien de son environnement familial et social, puis en décrochant des diplômes de psychologie.

Quand je suis entrée à l'université de Santa Clara, je n'étais absolument pas certaine de vouloir me diriger pour de bon vers la psychologie. Au bout de quelques semaines de cours, cependant, j'étais déjà passionnée. Ainsi, il existait une approche intellectuellement rigoureuse, scientifique, qui me permettait de mieux comprendre le monde qui était le mien ! J'avais découvert ma voie. Très vite j'ai commencé à me pencher sur les habitudes alimentaires des enfants. J'ai poursuivi jusqu'en troisième cycle pour devenir chercheuse. Arrivée à ce stade, j'avais cessé de m'intéresser à ma propre psychologie ; je souhaitais comprendre et travailler avec tous les enfants, les adolescents et les adultes qui ont une mauvaise image de leur corps et adoptent des comportements alimentaires inadaptés. Pendant la préparation de ma thèse de doctorat en psychologie de la santé et du développement, j'ai eu la chance de pouvoir séjourner dans les trois extraordinaires centres de recherche que sont le *Healthy Families Project* de l'université de Californie à Riverside, le *Children's Eating Lab* de l'université d'État de Pennsylvanie, et le *Longevity Project* de l'université de Californie à Riverside.

En 2002, j'ai rejoint le corps enseignant de l'université Rutgers où j'ai créé un cours intitulé « Psychologie de l'alimentation ». Bien des années plus tard j'ai toujours autant de plaisir à donner ce cours, et mes recherches portent sur diverses questions telles que l'influence réciproque des personnes qui vivent en couple dans le domaine alimentaire ou les inquiétudes des parents face au surpoids de leurs enfants. Si vous jugez peu appétissante cette existence centrée sur la nourriture (sans oublier qu'en plus d'étudier et d'enseigner le sujet, il faut aussi que je mange !), rassurez-vous : cette discipline me passionne et je ne m'en lasserai jamais.

L'idée de ce livre m'est venue il y a déjà quelques années. Dans mon cours, je consacre énormément de temps à déboulonner certains mythes sur la nourriture, les régimes et l'image du corps. Au début du semestre je demande en général à mes élèves d'apporter des bouquins de régime, afin que nous en discutions en comparant leurs méthodes et conseils à ce que la science dit sur le sujet. La grande majorité d'entre eux s'en tirent très mal quand nous cherchons des études susceptibles de confirmer leurs assertions. Il s'avère, par exemple, qu'aucune donnée scientifique ne confirme les chances de succès des cures minceur en dix, dix-sept ou vingt et un jours promues par certains de ces ouvrages. Je suis très encouragée, depuis toujours, par les réactions des étudiants : mon cours, affirment beaucoup d'entre eux, bouleverse leur vision des choses ; ils regrettent de ne pas avoir su beaucoup plus tôt dans leur vie tout ce que je leurs apprends. En fin de programme ils me disent avoir définitivement renoncé aux régimes pour adopter l'approche graduelle, durable et saine que je propose ici, dans ces pages, aux personnes qui veulent perdre des kilos et maîtriser leur poids. En plus de tout ce que formulent mes étudiants, je continue bien sûr d'être inspirée par les recherches menées par de nombreux spécialistes : leurs résultats contredisent invariablement les informations erronées dont le grand public est abreuvé, et produisent à l'inverse des données et des recommandations fiables sur la nutrition, le poids, l'image du corps, etc.

En dehors de l'université, quand je dis que je suis une psychologue de la santé spécialisée dans les comportements alimentaires et l'image du corps, les gens ont en général des tas de questions à me poser. Et curieusement (pour *moi*, en tout cas, c'est assez curieux !) ils se mettent bien souvent à me parler du nouveau régime qu'ils viennent d'entamer. Parmi les méthodes qui ont la cote ces derniers temps, il faut citer le régime paléo, la Diète méditerranéenne (ou crétoise), et encore et toujours les diverses approches *low-carb*, c'est-à-dire pauvres en glucides (nous n'en finirons jamais, j'ai l'impression, avec cette tendance-là). Pour être franche, je sèche un peu pour ce qui est de répondre aux hommes et aux femmes qui me parlent de ces régimes. Il existe des milliers de livres de régimes et de programmes d'amaigrissement sur le marché, et certains d'entre eux offrent quelques conseils utiles à qui veut perdre du poids. Malheureusement, comme mes étudiants et moi consacrons un temps considérable à le vérifier et à le revérifier d'année en année, la vaste majorité d'entre eux proposent aussi de *très mauvais* conseils.

Ce n'est pas mon opinion personnelle, mais une vérité objective. Les régimes qui vous sont vendus dans ces ouvrages contiennent pour la plupart des recommandations qu'aucune étude scientifique n'a jamais validées. À vrai dire, ces recommandations vont souvent à l'encontre de ce que la science a prouvé. Parfois même, les assertions des vendeurs de régimes sont tellement énormes, grotesques, que je me demande comment elles ont l'autorisation d'être publiées. Mais voilà, il n'existe ni « police des livres de régimes » ni « groupe d'enquête sur les programmes diététiques », où que ce soit dans le monde, pour donner tort aux individus qui prétendent pouvoir vous aider à maigrir. Pendant que je préparais ce livre, on m'a d'ailleurs mise en garde : la science, au fond, les gens s'en fichent ; ce qu'ils veulent c'est maigrir – et vite.

Maigrir, *et vite*. Quel joli fantasme.

Malheureusement, la perte de poids rapide a souvent pour corollaire une *prise* rapide de poids. Cela paraît injuste, mais c'est la vérité. Chercheurs, médecins, nutritionnistes et psychologues savent que les personnes qui suivent un régime finissent souvent par *prendre du poids*, au lieu de maigrir, car les méthodes appliquées sur quelques jours ou quelques semaines ne peuvent pas avoir d'effet à long terme. Et ce n'est pas tout : pour la plupart des gens, suivre un régime est une expérience détestable.

Mais alors, quelle est la solution ? L'approche que je prescris dans ce livre ne consiste pas à vous mettre au régime. Je ne vous dirai pas précisément quoi manger, à quelle heure, en quelles quantités. Non, vous ne trouverez rien de restrictif ou d'impératif dans ce genre-là. Mon approche n'est pas non plus une solution minceur express. Par contre, elle donne de vrais résultats. Toutes les informations que vous découvrirez au fil de ces pages sont issues de la recherche en psychologie, ou bien elles ont été confirmées par des études scientifiques, ou elles relèvent du simple bon sens – et bien souvent elles ont ces trois qualités à la fois. Vous connaissez sans doute déjà une bonne partie des conseils que je vais vous donner. Par exemple, vous savez que manger *moins* vous aidera à perdre du poids. Mais savez-vous comment faire cela – manger moins – de façon durable ? C'est une question importante, car en tant que psychologue de la santé je peux vous affirmer que *rien* de ce que vous serez susceptible de tenter dans ce domaine pendant *seulement* quelques jours ou quelques semaines n'aura la moindre conséquence positive *durable* pour votre ligne ou pour votre santé.

Mais si ce livre n'est pas un livre de régime, de quoi s'agit-il ? Vous allez découvrir une approche bien particulière : une manière de voir et de modifier vos habitudes alimentaires et votre niveau d'activité physique pour le restant de votre vie. En me fondant sur mes expériences personnelles, sur les résultats de la recherche scientifique et sur les cours que je donne à mes étudiants, j'ai créé un programme qui tient compte des facteurs psychologiques susceptibles de vous faire grossir et qui vous apporte à la fois des stratégies intelligentes, à l'efficacité prouvée, pour gérer votre poids sainement et *de façon durable*, et un certain nombre de conseils spécifiques pour bien manger, perdre des kilos et ne jamais plus les reprendre.

Ce livre est ainsi organisé en trois phases contenant :

- **Une approche psychologique** de l'amaigrissement et de la gestion du poids qui ne vous déprimera pas.
- **Des recommandations pragmatiques, et pleines de bon sens,** pour perdre du poids sur le long terme. Les informations, également, dont vous avez besoin pour faire vos courses en toute connaissance de cause et pour prendre de bonnes décisions en matière d'alimentation et d'activité physique.
- **Des outils** qui vous permettront d'évaluer vos propres habitudes et de vous créer un programme de changements graduels (de semaine en semaine) et durables à apporter à votre mode de vie.
- **Des conseils positifs** pour vous remettre « dans le droit chemin », mais sans culpabiliser, si jamais vous deviez déraper dans le futur (succomber de nouveau à la tentation de mauvaises habitudes alimentaires).
- **Une méthode scientifiquement prouvée** grâce à laquelle vous vous sentirez au meilleur de votre forme, avec un poids sain et une silhouette avenante.

Mon objectif, au bout du compte, est de vous amener à changer définitivement votre façon d'envisager votre alimentation. Tout est énoncé dans le titre : *Les gens intelligents ne font pas de régime*. Si ce livre est un livre de régime, il ne l'est que dans la mesure où j'espère qu'il vous permettra, quand vous l'aurez terminé, de ne jamais plus envisager de faire un régime.

Remarque : Ce livre s'adresse à tout le monde – aux personnes qui souhaitent perdre deux ou trois kilos, à celles qui veulent en perdre vingt-cinq, à celles aussi qui désirent juste mieux manger et être en meilleure santé. Avant d'entamer un quelconque programme diététique ou une activité physique, néanmoins, vous devriez en discuter avec votre médecin généraliste. Si vous souffrez d'obésité morbide, en particulier, et si vous avez besoin de perdre beaucoup de poids mais manquez de temps, ce livre peut vous aider, mais il est très important qu'un médecin vous accompagne, et vous devriez aussi envisager de consulter un nutritionniste.

I.

FUYEZ LES RÉGIMES !

Pour qui veut maigrir, l'offre de régimes tendance promettant des résultats rapides est abondante. Mais ces régimes limitent les apports nutritionnels, peuvent avoir des conséquences négatives sur la santé et se soldent en général, à long terme, par un échec.

Page d'accueil du site
« Poids et nutrition »
des autorités américaines
de santé publique

Dans ce chapitre vous apprendrez

- À envisager la perte de poids comme un objectif à long terme.
- À ignorer les régimes tendance et à tenir compte des données scientifiques qui vous aident à prendre de bonnes décisions pour maigrir et maîtriser votre poids.
- Pourquoi il est possible de concilier « manger pour vivre » et « vivre pour manger ».

Au terme de mon cours « Psychologie de l'alimentation », ce dernier semestre, une jeune femme m'a écrit :

Pour une étudiante comme moi, toujours très occupée, qui regrette de ne pas avoir le temps de se débarrasser de quelques kilos et de faire de la gym pour être plus en forme, les promesses du genre « Perdez dix kilos en deux semaines » ont de quoi séduire. L'hiver dernier, j'ai encore failli me payer une cure détox ! Mais avec votre cours j'ai découvert les aspects psychologiques de la diététique, et je crois pouvoir dire en toute sincérité que je n'envisagerai plus jamais de faire un régime de quelques jours ou de quelques semaines – surtout s'il se targue de me changer la vie. La belle affaire ! Au bout du compte, il n'y a qu'une seule vérité : si nous voulons avoir des esprits et des corps sains, nous avons besoin de modes de vie sains.

C'est ce type de commentaire qui m'a décidée à écrire *Les gens intelligents ne font pas de régime.*

Pour ce qui est de maigrir, nous ne sommes pas nécessairement intelligents de naissance, mais nous pouvons, c'est certain, le devenir. Et je ne sous-entends pas, bien sûr, que vos capacités intellectuelles sont limitées. Sinon j'aurais déjà réussi à insulter la majorité des adultes, dont je fais partie, qui ont suivi un régime (ou plusieurs) au cours de leur vie. Si vous êtes dans ce cas, permettez-moi de deviner le résultat de vos efforts. Vous avez perdu quelques kilos, au début, mais moins d'un an plus tard vous aviez tout repris. Dans l'année qui a suivi cette déception, vous avez sans doute essayé un autre régime – qui n'a pas marché non plus. Je ne suis pas extralucide. Si je vous « connais » si bien, c'est parce que je suis passée par là, moi aussi, et parce que je suis une scientifique qui étudie l'alimentation. Suivre un régime pour essayer de perdre du poids, voyez-vous, est l'une des pires solutions que vous puissiez envisager. Vous allez bientôt savoir comment et pourquoi *les gens intelligents ne font pas de régime* quand ils veulent maigrir *pour la vie.*

À tout instant, dans le monde entier, des hommes et des femmes entament des régimes. De fait, quelque quatre-vingt-dix pour cent des femmes et jusqu'à soixante-dix pour cent des hommes aux États-Unis – soixante-dix pour cent des Françaises et quarante pour cent des Français – disent avoir déjà suivi au moins un régime dans leur vie. Pourquoi tant de gens s'engagent-ils sur cette voie ? De toute évidence ils souhaitent perdre du poids – et le régime semble être *la* solution à leur problème. Sauf que l'efficacité des régimes est plus que discutable. Vu l'augmentation des taux d'obésité à travers le monde, il est même clair que les régimes n'aident absolument pas les gens à maigrir. Vous êtes-vous jamais demandé s'il existait une autre solution ?

Cette autre solution se trouve dans ce livre qui va vous aider à réfléchir, dans un premier temps, à vos habitudes alimentaires et à votre niveau d'activité physique, puis à les modifier pour toujours. Au fil de ces pages, en outre, vous découvrirez non seulement ce que vous *devez* faire, mais aussi ce que vous *ne devez pas* faire : c'est un point important dans la mesure où les actions qu'entreprennent la majorité des gens pour maigrir (suivre un régime) ne donnent aucun résultat, en tout cas aucun résultat durable. Mon objectif est de vous amener à envisager la gestion de votre poids comme un projet à long terme. Oui, cette perspective peut paraître un peu décourageante. Mais ne vous inquiétez pas. Nous allons suivre trois phases au cours desquelles vous reverrez de fond en comble, et sans difficulté particulière, vos habitudes en matière d'alimentation et d'activité physique. Et quand nous parviendrons à la fin de ce livre, vous aurez changé *pour toujours* votre vision de la nutrition et de la maîtrise de votre poids. Je veux vous donner le pouvoir de faire des choix intelligents qui vous permettront de prendre plaisir à manger tout en conservant un poids sain.

Avant de poursuivre, prenez quelques instants pour vous demander *pourquoi* vous lisez cet ouvrage. C'est important. Je devine que votre poids actuel ne vous satisfait pas. Vous voulez sans doute maigrir, ou retrouver la forme, ou vivre en meilleure santé. Peut-être visez-vous ces trois objectifs à la fois. Il est possible que vous ayez dans votre armoire un jean que vous aimeriez pouvoir à nouveau porter (sans avoir la respiration coupée). Ou bien vous devez prochainement vous rendre à un mariage ou à une réunion d'anciens élèves, et vous avez envie d'y débarquer sous votre meilleur jour. Parce que vous commencez à sentir le poids des années, peut-être, vous vous rendez compte de la nécessité de prendre davantage soin de votre corps que vous ne l'avez fait jusqu'à maintenant – surtout si vous désirez être encore de ce monde pour voir vos enfants et vos petits-enfants franchir certains caps de leur vie. Ces divers objectifs sont plus ou moins susceptibles de vous concerner, et vous pouvez en avoir d'autres en tête : il n'existe à vrai dire aucune mauvaise raison de vouloir conserver un poids optimal et vivre en bonne santé. L'important est de vous répéter de temps en temps *pourquoi* il vous tient à cœur, à vous personnellement, de maigrir ou de conserver un poids sain. Quand vous aurez terminé ce livre, relisez-en les passages qui vous auront paru particulièrement motivants. Discutez avec votre famille, avec vos amis, de cette nouvelle façon d'envisager la gestion à long terme de votre poids. Et intégrez-la à votre vie pour de bon ; il ne s'agit pas juste d'un truc en prévision de la période estivale et du maillot de bain à la plage.

L'approche que je décris dans ces pages n'est pas un régime. À vrai dire, elle équivaut à vous supplier de ne pas faire de régime. Fuyez les régimes ! Mon livre ne contient aucun conseil tendance. Toutes les informations que vous y trouverez proviennent d'études scientifiques. J'y ai aussi incorporé des conseils de bon sens, des anecdotes, des discussions avec divers spécialistes, ainsi que d'autres perles de sagesse qui confortent mon propos. Mon objectif, encore une fois, est de vous montrer comment avoir une attitude intelligente dans le domaine de l'alimentation et de la gestion du poids, en vous révélant tout ce que les chercheurs connaissent au sujet de ces questions. (Vous savez quoi ? Aucune étude n'a confirmé qu'il était bon de jeûner pour entrer dans son jean !)

Pourquoi il est important de se fonder sur les données de la science

Tout le monde mange, donc tout le monde est expert en alimentation. Notre instinct – l'instinct du ventre, disons – nous murmure peut-être, parfois, ce qu'il convient de faire pour perdre du poids, mais il est important de tenir compte des résultats des études scientifiques. Dans le domaine de la nutrition, l'approche la plus saine n'est pas affaire d'opinion personnelle. Les psychologues, dont je suis, mènent des recherches sur l'alimentation et l'amaigrissement depuis plus de cent ans ; nous avons publié des milliers de travaux. Dans les disciplines cousines – sciences de la nutrition, médecine, santé communautaire –, d'innombrables spécialistes travaillent et publient également depuis longtemps. Pourtant ce sont encore et toujours les idées les plus racoleuses, sinon les plus absurdes, qui semblent retenir l'attention du grand public et des personnes qui veulent perdre du poids – et trop souvent au détriment, donc, des idées qui donnent de vrais résultats ! Il ne suffit pas d'avoir envie de perdre dix kilos en deux semaines pour que ce projet soit réaliste. Mais l'industrie de l'amaigrissement ne cesse de vendre des promesses scandaleuses, avec toutes sortes de livres et de « cures minceur », parce que c'est ce que les gens sont prêts à acheter.

L'ouvrage que vous avez entre les mains rassemble, sous une forme accessible aux non-spécialistes, les résultats de plusieurs décennies de recherches scientifiques. J'y mentionne nombre d'études qui sous-tendent les conseils que je vous donne pour avoir une réaction intelligente, à partir d'aujourd'hui, face aux multiples propositions de régimes et autres « systèmes amaigrissants » sur lesquels vous pouvez tomber ici et là. La publicité et les médias font beaucoup de promesses alléchantes : je veux que vous ayez l'esprit critique à l'égard de ce fatras d'informations, pour ne plus avoir de difficulté à manger correctement. Je vais vous expliquer pourquoi les régimes ne marchent pas, pourquoi il est souvent difficile de perdre du poids, et ce que vous pouvez faire, par contre, pour obtenir de *vrais* résultats. Je ne vous donne pas mon opinion personnelle : je vous transmets la synthèse d'informations vérifiées et relayées par la communauté scientifique, par les médecins et par les nutritionnistes. Par les autorités sanitaires, également, qui préviennent les populations, depuis quelques années déjà, qu'on ne perd pas du poids en suivant un régime mais en « adoptant un mode de vie qui suppose des changements durables en matière d'habitudes alimentaires et de niveau d'activité physique quotidiens[1*] ».

Que signifie gérer son poids ?

Vous avez sans doute remarqué que j'ai déjà utilisé plusieurs fois l'expression « gestion du poids ». En quoi l'idée de « gérer son poids » n'équivaut-elle pas à « faire un régime » ? Eh bien avec l'approche que je vous propose, vous serez bientôt capable non seulement de perdre des kilos, mais aussi de maîtriser votre poids pour le maintenir à la valeur qui vous donne satisfaction – et ce toute votre vie. Vous allez apprendre, oui, à gérer votre poids. Je sais que les mots « gérer » et « gestion » ont quelque chose de rébarbatif ; ils donnent un peu l'impression, ici, que le fait de manger et d'entretenir sa forme physique est une sorte de boulot qui impose tout un tas d'obligations. Mais il s'agit simplement, au milieu de nos diverses activités quotidiennes, de veiller à manger sainement et à avoir un minimum d'activité physique chaque jour (bon, d'accord : presque chaque jour). Nous vivons ainsi en meilleure santé, nous sommes plus heureux et nous sommes à même d'apporter notre contribution à la société (au lieu de lui « coûter » des ressources ; je reviendrai sur ce point au chapitre 10). Non, vraiment, la gestion du poids des gens intelligents n'a rien de pénible. Vous découvrirez très vite qu'elle vous vaut des résultats

* Les appels de note en chiffres vous renvoient, en fin d'ouvrage, aux références de l'auteur. Les appels de note avec astérisque vous renvoient en bas de page aux notes du traducteur.

positifs pour lesquels vous ne regretterez pas d'avoir consenti à quelques petits efforts.

S'il faut vraiment parler de « boulot » à propos de la gestion du poids, disons qu'il s'agit d'un boulot similaire à celui que vous fournissez pour votre hygiène corporelle, pour vous habiller, vous pomponner – pour prendre soin de vous. La plupart des gens, peut-on supposer, passent environ une heure par jour, en tout, à faire leur toilette, à se brosser les dents, à se choisir des vêtements, etc. Quelques minutes par-ci, quelques minutes par-là : ces tâches prennent du temps, mais il ne vous viendrait pas à l'esprit de vous en priver (en tout cas pas trop longtemps, j'espère). Gérer votre poids c'est un peu la même chose dans la mesure où il s'agit de prendre un peu de temps chaque jour, oui, pour vous occuper de vous. Bien des personnes – bien des femmes, surtout – tirent un trait sur la question en se disant qu'elles n'ont pas le « luxe » de prendre du temps pour s'occuper d'elles-mêmes. Elles doivent assurer pour leurs enfants, pour les personnes de leur entourage, et elles se mettent en dernière position de leur liste de préoccupations quotidiennes. Gérer son poids, cependant, cela ne veut pas seulement dire perdre des kilos et conserver un physique avenant : c'est une question de santé. Ce n'est pas un luxe, mais une nécessité. Une fois que vous aurez pris l'habitude d'acheter des aliments riches sur le plan nutritionnel, de prévoir des repas sains et de faire de l'exercice, vous ne renoncerez plus à ces tâches. En outre, vous ne devriez pas vous sentir coupable de vous occuper de vous. Quand vous vous autorisez à prendre le temps et à dépenser l'énergie nécessaires à la gestion de votre poids, vos proches profitent autant que vous de ces efforts. Si vous achetez des produits frais cet après-midi, chaque membre de votre foyer aura davantage de fruits et de légumes sains et nourrissants ce soir. Si vous allongez la durée de vos séances à la salle de gym cette semaine, vous passerez davantage de temps à jouer avec vos petits-enfants dans quelques années. Gérer votre poids, cela vaut autant pour vous que pour vos proches.

À l'évocation du mot « régime », vous visualisez sans doute quelque programme diététique à la fois strict et relativement bref – prévu pour durer une semaine ou deux mois, quelque chose comme ça – dont le but est de vous faire perdre des kilos. Les gens intelligents ne font pas de régime parce qu'ils savent que l'amaigrissement et la gestion du poids ne peuvent être des entreprises temporaires (même répétées de temps en temps). Dans ce livre, je ne vous offre pas une formule de diététique pour perdre du poids cette semaine ou ce mois-ci : je vous propose d'apprendre à savoir comment *toujours* manger sainement. Pour le restant de votre vie. L'un des secrets de la bonne gestion du poids, c'est d'éviter de vous focaliser sur le court terme et de penser toujours à long terme quand vous modifiez quelque chose dans vos habitudes alimentaires ou dans votre programme d'activité physique.

Le deuxième jour d'un régime est toujours plus facile que le premier. Le deuxième jour, c'est terminé !

Jackie Gleason*

Pourquoi il est essentiel de se projeter sur le long terme

La perspective de conserver un poids satisfaisant pour le restant de votre vie vous paraît-elle irréaliste ? C'est pourtant possible. Certes, notre corps change au fil des années – en fonction des variations hormonales, notamment, et de notre niveau d'activité physique. Nous pouvons donc avoir des difficultés à conserver exactement le même poids idéal sur trois ou quatre décennies. Mais la formule de gestion du poids que je propose dans ce livre vous permet de faire les ajustements nécessaires à mesure que les circonstances de votre vie changent, pour rester au plus près du poids que vous souhaitez avoir. Et, vous allez le constater, ces ajustements ne sont pas difficiles à mettre en œuvre.

Voici l'un des ingrédients essentiels de ma recette de gestion du poids (si vous permettez cette métaphore culinaire) : quand vous apportez des changements à vos habitudes en matière d'alimentation et d'activité physique, vous devez opter pour des

* Acteur américain (1916-1987).

changements *que vous pensez être capable de conserver toute votre vie.* Si on fait l'effort de perdre des kilos, on n'a aucune envie de les reprendre. Les personnes qui regrossissent après avoir suivi un régime prennent en général la chose comme un échec personnel. Mais ce qu'elles ne réalisent pas, c'est que cet échec était quasi inévitable[2]. Si vous vous lancez dans un programme qui vous a imposé de renoncer à tout un groupe alimentaire – les glucides, par exemple, dans un régime low-carb – alors que vous n'avez pas réellement l'intention de tirer un trait définitif, pour le restant de votre vie, sur ce groupe alimentaire, il est prévisible que vous reprendrez du poids lorsque vous le réintégrerez dans votre assiette. Imaginons que nous sommes en avril et que vous vous faites du souci pour votre ligne car les vacances (et le maillot de bain !) ne sont pas loin. Vous décidez, pour perdre cinq kilos, de vous passer de toutes les friandises et de tous les desserts que vous aimez. Cette cure minceur vous donne peut-être satisfaction sur le moment ; en outre, vous vous félicitez d'avoir allégé votre diète perso de « mauvais produits » dont la valeur nutritionnelle est pauvre. Sauf qu'il arrive forcément un jour où vous avez de nouveau envie de dessert à la fin des repas – au moins de temps en temps. Quand vous réintégrez les desserts à vos habitudes alimentaires, vous reprenez peu à peu les kilos perdus et votre « silhouette estivale » se transforme bientôt en votre « silhouette hivernale ». Si vous voulez gérer correctement votre poids sur le long terme, vous n'obtiendrez rien de bon en éliminant un aliment que vous appréciez dans votre régime alimentaire normal[3].

Bien sûr, tous les programmes amincissants vendus dans le commerce ne vous obligent pas à renoncer une fois pour toutes à certains aliments. Une partie d'entre eux vous recommandent plutôt d'apporter des changements temporaires à vos habitudes. Mais là, on retombe tout de suite dans la même ornière : modifier votre alimentation et faire de la gym un temps seulement ne vous permettra pas de perdre du poids de façon durable ! J'ai écrit ce livre pour vous apporter des conseils que vous pouvez intégrer petit à petit, et pour toutes les années à venir, à votre mode de vie actuel. Cela signifie que vous allez adapter le « régime » à votre existence plutôt que de changer qui vous êtes pour vous adapter au régime. Je veux que vous choisissiez *vous-même* les aliments que vous aimez et que vous pouvez imaginer de continuer à manger aussi longtemps que vous vivrez. Si vous suivez mes recommandations, il est peu probable que vous grignotiez des chips tous les après-midi et engloutissiez une part de gâteau à tous les repas. Mais vous aurez le « droit » de manger des chips et du gâteau. Le conseil est aussi valable pour ce qui est d'avoir une activité physique régulière. Il importe peu que vous décidiez de marcher, de courir, de soulever des haltères ou d'apprendre le monocycle. L'essentiel est que vous adoptiez une activité qui vous plaît et que vous pensez pouvoir pratiquer *durablement*. Je l'ai déjà dit, et je le répéterai tout au long de ce livre : vous devez apporter à vos habitudes des changements sur lesquels vous n'aurez jamais à revenir !

“ Le récit de Michael, trente-neuf ans, prof de fac

En tant qu'homme, je ne m'étais jamais beaucoup soucié de ma ligne ou de ce que je mangeais. Mon alimentation, à vrai dire, je n'y pensais tout simplement pas. Et puis un jour j'ai découvert que mon poids, par rapport à ma taille, me plaçait clairement dans la catégorie des gens en « surpoids ». *Moi ? En surpoids ?* Je me voyais encore comme un mec dans la vingtaine, plutôt sportif – mais il était grand temps que j'ouvre les yeux ! J'approchais la quarantaine, j'avais deux enfants, et côté forme physique ce n'était plus du tout ça. C'est là que j'ai entendu parler du programme du Dr Markey. J'ai un peu examiné la littérature scientifique sur laquelle il était fondé, et puis j'ai décidé de tenter le coup. Quand j'ai commencé à prendre note de tout ce que je mangeais (en essayant de ne pas tricher), j'ai été choqué de découvrir la quantité de trucs malsains que j'avalais tous les jours. Après avoir bien pris conscience de tout ça, j'ai ciblé un premier aliment à moins consommer : j'ai remplacé mes sodas habituels par leurs équivalents *light* ou par de l'eau plate. Au bout de quelques semaines, les sodas ne me manquaient plus du tout. Là, j'ai sélectionné un autre aliment qu'il fallait que je mange moins. Et puis un autre. Et puis j'ai changé encore autre chose. J'ai fait tout ça sans me forcer, sans me presser, et chaque fois que je supprimais ou que je réduisais la consommation d'un produit, je prenais bien la peine de me demander : « Est-ce que je suis capable de changer ce truc-là *pour toujours* ? » Je ne voulais pas perdre du poids et me voir regrossir un an plus tard !

Lorsque j'ai commencé à modifier mon alimentation, je n'ai pas vu mon poids baisser tout de suite. C'est venu lentement. Mais ça n'a pas du tout été pénible. Et puis un jour, au bout de quelques mois, une collègue m'a dit que j'avais l'air plus mince et m'a demandé si je suivais un régime. J'ai eu plaisir à lui répondre que j'avais perdu du poids, oui, mais que je n'étais pas au régime. Je mangeais juste de façon plus saine. Depuis deux ans, maintenant, je mange mieux, plus équilibré, et je fais même du sport (un truc qui m'est venu naturellement, en fait, quand j'ai commencé à limiter les sodas et les aliments gras). J'ai perdu seize kilos, au bout du compte, et sachant que je suis complètement satisfait de mon alimentation, je ne me vois pas les reprendre un jour.

Quelles sont les autres solutions qui s'offrent à vous ?

On a parfois l'impression que tous les gens que l'on rencontre viennent de se lancer dans un nouveau régime ou ont adopté la dernière solution minceur express apparue sur le marché. Et puis on hésite. Un ami a suivi, avec un certain succès apparemment, une forme ou une autre de diète méditerranéenne – et on a envie de tenter le coup. Ou bien on songe à se lancer dans le régime paléo ou un régime low-carb que des collègues ont adopté. Stop ! Connaissez-vous vraiment ces programmes et savez-vous s'ils sont efficaces sur le long terme ? Pour vous faciliter les choses, je vous propose de comparer mon approche, dans le tableau ci-dessous, aux méthodes d'amaigrissement qui ont aujourd'hui le plus de succès auprès du public.

MÉTHODE	DÉFINITION	RECOMMANDATIONS DIÉTÉTIQUES	OBSERVATIONS ET ÉVALUATION
Paléo	Cette approche consiste à manger des produits « naturels » et « sains » appartenant aux groupes alimentaires auxquels avaient accès nos ancêtres, les chasseurs-cueilleurs du paléolithique.	L'accent est mis sur les chairs animales (viande d'élevage, mais de préférence bœuf, porc, agneau et volaille élevés en plein air et nourris à l'herbe, viande de gibier, poisson et crustacés), ainsi que sur les fruits, les légumes, les fruits à coque (noix, noisette…) et graines, et les huiles saines (huile d'olive par exemple). Les produits laitiers, les céréales, les graines, les légumineuses, les sucres raffinés et les aliments industriels ne sont pas autorisés.	L'élimination des produits laitiers est une mauvaise solution pour beaucoup de gens, même si elle peut faciliter la perte de poids[4], car les produits laitiers sont une importante source de calcium et de protéines. Éviter les sucres raffinés et les aliments industriels est avantageux sur le plan nutritionnel, mais difficile à mettre en pratique durablement dans l'environnement alimentaire moderne[5]. D'après la Mayo Clinic, les effets à long terme du régime paléo sur le poids et la santé n'ont toujours pas été sérieusement étudiés[6].
Low-carb ou pauvre en glucides	Diverses variantes de cette approche existent, dont le régime Atkins, le régime Miami (ou South Beach) et la méthode Dukan. Elles prescrivent, de manière générale, l'élimination totale des glucides dans un premier temps (en particulier le pain et les fruits), puis	L'accent est mis sur la consommation de protéines (c.-à-d. de viande et de fromage), lesquelles doivent représenter trente à cinquante pour cent des apports nutritifs. Il faut aussi réduire (ou éliminer, selon les programmes) les fruits, le lait, les fruits à coque,	La réduction des glucides sans valeur nutritionnelle est approuvée par les nutritionnistes[7]. Les personnes qui suivent un régime low-carb perdent en général le même nombre de kilos que celles qui adoptent d'autres formules amaigrissantes, mais elles soulignent

	leur réincorporation graduelle dans l'alimentation quotidienne. La diète low-carb ferait chuter le taux d'insuline dans le corps, ce qui pourrait faire baisser le stockage des graisses, et par conséquent le poids.	les graines, les légumineuses et les légumes amidonnés.	qu'il est difficile de maintenir la pratique sur le long terme[8]. Certaines études indiquent que les programmes low-carb peuvent se traduire par une perte de quatre kilos sur deux années[9].
Méditerranéenne	Ce programme, souvent qualifié de « bon pour le cœur », est basé sur certaines habitudes alimentaires italiennes, espagnoles et grecques, et en particulier crétoises.	L'accent est mis sur la consommation de végétaux – comme les légumes, les fruits, les haricots, les céréales, les fruits à coque, les olives – et d'huile d'olive. Une consommation modérée de fromage (maigre), de yaourt, de volaille et d'œufs est recommandée. La plupart des aliments de ce programme sont des aliments naturels et sains, frais et saisonniers (pas d'aliments transformés). Les graisses saturées, le sel, les sucreries et la viande rouge ne sont autorisés qu'en petites quantités. On insiste aussi sur les « bonnes graisses » (l'huile d'olive, en particulier) et on encourage une consommation modérée de vin rouge.	Des études ont confirmé que le régime méditerranéen réduit les risques de maladies cardiovasculaires et pourrait augmenter l'espérance de vie[10]. Si le programme fait chuter l'apport calorique pré-régime de la personne qui l'adopte, et si cette personne a une activité physique, elle perdra probablement du poids. Mais on peut craindre qu'il soit difficile de suivre ce régime sur le long terme pour des questions de coût des aliments (le poisson est onéreux), de temps de préparation, et parce qu'il est difficile de renoncer durablement aux sucreries et aux friandises.

MÉTHODE	DÉFINITION	RECOMMANDATIONS DIÉTÉTIQUES	OBSERVATIONS ET ÉVALUATION
Gestion du poids à long terme, approche du Dr Markey	L'accent est mis sur la compréhension des aspects psychologiques de l'alimentation, dans le but de manger et de vivre sainement. Au début, la personne prend note de ses habitudes en matière d'alimentation et d'activité physique. Elle modifie ensuite graduellement ces habitudes, de semaine en semaine, en apprenant à choisir des aliments nourrissants et sains. Elle détermine par et pour elle-même ce qu'elle mange et le niveau d'activité physique qu'elle veut se donner.	Il faut se permettre tous les aliments désirés – avec modération – et apprendre à modifier son alimentation quotidienne pour y incorporer graduellement des produits sains. Aucun aliment n'est absolument « interdit ».	D'innombrables études scientifiques prouvent qu'il est bon de s'autoriser les aliments dont on a envie – tout en prenant des mesures modérées, et graduelles, pour améliorer son alimentation. C'est la meilleure solution pour perdre du poids[11]. Il est préférable d'éviter l'interdiction complète de certains aliments (des décennies de recherche, là encore, le confirment[12]). Les preuves de la validité de cette approche sont exposées tout au long de ce livre.

Les solutions extrêmes

Outre les modèles de régime à succès que je viens de présenter, certaines méthodes plus extrêmes ont fait parler d'elles ces dernières années. J'en parle ici pour les *déconseiller*. Au fil de la lecture de ce livre, je l'espère, vous comprendrez pourquoi la plupart de ces méthodes ont toutes les chances d'être inefficaces. Pour savoir ce que vous avez intérêt à faire pour conserver un poids sain, cependant, il est important que vous sachiez aussi ce que vous devez *éviter* de faire. Voyons ensemble certaines de ces méthodes les plus extrêmes.

Les chiffres de l'obésité ayant considérablement grimpé partout et dans le reste du monde ces dernières décennies, les traitements chirurgicaux du problème rencontrent un succès croissant. De nombreuses solutions existent pour aider les obèses à perdre du poids, tel le bypass gastrique, la gastroplastie verticale calibrée ou la gastroplastie par anneau gastrique modulable, pour n'en citer que trois. Ces interventions consistent toutes, fondamentalement, à réduire la taille de l'estomac pour que les patients ne puissent plus manger autant. Vu leurs taux de réussite, il est raisonnable de les envisager pour les personnes gravement obèses[13] (les résultats sont excellents, cinq ans après l'opération, pour environ soixante pour cent des personnes souffrant d'obésité et d'obésité morbide). Aux États-Unis, plusieurs personnalités politiques et célébrités de la télévision ont considérablement maigri grâce à la chirurgie bariatrique. Les étonnantes photographies « avant » et « après » de leurs silhouettes incitent sans doute de nombreux obèses à se tourner vers cette solution. Cependant j'hésite à la recommander pour deux raisons. D'abord, n'importe quelle personne peut, *a priori*, restreindre la quantité de nourriture qu'elle avale *sans* avoir recours à la chirurgie. Ensuite, les interventions ne sont pas sans risque, puisque vingt pour cent des patients souffrent de complications postopératoires[14].

Si la chirurgie ne permet pas de maigrir en vitesse et sans aucun danger, peut-être existe-t-il un comprimé, une potion quelconque à avaler, qui vous vaudra ce miracle ? Vous avez peut-être entendu parler de Sensa, un produit dont les publicités expliquaient qu'il se composait de cristaux à saupoudrer, un peu comme le sel, sur les aliments : rien d'autre à faire, voilà, et les kilos s'envolaient ! Le site Internet de Sensa, fermé depuis fin 2014, laissait entendre que l'efficacité du produit était scientifiquement prouvée. Il proposait même de cliquer sur le lien d'un article décrivant un essai clinique. Problème, cette « étude » faisait l'impasse sur tout un tas d'informations essentielles. Elle ne parlait pas, par exemple, du suivi des participants (pour savoir si l'éventuelle perte de poids due à l'utilisation du produit s'était révélée durable). Elle ne disait rien des divers facteurs susceptibles d'avoir eu un impact sur le poids des participants (leur niveau d'activité physique, par exemple, ou le fait qu'ils aient suivi un régime, ou pas, en même temps qu'ils utilisaient les cristaux Sensa). Le document consultable en ligne, en outre, n'avait pas été publié dans une revue spécialisée à comité de lecture ; il avait été présenté sous forme de poster dans une conférence organisée à Prague[15]. (Vous ne le savez peut-être pas, mais les critères de sélection, pour montrer un poster dans une conférence, ne sont pas très exigeants ; c'est par cette étape que de nombreux chercheurs sérieux présentent les premiers stades de leurs travaux.) Enfin, l'étude était douteuse sur le plan éthique, puisque son principal auteur, censé juger impartialement de l'efficacité de Sensa, était aussi le vendeur du produit... Ainsi, même si le site web affirmait que ces « délicieux cristaux sans calorie saupoudrés sur les aliments avant leur ingestion » avaient pour effet de couper la faim, donc de moins manger, donc de faire maigrir, je restais très sceptique. L'autorité américaine de protection des consommateurs aussi, de toute évidence, car elle a finalement collé une amende de plus de vingt-six millions de dollars à la société pour publicité mensongère et affirmations dénuées de fondement sur le pouvoir amaigrissant de son produit. Tant mieux pour les consommateurs – même si, bien sûr, la plupart des autres revendications farfelues des vendeurs de régimes ne sont jamais contredites. C'est à nous d'être assez intelligents pour ne pas nous laisser berner.

Autre système « médical » qui fait parler de lui dans les médias depuis quelque temps : voulez-vous essayer le régime par sonde naso-gastrique ? Le nom annonce clairement la couleur : si vous optez pour cette méthode, vous vous ferez insérer un tube, par le nez, qui vous descendra dans la poitrine jusqu'au fond de l'estomac. L'extrémité extérieure du tube sera reliée à une pompe qui vous « nourrira » tout au long de la journée *sans que vous n'avaliez aucun aliment*. Logiquement, ça marche : quand on ne mange rien, on a toutes les chances de maigrir ! Le Dr Oliver Di Pietro, qui a créé cette méthode de « nutrition entérique cétogène », ou disons ce tube de nourrissage, affirme qu'elle n'a rien d'extrême[16]. Peut-être, mais si vous ne prévoyez pas de garder la sonde dans la narine et le ventre toute votre vie, il est assez probable que vous reprendrez tous les kilos perdus pendant la « cure ». Les méthodes de ce genre ont du succès parce que beaucoup de gens se font une fausse idée de l'amaigrissement : ils pensent que lorsque l'on perd du poids, les kilos disparaissent pour de bon. Mais perdre du poids, ce n'est pas comme perdre son appareil photo dans le métro et savoir qu'on n'a guère de chances de le revoir. Les kilos perdus peuvent facilement revenir ! Si vous ne continuez pas à faire ce que vous avez fait pour maigrir, c'est simple, vous regrossirez ! Plusieurs épisodes successifs de « traitement » avec la sonde naso-gastrique vous permettront peut-être de perdre du poids de façon plus durable – mais n'est-ce pas un étrange prix à payer, pour être mince, que d'avoir un tube dans le nez une semaine sur deux ?

Un peu moins extrêmes que la sonde naso-gastrique, nous avons aussi de nombreux régimes « jus », « purifiants », « détox » ou « jeûne ». Ces méthodes rencontrent un succès croissant, peut-être parce qu'elles sont vendues comme ayant le pouvoir non seulement de vous amincir, mais aussi d'assainir votre corps et de booster votre santé. Il s'agit en général de s'alimenter pendant plusieurs jours d'eau et de jus – sans avaler aucune nourriture solide. À moins d'avoir une coloscopie prévue le lendemain (et à moins que le médecin ne m'ait strictement ordonné de ne rien avaler de solide dans cette perspective), jamais je ne me résoudrai, même un seul jour, à tirer un trait sur les vrais aliments. Ce que les promoteurs et les adeptes de ces méthodes semblent oublier, en outre, c'est que nos reins et notre foie ont une tâche à accomplir : l'élimination des toxines ! Nous n'avons pas besoin de « cure détox » ou de « purification » car nos organismes remplissent eux-mêmes cette mission, naturellement, jour après jour.

Ma préférence personnelle pour les aliments solides mise à part, je dois préciser que ces régimes ont un attrait particulier auprès du public depuis que le programme Master Cleanse (l'ancêtre des régimes détox, apparu dans les années 1940) a été remis au goût du jour, repackagé et relancé sur le marché dans les années 1990. Un certain nombre de personnes, y compris des stars du showbiz, affirment que leur diète purifiante à base de jus leur permet de se sentir davantage dans l'instant et « plus vivants ». Ici encore, pas besoin d'être grand clerc pour deviner que vous perdrez du poids si vous optez pour un régime alimentaire extrêmement pauvre en calories (dans de nombreux cas, les diètes purifiantes se traduisent par un apport journalier, pendant une période limitée, inférieur à mille calories). Néanmoins, les inconvénients de ces méthodes l'emportent largement sur leurs éventuels avantages. Primo, la chute de poids induite par la limitation de l'apport calorique ne peut se prolonger une fois la « cure » terminée, c'est-à-dire quand vous vous remettez à manger. Appelez la chose comme vous voulez – diète à jus, régime purifiant, cure détox –, si vous avez l'habitude d'avaler deux mille cinq cents calories par jour et que vous n'en consommez (buvez) tout d'un coup pas plus de mille, vous maigrirez. Mais au bout de quelques jours vous aurez faim, vous vous remettrez à avaler vos deux mille cinq cents calories quotidiennes et vous reprendrez le poids perdu. Secundo, comment votre corps réagit-il à ces fluctuations de poids ? C'est simple : il va redouter les périodes de disette et ralentir votre métabolisme – une conséquence qui n'est pas du tout propice à la perte de poids sur le long terme (je parle davantage du métabolisme au chapitre suivant). Tercio, plus la méthode que vous choisissez est chic et tendance, plus elle délestera votre portefeuille. Avec ses élégantes petites bouteilles de jus divers et variés, le système BluePrintCleanse (adopté par Sarah Jessica Parker et d'autres célébrités) vous coûtera dans les quarante-cinq euros *par jour*[17]. Avec cette somme, vous avez de quoi acheter un plein cabas d'aliments appétissants et sains ! Enfin… Désolée, mais ces breuvages peuvent avoir un goût proprement atroce. La journaliste Judith Newman a ainsi décrit dans le *New York Times* le jus de couleur verte qu'elle s'était forcée à avaler pendant trois jours : « J'ai eu l'impression de boire tout ce qui a pu m'arriver de moche depuis que j'ai quitté le lycée[18]. »

Peut-être certaines des méthodes que je viens de présenter vous paraissent-elles insensées, et vous vous dites : « Jamais je ne ferai ça ! » Mais sont-elles si différentes, au fond, du régime qui consiste à supprimer tous les glucides de votre alimentation ? De celui qui vous oblige à renoncer au chocolat ? Boire un jus de machin-chose, vert et épais, aux trois « repas » de la journée, pendant toute une semaine, trouvez-vous cela meilleur ou pire que suivre un régime classique basé sur la restriction de l'apport calorique ? En tant que psychologue de la santé qui étudie depuis des années les facteurs susceptibles de favoriser pour de bon l'amaigrissement, je dirai que le principal défaut de ces diverses méthodes, c'est qu'elles n'offrent pas de programme raisonnable et cohérent à suivre pendant de nombreuses années. Même la chirurgie de l'obésité est loin d'être efficace à cent pour cent. Pour perdre du poids et ne pas le reprendre, vous avez besoin d'une approche susceptible de vous servir tout au long de votre vie. En d'autres termes, les régimes ne marchent pas. Ce qui donne des résultats, c'est l'approche à long terme de la gestion du poids, validée par la science, que je vous propose ici.

On ne peut pas bien réfléchir, bien aimer,
bien dormir, si l'on n'a pas bien dîné.

Virginia Woolf

Arrêtez de culpabiliser ! Manger est un plaisir

Certes, je vous recommande de modifier vos habitudes alimentaires pour vivre en bonne santé et perdre du poids (selon vos attentes personnelles), mais je ne veux pas, à aucun moment, que vous perdiez de vue cette vérité essentielle : manger est un plaisir. La nourriture est source d'anxiété et de culpabilité pour beaucoup de gens – certains aimeraient même pouvoir s'en passer. C'est triste, vraiment, car manger est une des joies profondes, immenses, de l'existence ! Quand j'étais petite fille, un de mes plus grands bonheurs consistait à préparer des gâteaux et des desserts avec ma mère. Nous mettions des cookies au four, nous faisions de la confiture avec les abricots du jardin, et pour mon anniversaire, tous les ans, nous préparions le gâteau dont j'avais envie. Le *carrot cake* de ma mère, avec son glaçage au fromage à la crème, était divin. Et puis les années passent, nous grandissons, et beaucoup d'entre nous commencent à éviter les aliments qu'ils aiment, sinon à les craindre. Et c'est vraiment dommage. Cette peur m'a prise au seuil de l'adolescence : le carrot cake est devenu une source de culpabilité. Si je m'autorisais à en manger une part, je me jurais en silence de ne rien avaler, ou presque, toute la journée du lendemain. Arrivée à l'âge adulte, heureusement, j'ai réappris à prendre plaisir à manger. Sans m'en faire grief. Je mange de tout, j'adore les bons petits plats et je partage ce plaisir avec ma famille et mes amis. La nourriture a changé ma vie, vraiment, pour l'améliorer. Et je n'ai pas pour autant pris de kilos indésirables.

Avec ce livre, je ne veux ni transformer vos repas en corvée, ni vous imposer un programme qui vous laissera sur votre faim. La recherche montre que lorsqu'on se prive complètement des aliments que l'on aime beaucoup, on a de très fortes chances de se goinfrer de ces aliments le jour où on s'autorise de nouveau à les manger[19]. Je ne veux pas que vous considériez cet aliment-ci comme « toléré », cet aliment-là comme « interdit ». De mon côté, je ne mange pas toujours très sainement. À vrai dire je mange sans doute des tas de choses qui feraient écarquiller les yeux d'horreur à certaines personnes. Mais j'aime manger, voilà, et j'estime que c'est une activité qui doit procurer du plaisir, pas de la culpabilité. La nourriture, ce n'est pas seulement les nutriments que nous absorbons ; la nourriture, ce sont les repas de fête, les gâteaux qui marquent les événements importants, et même les cocktails sur lesquels nous soupirons à la fin d'une mauvaise journée.

Le truc, bien sûr, consiste à aimer manger avec modération. Le plus souvent. Et pour y parvenir, la majorité d'entre nous doivent modifier leur vision et leur approche de l'alimentation. Certains auteurs parlent à ce sujet de la nécessité de « manger consciemment » et de « savourer » : cela signifie qu'il faut manger lentement et se concentrer sur la satisfaction que procure l'acte de manger. Ce sont des idées qui vont dans le sens de l'approche que je décris dans ce livre[20]. En même temps, je ne crois pas que vous ayez besoin d'adopter une position philosophique particulière pour prendre plaisir à manger. Regardez comment les très jeunes enfants se nourrissent. Bien souvent la table ou leur chaise haute devient un champ de bataille, ils finissent leur repas barbouillés de sauce ou de confiture – mais ils manifestent aussi une vraie satisfaction. Même s'il n'est pas culturellement acceptable que nous, les adultes, mangions avec les mains et finissions les repas avec de la nourriture dans les cheveux et sur les vêtements, cela ne veut pas dire que nous ne pouvons pas apprécier nos repas et en faire des moments de vraie joie.

Comment tirer parti de ce livre

Dans les chapitres 3, 5 et 7, vous trouverez des conseils précis pour bien manger, perdre des kilos et maintenir durablement un poids sain. Les chapitres 2, 4, 8, 9 et 10 sont davantage consacrés aux preuves scientifiques, aux fondements de l'approche que je recommande. Certains chapitres, en outre, traitent d'importantes questions liées à la problématique de l'amaigrissement : l'image du corps (chapitre 4), l'activité physique (chapitre 6) et le « tableau d'ensemble » du surpoids et de l'obésité dans le monde (chapitre 10). Les dix chapitres sont organisés de telle sorte qu'il est logique de les lire dans l'ordre, mais si vous préférez sauter des passages et butiner, vous ne comprendrez pas moins bien l'approche de l'amaigrissement et de la gestion du poids que je vous propose. Gardez à l'esprit, surtout, que ce livre fait la synthèse des travaux de nombreux psychologues et scientifiques, des résultats de ma propre expérience en tant que professeur de psychologie et chercheuse spécialisée dans les comportements alimentaires et l'image du corps, et de certaines observations personnelles. Aujourd'hui, vous entamez un passionnant voyage pour apprendre à gérer sainement et durablement votre poids.

Pensez intelligent... *pour la vie*

- Si vous voulez perdre du poids et ne pas le reprendre, vous devez vous projeter sur le long terme.
- Les régimes tendance sont dangereux ; il vous faut une vision saine de l'amaigrissement.
- L'approche graduelle de la gestion du poids que je présente dans ce livre a toutes les chances d'être plus facile et plus efficace sur le long terme qu'aucune autre méthode.
- En revenant aux fondamentaux et en suivant certaines recommandations fondées sur les travaux de la science, vous perdrez durablement du poids.

II.

POURQUOI LES RÉGIMES NE MARCHENT PAS

L'industrie de l'amaigrissement est le seul secteur commercial lucratif, dans le monde, dont les produits aient un taux de défaillance de quatre-vingt-dix-huit pour cent.

Autorité américaine de protection des consommateurs

Dans ce chapitre vous apprendrez

- Pourquoi la plupart des régimes sont inefficaces.
- Pourquoi suivre un régime est le plus souvent une expérience déprimante et contre-productive.
- Pourquoi mon approche de la gestion du poids est idéale pour perdre des kilos, ne pas les reprendre – et manger avec plaisir.

Il est bien possible que vous connaissiez une, disons deux personnes qui ont réussi à perdre du poids et à ne pas le reprendre. Vous en connaissez sans doute bien davantage dont les régimes se sont soldés par des échecs. Peut-être comptez-vous vous-même parmi les gens qui ont essayé, essayé, et encore essayé de maigrir… pour constater que leur poids ne cessait de faire le yoyo. N'éprouvez ni embarras ni honte : nous sommes tous susceptibles de vivre cette expérience parce qu'il est très facile de tomber dans le piège des régimes. Il ne passe pas une semaine sans que paraisse un nouveau livre de régime ou une nouvelle cure minceur dont les titres et les publicités ont quelque chose d'irrésistible car ils nous donnent l'impression qu'il est non seulement possible, mais *facile* de perdre du poids. Hé, quoi ? Ne suffit-il pas de suivre le programme prescrit ? Aussi séduisants ces régimes soient-ils de prime abord, néanmoins, nous sommes le plus souvent obligés de constater qu'ils ne tiennent pas leurs promesses.

Mon approche de la gestion du poids ne s'accompagne d'aucune garantie d'efficacité sous sept jours ; elle ne vous invite pas non plus à produire quelques efforts à court terme pour perdre vite et bien vos kilos en trop. Par contre, elle peut vous promettre une chose à laquelle aucune méthode d'amaigrissement du marché ne peut prétendre : elle fonctionne vraiment.

Si vous suivez un régime parce que vous voulez maigrir en vitesse, vous avez toutes les chances de vous retrouver, peu après la fin du régime, avec davantage de kilos sur le corps – et avec une blessure à l'âme. Voilà précisément la raison pour laquelle la plupart des régimes ne marchent pas. L'un des résultats les plus frappants des études sur l'amaigrissement, depuis plusieurs décennies que les scientifiques se penchent sur le sujet, c'est que les régimes entraînent une *prise* de poids aussi souvent qu'ils contribuent à faire maigrir. Et les personnes les plus prédisposées à se retrouver un jour obèses sont – vous avez deviné ? – celles qui ont un chapelet de régimes derrière elles !

Être au régime, ce n'est pas marrant

Avez-vous jamais entendu une personne qui suit un régime proclamer « C'est super, je m'éclate ! » ? Non ? Moi non plus. Et pourtant, les régimes, nous n'en décrochons pas. Dans le cadre de mes recherches, j'observe que la vaste majorité des gens entament un régime à un moment ou un autre de leur vie. Pourquoi faisons-nous ce choix ? Nous sommes motivés par le résultat que nous espérons désespérément obtenir – des kilos en moins ! – et nous y croyons en général très fort. Nous imaginons que notre régime nous rendra minces et séduisants, qu'il améliorera notre santé, qu'il nous apportera rien de moins que le bonheur. Ce sont des facteurs de motivation éminemment puissants, et l'industrie de l'amaigrissement le sait. La méthode Jenny Craig vous promet, par exemple, de vous aider à « vous retrouver et être totalement vous-même[1] ». Sur la page d'accueil de Nutrisystem, on peut lire : « Préparez-vous à faire vos premiers pas vers la santé et le bonheur[2]. » Le topo publicitaire du régime 17 jours du Dr Michael Moreno, lui, laisse entendre que tout au long de ces dix-sept jours vous ne connaîtrez pas la fatigue, vous n'aurez jamais faim, vous n'aurez à aucun moment la sensation de manquer de quoi que ce soit – et vous brûlerez pourtant « deux fois plus de calories que l'individu moyen[3] » ! Qui refuserait de vivre pareil miracle ? Malheureusement, il est prouvé que suivre un régime inspire rarement des sentiments positifs. Bien au contraire. Même les personnes les plus optimistes de nature ont toutes les chances de se sentir au plus mal pendant qu'elles font un régime.

La première chose que l'on perd quand on fait un régime, c'est le sens de l'humour.

Anonyme

Au régime, vous êtes de mauvais poil

Que se passe-t-il quand vous entamez un régime ? Dans le schéma classique, vous prenez la décision très ferme de manger moins de mauvaises choses et davantage de bonnes choses. *Dès demain !* Vous vous engagez à remplacer les chips par des carottes crues. Les pâtisseries par des pommes. Tiens, vous allez même renoncer au sucre – pour toujours. Et à ces horribles glucides, aussi. Et à ces méchantes matières grasses.

Cela vous rappelle quelque chose ?

Problème, si vous êtes comme moi, vous aimez les chips, les pâtisseries, les glucides et les matières grasses. Vous n'avez pas réellement envie de tirer un trait sur tous ces aliments. Et puis maintenant que vous y avez renoncé, il est clair que vous êtes de mauvais poil. Par-dessus le marché, vous avez l'estomac dans les talons. Cette sensation de faim qui vous tenaille à intervalles réguliers est la convergence d'un ensemble de signaux émis par votre organisme pour vous rappeler que vous devez vous nourrir. Quand ces signaux retentissent et quand ce dont vous avez envie, au fond, c'est d'un steak-frites, la salade que vous vous imposez, aussi bonne pour votre ligne soit-elle, ne risque guère de vous satisfaire. Donc vous encaissez une sorte de déception et vous voilà encore plus revêche.

L'une des premières études scientifiques jamais réalisées sur les effets de la privation de nourriture sur le moral a eu pour participants des objecteurs de conscience de la Seconde Guerre mondiale[4]. Ces hommes acceptèrent de se plier pendant six mois à un régime sévère – un semi-jeûne, à vrai dire – dont le but était de leur faire perdre vingt-cinq pour cent de leur poids. Tous démarrèrent l'expérience en excellente forme physique et psychologique, et leur état de santé fut constamment surveillé. Ils réussirent, avec beaucoup d'encouragements et d'instructions de la part des chercheurs, à se tenir à la diète très pauvre en calories qui leur était imposée. Mais cela, on pouvait s'y attendre. La surprise de l'étude, ce furent ses conséquences sur leur mental. La nourriture, d'abord, devint pour eux une obsession. Ils se mirent à y penser beaucoup, beaucoup plus qu'ils n'avaient l'habitude de le faire. Certains en rêvaient la nuit dans leur sommeil. Ils remarquèrent tous, ensuite, qu'ils avaient des difficultés à se concentrer sur leurs activités quotidiennes. Enfin ils eurent tendance, à divers degrés, à se replier sur eux-mêmes, se sentirent souvent déprimés et irritables – et perdirent tout intérêt pour les choses du sexe. L'un d'eux, au moins, confia s'être livré à des pratiques d'automutilation. Bref, ils passèrent six mois de très, très mauvaise humeur.

La plupart des personnes qui entament un régime n'ont pas pour objectif de perdre le quart de leur poids en six mois, mais beaucoup connaîtront des effets similaires à ceux endurés par les participants de cette expérience de semi-jeûne. Les individus qui suivent des diètes à très faible apport calorique (c'est-à-dire de moins de mille calories par jour) sont particulièrement enclins à connaître de vilaines sautes d'humeur (remarquées par leur entourage), et ils peuvent éprouver, selon les moments, anxiété, exaspération, colère, dépit et déprime. Certains ont des pensées suicidaires[5]. Les personnes qui suivent un régime et dont les états psychiques sont suivis par des chercheurs disent se sentir relativement bien, et de bonne humeur, les jours où elles sont autorisées à « tricher » sur leur régime – et irritables et maussades les jours où elles se tiennent à leur programme minceur. C'est assez logique, n'est-ce pas ? Nous sommes grognons quand nous ne sommes pas « autorisés » à manger ce dont nous avons envie, et si par contre nous avons le droit de nous nourrir comme bon nous semble, nous nous sentons bien (en tout cas au début, jusqu'à ce que nous nous reprochions de céder à la gourmandise). L'astuce, par conséquent, va consister à perdre nos kilos indésirables sans avoir le sentiment de nous priver et sans être de mauvais poil.

L'interdit a un charme qui le rend effroyablement désirable.

Mark Twain

Plus vous pensez à votre régime, plus vous avez envie de manger

Les travaux des scientifiques contemporains confirment et étoffent les observations de l'étude de semi-jeûne de la Seconde Guerre mondiale. Lorsque l'on sait que l'on doit s'imposer de ne pas manger tels et tels aliments, ou de les manger en plus petites quantités que d'habitude, on n'a bien souvent envie que de ces aliments-là. Et on en veut beaucoup ! Ainsi, si vous vous répétez que vous ne mangerez plus de pâtes ou de pain parce que vous voulez maigrir, il est probable que vous saliverez bientôt à l'idée d'engloutir une belle assiette de spaghettis à la napolitaine (avec une demi-baguette). L'obnubilation alimentaire est une conséquence quasi inévitable des régimes[6]. Ce phénomène – le fait d'être obsédé par une idée que l'on essaie de refouler ou d'ignorer –, les psychologues l'appellent l'« effet rebond ». Il a été mis en lumière dans une série de travaux, aujourd'hui connus sous le nom d'« effet ours blanc », dirigés par le psychosociologue Daniel Wegner qui demanda en cours de séance à ses participants... d'éviter absolument de penser aux ours blancs – de chasser de leur esprit toute image, toute idée qui pût être associée, de près ou de loin, aux ours blancs[7]. Ours blancs du zoo, ours polaires, grands ours et petits ours, sauvages ou dociles, insista Wegner, les participants devaient catégoriquement fermer leur cerveau aux ours blancs. Que croyez-vous qu'il arriva ? Ils furent incapables de cesser de penser aux ours blancs ! Et vous ? Je présume que les ours blancs étaient bien loin de vos préoccupations quand vous avez entamé la lecture de ce chapitre. Et je parie que là, tout de suite, vous avez un ours blanc devant les yeux ! Maintenant essayez de vous sortir l'image de ce gâteau au chocolat de la tête. Il vous est « interdit » de manger du gâteau au chocolat, donc c'est simple : *oubliez le gâteau au chocolat !* D'ailleurs ne pensez plus à quoi que ce soit qui ait trait au chocolat. Vous y parvenez ? Je crois, au contraire, que vous avez du chocolat plein la tête. Un bon gros gâteau glacé au chocolat ou un assortiment de chocolats s'imposent à votre esprit. Des images de barres chocolatées et de tablettes envahissent vos pensées. Et vous salivez. L'essentiel, ici, est que plus vous essayez de ne pas penser au gâteau au chocolat, plus vous investissez d'énergie mentale sur le sujet. Joli effet rebond, n'est-ce pas ?

On pourrait faire remarquer, ici, que nous pensons tous très souvent à la nourriture, même quand nous n'essayons pas de perdre des kilos, parce que nous sommes constamment entourés d'images d'aliments alléchants et prêts à consommer. Qu'il s'agisse de plats à emporter genre pizzas ou sandwichs, d'un gobelet de café surmonté d'une petite pyramide de chantilly, ou des alvéoles du distributeur automatique sur le quai de la gare, dans nos pays riches la nourriture est partout autour de nous. Il est indéniable, en outre, que nous songeons plus souvent que nous n'oserions l'avouer à ce que nous allons *bientôt* manger. Moi non plus, je n'échappe pas à ce phénomène. Et quand nous essayons de ne pas penser à la nourriture, ou quand nous nous promettons d'éviter absolument certains aliments, nous nous condamnons à faire exactement le contraire.

Essayer d'éviter de manger, ce n'est pas la même chose qu'essayer d'éviter le tabac, l'alcool ou la drogue. Bien des gens réussissent à surmonter leur dépendance à ces substances en leur tournant purement et simplement le dos. Et ils se remettent d'autant mieux de leur addiction s'ils ont la possibilité d'éviter les circonstances, ou même les personnes, susceptibles de les pousser à replonger. Mais notre relation aux aliments est différente. Même si certaines personnes se définissent comme « accros » à la nourriture, notre réponse physiologique à cette dernière n'est pas comparable à notre réponse au tabac ou à la drogue. Parce que nous ne pouvons tout simplement pas renoncer à manger. Non seulement la nourriture est partout autour de nous, dans le monde moderne, mais elle est aussi essentielle à notre survie. Manger n'est pas une activité facultative. Même si nous voulions ne pas penser à nous nourrir, nous n'y parviendrions pas – tout comme il nous est impossible de ne pas penser aux ours blancs ou à ce délicieux gâteau au chocolat !

Des sacrifices à court terme et zéro résultat

La plupart des gens qui entament un régime y voient en général une période de modifications temporaires de leurs comportements alimentaires. Ils vont se priver des « mauvais » aliments qui font grossir le temps de se libérer de leurs kilos en trop, voilà, et puis une fois qu'ils auront maigri, eh bien… le régime sera terminé et ils pourront se remettre à manger comme avant. Vous-même, peut-être, avez-vous déjà pensé quelque chose comme « Je vais suivre ce régime jusqu'au début de l'été », ou « Je veux perdre cinq kilos avant le mariage de mon meilleur ami ». Quand on raisonne de cette façon, on se focalise sur la perte de poids et les passages réguliers sur la balance livrent des chiffres encourageants (ou décourageants) sur l'évolution du régime. On évite certains types d'aliments, on réduit les portions, et si tout va bien la balance finit par confirmer que l'on pèse moins lourd que quelques jours ou semaines auparavant. Sauf que ce n'est pas une bonne stratégie pour maigrir et gérer son poids. Le succès d'un régime ne doit pas se mesurer au nombre de kilos perdus en une semaine ou en un mois. Vous éprouvez sans doute une grande satisfaction sur le moment, mais comment vous sentez-vous quand vous reprenez tout le poids perdu peu après avoir repris vos habitudes alimentaires « normales » ? Votre régime est un cuisant échec !

Pour maigrir réellement et durablement, il faut commencer par accepter l'idée de gérer son poids sur le long terme. Et « long terme », cela veut bien dire « durant toute la vie ». Vous ne perdrez pas de poids en un jour, ni même en une semaine. Représentez-vous votre cure d'amaigrissement comme un processus graduel qui va s'étaler sur toute une année. Je sais, oui – et je vous entends ronchonner : « Quoi, il faut *toute une année* pour atteindre son poids idéal ? Cela paraît drôlement long. » Mais que préférez-vous ? Maigrir petit à petit au cours des douze prochains mois et ne jamais, *jamais* reprendre les kilos perdus, ou vous délester de dix kilos en un mois pour les voir revenir quelques semaines plus tard ?

Nous avons bien du mal à résister à la promesse, tellement séduisante, de perdre vite et bien des kilos grâce à un régime ponctuel. Nous imaginons souvent – à tort – que si nous maigrissons, non seulement nous pourrons remettre ce jean devenu trop étroit, mais nos efforts nous vaudront aussi un regain de confiance en nous, de joie de vivre, et puis certaines « récompenses » comme une nouvelle rencontre amoureuse ou l'admiration de nos collègues. Mais la réalité est tout autre : quand nous faisons des régimes, les hauts et les bas de nos émotions – sensation de bien-être après une période d'amaigrissement rapide, déprime après l'inévitable reprise de poids – ne nous valent qu'insatisfaction et mauvaise image de nous-mêmes sur le long terme[8].

Les régimes vous démoralisent. Choisissez plutôt de vous sentir bien !

Il est très agréable de maigrir. On se sent bien, on a davantage confiance en soi quand on voit son poids chuter. Dans une étude réalisée par les remarquables chercheurs en diététique que sont Janet Polivy et Peter Herman, il est même apparu que les participants se sentaient mieux, plus minces et même *plus grands* rien que pour avoir décidé de se mettre au régime (et ils n'avaient pas encore perdu un gramme !)[9]. En revanche, monter sur la balance pour constater que l'on a pris du poids inspire presque toujours désespoir et découragement. C'est dommage, car notre poids subit constamment de petites variations – selon l'heure de la journée, les fluctuations hormonales ou le degré de rétention d'eau par l'organisme.

Certaines personnes se préoccupent tellement du chiffre de la balance que le poids qu'elles « croient » peser devient plus important que leur poids réel. Une équipe de chercheurs a fait monter sur une balance un certain nombre d'« accros du régime », puis a déclaré à la moitié d'entre eux qu'ils pesaient deux kilos et demi de *moins* que leur véritable poids, et à l'autre moitié qu'ils pesaient deux kilos et demi de *plus*[10]. Comme vous pouvez l'imaginer, le premier groupe a été plutôt content. Mais tous les membres du second groupe, à qui l'on avait donc fait croire qu'ils avaient grossi, ont été très contrariés. Pis : la nouvelle les a déprimés et ils ont eu tout à coup une plus mauvaise image d'eux-mêmes. Souvenez-vous qu'ils n'avaient pas réellement grossi ; ils *croyaient* juste peser plus lourd. En d'autres termes, le chiffre de la balance a eu davantage d'influence sur leur humeur et leur amour-propre que leur corpulence réelle. Les individus qui font régulièrement des régimes (on les qualifie parfois de « mangeurs restreints ») n'ont pas seulement l'amour-propre en berne : ils se jugent souvent moins séduisants, moins « sains », plus « mauvais », plus faibles, plus paresseux et moins capables de se contrôler que les personnes qui ne font pas de régime régulièrement. Cela vous donne-t-il envie d'entamer un régime ?

Si vous doutez encore qu'il y ait mieux que les régimes pour perdre du poids, essayez le petit exercice suivant (promis, plus d'ours blanc ou de gâteau au chocolat) : imaginez qu'au lieu de lire ces pages chez vous, au calme, vous deviez les lire à haute voix devant une assemblée de deux cents personnes. Quelle émotion cette perspective fait-elle naître en vous ? Nervosité ? Anxiété ? La plupart d'entre nous sommes tendus à l'idée de parler en public – nos mains deviennent moites, notre cœur bat un peu plus vite, nous éprouvons une sorte d'angoisse diffuse. Les accros aux régimes, eux, trouvent la situation beaucoup plus anxiogène que les gens qui ne font pas régulièrement de régime. Quel rapport, me direz-vous, entre parler devant un auditoire de deux cents personnes et faire un régime ? Eh bien les amateurs de régimes ayant tendance à être anxieux et dépressifs, ils sont moins à même d'affronter les situations anxiogènes[11]. Les personnes qui évitent les régimes n'ont pas forcément envie de monter à la tribune, bien sûr, mais leur santé psychique s'en trouve clairement améliorée, elles sont plus heureuses et plus équilibrées.

Les régimes donnent de faux espoirs

En général ça commence bien. On démarre son régime le lundi (toujours le lundi, bien sûr) et on est plutôt content de soi parce qu'on agit, on fait preuve de détermination, pour changer une composante de son existence dont on était insatisfait : ces méchants kilos en trop. Formidable, n'est-ce pas ? Sauf que faire un régime, c'est aussi entamer un cycle, le « syndrome du faux espoir », au cours duquel on se sent optimiste et de bonne humeur… un bref moment seulement[12].

Une fois prise la décision de se mettre au régime, l'étape suivante consiste à se plier pour de bon au programme choisi. Nous sommes à peu près tous capables de gérer cette transition : nous modifions certaines de nos habitudes (nous mangeons moins de ceci, par exemple, ou nous éliminons carrément cela) et bientôt nous avons l'impression que le régime fonctionne. Nous sommes contents : maigrir, finalement, c'est possible ! Sauf que nous butons inévitablement sur des obstacles. Un jour nous nous rendons à une soirée chez des amis, une autre fois nous sommes obligés de manger en vitesse (et mal) quelque part, bref nous nous retrouvons dans des circonstances qui nous empêchent de respecter le programme du régime – et nous dérapons. Ces revers sont à peu près inévitables, car nous avons tous des vies chargées et nous sommes peu nombreux à avoir un cuisinier à résidence pour nous préparer les aliments précis que nous voulons manger au moment exact où nous souhaitons avoir notre assiette sur la table.

Ces revers, hélas, nous décidons aussi le plus souvent de nous les reprocher. « J'ai dérapé, c'est de ma faute ! » Nous ignorons, ou nous ne voulons pas voir que les circonstances de nos vies nous empêchent de respecter strictement le programme du régime, et nous nous disons « Si seulement j'avais évité le guacamole à cette soirée ! », « Si seulement j'avais emporté à déjeuner dans un Tupperware pour ne pas avoir à m'arrêter au fast-food ! » ou « Si seulement j'avais préparé des repas légers, pendant les fêtes, au lieu de retomber une fois de plus dans les plats préférés de la famille ». Accepter la responsabilité de ses échecs est d'ordinaire louable. Mais ce n'est pas nécessairement une bonne chose quand on est au régime. Il est probable – très probable – que votre régime a flanché *de lui-même*, pas à cause de vous. Une diète, quelle qu'elle soit, qui ne peut pas s'adapter aux irrégularités de votre emploi du temps et aux circonstances de votre vie, est une diète vouée à l'échec. Je le sais, vous le savez, les meilleurs scientifiques qui étudient la nutrition le savent. Arrêtez de vous mettre la pression !

La question de savoir à quels facteurs on décide d'attribuer les revers de fortune des régimes amaigrissants (et leur échec, au bout du compte) est importante. La majorité des gens n'accusent qu'eux-mêmes : si seulement ils avaient travaillé un peu plus dur… Mais bon, la prochaine fois sera la bonne ! Et ils recommencent un régime. Parfois le même que celui qui n'a rien donné, parfois un autre programme, mais *de toute façon* le cycle infernal reprend : 1) décision de se mettre au régime, 2) résultats apparemment positifs au début, 3) inévitable échec du régime, 4) jugement que l'échec n'était pas imparable et… 5) re-régime[13] .

Savez-vous qui adore voir les amateurs de régimes échouer et puis recommencer ? L'industrie de l'amaigrissement. Si les régimes fonctionnaient, un seul vous suffirait. Mais un taux de défaillance de quatre-vingt-dix-huit pour cent des régimes, cela signifie des bénéfices immenses pour les vendeurs de régimes. Méditez ce chiffre. Imaginez que vous entendez parler d'un nouveau modèle de voiture, tout juste sorti de la chaîne de montage, dont *quatre-vingt-dix-huit unités sur cent* tomberaient en panne. Auriez-vous l'idée d'acheter cette voiture ? Une entreprise qui produirait une telle nullité verrait ses revenus fondre comme neige au soleil ; elle mettrait bientôt la clé sous la porte. En 2010, pourtant, les bénéfices de l'industrie de l'amaigrissement ont été estimés à plus de cinquante-cinq milliards d'euros. C'est d'autant plus remarquable, peut-être, que cette année-là nous étions en pleine crise économique mondiale. Et attention : l'essentiel de ces bénéfices ne provient pas des nouveaux clients. Les vendeurs de régimes profitent avant tout de la fidélisation des consommateurs – ceux qui décident de faire un régime perdent quelques kilos au début, « échouent » inévitablement, puis s'engagent à réessayer…

Les régimes poussent à se suralimenter

Imaginons que vous ayez entamé un régime et résolu de ne plus vous autoriser la moindre friandise – bonbons, biscuits, glaces, gâteaux et ainsi de suite. Cette décision a le regrettable effet de transformer ces aliments en « fruits défendus », c'est-à-dire de les élever au rang d'objets de convoitise : vous en avez désormais bien plus envie que si vous n'aviez pas tiré un trait dessus. Que se passe-t-il, ensuite, lorsque vous assistez à une soirée d'anniversaire où est servi un gâteau tout à fait appétissant ? Peut-être réussirez-vous à « tenir bon », pour votre régime, et à éviter ces aliments, ou peut-être céderez-vous à la tentation. En tout cas, les études révèlent que si vous craquez, vous consommerez ces aliments en plus grande quantité que si vous ne les aviez étiquetés « interdits ». Les chercheurs ont donné à ce mécanisme psychologique un nom tout à fait scientifique et approprié : l'effet « Et puis zut ! »[14].

Si, pendant que vous suivez un régime, vous vous dites un jour « Et puis zut ! » et mangez ce dont vous avez envie, il est prouvé que vous engouffrerez très probablement davantage de nourriture que vous ne l'auriez fait si vous n'aviez pas cherché, précédemment, à vous restreindre. Voilà pourquoi un certain nombre de personnes qui font des régimes passent par des périodes de frénésie alimentaire (elles avalent de très grandes quantités de nourriture en une seule fois)[15]. Elles jugent que quitte à manquer aux obligations de leur régime, elles n'ont qu'à déjanter franco. Et puis le lendemain (ou le lundi suivant), elles se promettent une fois de plus de « faire ça bien » et entrent dans une nouvelle phase de restriction. Cela vous rappelle quelque chose ? Hélas, ces épisodes boulimiques réduisent bien sûr à néant tous les effets positifs que le régime avait pu avoir. Dans une étude qui a porté pendant deux années sur des sujets des deux sexes, il a même été constaté que les personnes qui avaient déjà plusieurs régimes derrière elles pesaient plus lourd à la fin de l'étude que celles qui n'étaient pas familières des régimes[16]. Face à ce genre d'observation, ne faut-il pas se demander : « À quoi bon ? »

Mais si la décision de ne pas manger certains aliments conduit à se suralimenter avec ces mêmes aliments, comment réussir à perdre du poids ? De toute évidence, vous ne pouvez pas manger des biscuits, du gâteau et de la glace jour après jour sans vous empâter. Et puis ce n'est pas sain. Mais vous pouvez maigrir effectivement, et ne pas regrossir, si vous commencez par cesser d'étiqueter comme « défendus » vos aliments préférés. Reconnaissez qu'ils vous procurent du plaisir, vous mettent de bonne humeur, et que vous avez bien le droit de les manger *avec modération*. Mes interlocuteurs sont souvent choqués d'apprendre que je mange un dessert tous les soirs – oui, moi, une psychologue de la santé qui étudie les comportements alimentaires. Mais c'est la vérité. Presque chaque soir, je m'autorise un dessert ! Comme vous, peut-être, j'adore les sucreries et il ne me paraîtrait pas réaliste d'y renoncer. Alors je m'offre une friandise en quantité raisonnable : une coupelle de glace, un rocher ou des carrés de chocolat, un yaourt glacé. Non seulement je me régale, mais j'adore ce petit rituel du soir. Lorsque j'ai essayé de renoncer à ce plaisir (après avoir mis mes enfants au monde, pour essayer de perdre mon « surpoids de grossesse »), j'ai remarqué que je prenais, en fait, des kilos supplémentaires. Oui, vous avez bien lu : quand je me suis privée de ma sucrerie du soir, j'ai fini par prendre du poids ! Rendez-vous compte…

Une étude a récemment confirmé qu'il est bon de suivre mon conseil : permettez-vous de savourer certains « aliments interdits » si vous en avez envie[17]. Pendant plusieurs mois, la moitié des participants de cette étude ont consommé un petit déjeuner « normal » (de trois cents calories), tandis que l'autre moitié a été autorisée à déguster un petit déjeuner plus conséquent (six cents calories) et agrémenté d'une friandise (un beignet, un morceau de chocolat ou des biscuits). Les participants du premier groupe, privés de sucrerie matinale, ont perdu des kilos au début de l'expérience mais ont commencé à les reprendre au bout de quatre mois. En revanche, les participants du second groupe ont perdu graduellement des kilos et ne les ont pas vus revenir au-delà de quatre mois. Ces observations ne signifient pas qu'il faut s'offrir une part de gâteau au petit déjeuner pour maigrir vite et bien. Je ne peux vous recommander de commencer régulièrement votre journée par un repas abondant et riche en sucre – ce ne serait pas sain. Mais il est clair qu'il n'est pas nécessaire de se restreindre et de tourner le dos aux aliments que l'on aime. Pour le dire autrement, vous pouvez avoir le beurre… et l'argent que vous ne dépenserez pas dans un régime !

Une analyse de trente et une études de longue durée sur les régimes a montré que la majorité des personnes qui suivent un régime reprennent tout le poids qu'elles perdent dans un premier temps – et gagnent des kilos supplémentaires.

Traci Mann, psychologue,
professeur à UCLA

Les régimes peuvent entraîner une prise de poids

Vous savez maintenant que vous risquez davantage de prendre du poids en tirant un trait sur les gâteaux qu'en vous les autorisant de temps en temps. Vous savez aussi qu'enchaîner les régimes a également pour conséquence de vous faire grossir sur le moyen terme. Mais pourquoi, au fait ? Le phénomène est peut-être lié à votre métabolisme (voir p. 57 à 60), mais il a aussi une explication psychologique assez facile à comprendre.

Disons que vous décidez d'entamer un régime. L'arrivée de l'été, par exemple (et l'appréhension de vous montrer en maillot de bain sur la plage), vous incite à essayer de perdre cinq kilos. Vous décidez de cesser de grignoter entre les repas et de supprimer les desserts. Les deux premiers jours se passent plutôt bien. Vous vous félicitez de ce stoïcisme qui vous permet de renoncer à votre habituel paquet de chips de l'après-midi, à votre friandise du soir. Mais le troisième jour, gros stress au boulot et coup de fatigue. Vous jugez qu'un petit bol de glace après le dîner vous fera un bien fou. Vous commencez par vous en servir deux cuillerées… puis deux autres… et voilà que le pot entier y passe. (Vous succombez à l'effet « Et puis zut ! ».) Deux heures plus tard, vous vous sentez mal. Vous vous reprochez amèrement d'avoir fichu votre programme minceur en l'air. Bon ! C'est promis, vous vous y remettez dès le lendemain matin. Sauf que votre petite crise boulimique a bien sûr éliminé tout ce que les deux premiers jours de votre régime étaient susceptibles d'avoir valu de bon à votre ligne. Qui plus est, la colère que vous éprouvez à l'idée d'avoir manqué de « volonté » a pour conséquence que vous avez davantage de difficultés à reprendre le collier. Vous sentez déjà que vous tricherez de nouveau, inévitablement, avec votre régime. Les quatrième et cinquième jours sont sans doute « réussis » : pas le moindre aliment industriel ou gras ne franchit vos lèvres. Mais au sixième jour, le week-end est là et des amis vous invitent à un très agréable dîner à leur domicile. La semaine a été longue. Vous n'allez pas faire la fine bouche en société. « Et puis zut ! » Après le deuxième verre, à l'apéritif, vous avez déjà décidé de vous autoriser à manger tout ce dont vous aurez envie pendant la soirée. Cette frénésie annule tous les bénéfices des deux journées précédentes de restriction alimentaire. Voilà près d'une semaine que vous êtes au régime et vous n'avez pas perdu un gramme. De fait, si vous montez sur la balance demain matin, vous constaterez probablement que vous pesez *plus lourd* qu'il y a quelques jours. Et, bien sûr, le constat ne sera pas du tout encourageant.

Ce scénario, c'est celui d'une semaine de la vie de bien des personnes qui entament un régime. Il peut aussi permettre de comprendre comment les individus qui enchaînent les régimes se comportent sur de longues périodes. Certains réussissent à garder le cap jusqu'à plusieurs semaines d'affilée, éliminant les sucreries ou les glucides, réduisant leur apport calorique global. Mais ces semaines de restriction les rendent psychologiquement vulnérables et ils se suralimentent eux aussi lorsqu'ils décident, comme cela finit inévitablement par se produire, qu'ils ont envie d'un morceau de gâteau, de glace ou de chips[18]. Nous savons tous que nous ne pouvons pas vivre sans céder à nos envies de temps en temps. Pourtant nous nous mettons au régime comme s'il ne nous coûtait rien de renoncer à nos friandises, à nos aliments préférés – et quand nous faisons une « pause » dans le régime, ou quand nous l'arrêtons, nous basculons dans l'abus de ces aliments dont nous nous sommes privés pendant des jours, des semaines ou parfois des mois. Ne vaudrait-il pas mieux nous autoriser à manger avec modération toutes les choses que nous aimons, plutôt que d'osciller entre régime et abus, entre restriction et boulimie ? Voilà une idée qui est à la fois simple affaire de bon sens *et* totalement radicale pour beaucoup de personnes qui enchaînent les régimes !

“ Le récit de Jolene, vingt-deux ans, étudiante

J'ai suivi tant de régimes, ces dernières années, que j'en ai perdu le compte. Pendant un moment j'ai opté pour une méthode low-carb – et j'ai aussi fait encore plus radical : zéro glucides. Ça fonctionne. J'ai perdu du poids. Mais je n'arrivais pas à me passer de pain pendant plus de deux ou trois semaines. J'ai bien aimé la « cure ventre plat », mais je n'ai pas tenu plus d'un mois. J'ai aussi inventé mon propre programme que j'ai appelé le « régime cinq choses » : je me forçais à ne manger que cinq choses par jour – genre une pomme, un bagel, un yaourt et deux fois de la salade. Et puis je me suis aperçue que j'engloutissais des portions de plus en plus maousses de ces cinq choses (on peut trouver des bagels *énormes* dans le commerce !). J'ai fini par comprendre que j'étais douée pour perdre du poids, oui, et que j'étais encore plus douée pour en reprendre. Après tant et tant de régimes, je pesais plus lourd qu'avant de m'y mettre. Quel gâchis ! Toutes ces privations, toutes ces souffrances pour rien !

J'ai commencé à y voir plus clair quand j'ai suivi le cours de « Psychologie de l'alimentation ». Aujourd'hui je sais que l'industrie de l'amaigrissement est une grosse machine à fric. Je ne tombe plus dans le piège. J'ai aussi compris qu'il est beaucoup plus facile de maigrir que la plupart des gens ne le pensent. J'ai arrêté les régimes, j'ai appliqué les conseils du Dr Markey et... j'ai bel et bien perdu du poids ! Il faut souligner que sa méthode, en plus, ce n'est vraiment pas la mer à boire. Quand je sors avec des amis le week-end, je ne me sens pas obligée de me priver de certains aliments. Je mange trois fois par jour et je grignote entre les repas. Je fais attention à mon alimentation, mais j'ai appris à ne pas en faire une obsession. À vrai dire je prends beaucoup plus de plaisir à manger qu'autrefois, et mes amis me disent que j'ai l'air plus heureuse. Je regrette juste de ne pas avoir découvert beaucoup plus tôt dans ma vie ce que la science sait au sujet des régimes !

Les régimes ont un impact négatif sur le métabolisme

Le mot « métabolisme » a la cote. On l'entend à tout bout de champ. Le grand public a été amené à croire que quiconque a un métabolisme « rapide » peut se permettre de beaucoup manger sans prendre de poids, tandis que celui qui a un métabolisme

« lent » (ou « mauvais ») est plus ou moins condamné à grossir facilement. Mais ce n'est pas tout à fait vrai. Le métabolisme n'est pas un système déterministe, c'est-à-dire qui opère toujours de la même façon. Certes, nous n'avons pas tous la même « vitesse » de métabolisme, mais celle-ci ne dépend pas seulement de nos gènes ou de notre profil biologique. Nos habitudes alimentaires l'influencent beaucoup.

Nos organismes sont adaptés à l'environnement des premiers humains, nos ancêtres chasseurs-cueilleurs, pas au monde moderne. Jadis, les insuffisances alimentaires étaient courantes et les périodes d'abondance rares. Pour trouver à manger il fallait dépenser beaucoup d'énergie (de calories) et le risque était bien réel, jour après jour, de ne pas réussir à trouver suffisamment de nourriture. Le métabolisme des hommes préhistoriques a donc évolué pour faire face à ces conditions – afin d'être capable de ralentir, lorsqu'ils mangeaient moins, pour conserver de l'énergie et survivre jusqu'au prochain repas. Aujourd'hui notre environnement alimentaire est bien différent. La plupart d'entre nous avons accès à toute la nourriture que nous pouvons souhaiter. Mais nous avons toujours le métabolisme de nos ancêtres ! Cela explique en partie pourquoi nous avons un bel appétit « instinctif » pour les aliments à forte densité calorique (riches en graisses par exemple), donc susceptibles de nous fournir vite et bien de l'énergie. Notre biologie préhistorique nous incite à nous remplir le ventre en vitesse et à emmagasiner des nutriments qui nous sustenteront longtemps, au cas où notre prochain repas serait à perpète.

Quand nous mangeons moins, notre métabolisme ralentit petit à petit et… nous prenons plus facilement du poids. C'est une des raisons pour lesquelles les personnes qui enchaînent les régimes se plaignent d'avoir tant de difficultés à se débarrasser des derniers kilos qu'elles souhaiteraient perdre. Lorsqu'elles maigrissent, leurs organismes vont pour ainsi dire à l'encontre de leurs désirs car ils réagissent à la réduction des apports caloriques (due au régime) comme à la survenue d'une période de disette : le métabolisme ralentit pour conserver de l'énergie, donc des graisses stockées. « L'effet yoyo » bien connu des amateurs de régimes – le schéma classique de la perte de poids suivie d'une reprise de poids suivie d'une nouvelle perte de poids et ainsi de suite – témoigne de cette perturbation du métabolisme. Des travaux de recherche ont montré que les déréglages métaboliques récurrents poussent aussi l'organisme à *résister* à l'amincissement : il bascule pour de bon en mode famine[19] ! Voilà pourquoi le fait d'enchaîner les régimes peut limiter votre capacité à métaboliser réellement et efficacement les aliments. Voilà pourquoi, de même, les programmes minceur qui encouragent la restriction calorique extrême, même occasionnelle, comme le célèbre régime 5:2, se révèlent contre-productifs au bout du compte. Dans le cas du régime 5:2, il faut manger « régulièrement » pendant cinq jours et puis jeûner pendant deux jours. (Les femmes doivent avaler cinq cents calories, les hommes six cents calories les jours de jeûne[20].) J'ai du mal à imaginer que ce « week-end » de famine soit bien agréable, mais passons. L'essentiel, c'est que ce comportement ne peut favoriser des processus métaboliques sains. Autrement dit, ce genre de régime « vite fait bien fait » est voué à vous faire reprendre vos kilos perdus… oui : vite fait bien fait !

Comment perdre du poids, alors, si l'organisme est conçu pour conserver les kilos « de réserve » afin de se protéger contre les risques de famine ? Le meilleur moyen de donner satisfaction à votre métabolisme, c'est d'adopter des modifications graduelles, sur une période relativement longue, de vos habitudes alimentaires. Vous devez prendre le temps, et faire preuve de patience, mais croyez-moi : j'ai constaté avec mes étudiants, avec les participants de nombreuses études – et même avec mon propre mari ! – que cette solution fonctionne. Et sans conséquence négative sur votre métabolisme. Au contraire, il est démontré qu'éviter les restrictions alimentaires et bien manger, tous les jours, à intervalles réguliers, peut en fait accélérer votre métabolisme. Voilà la grande différence qui existe entre ma méthode et la majorité des programmes minceur. Ma méthode n'est pas restrictive. Je ne veux pas que vous ayez faim ou que vous ayez l'impression de vous priver. Je ne veux pas que votre organisme, craignant la famine, provoque un ralentissement de votre métabolisme. Non : je veux que vous trouviez par vous-même, petit à petit, des solutions qui vous conviennent pour vous alimenter et vous dépenser sainement, des solutions grâce auxquelles vous vous sentirez en forme, vivrez en meilleure santé et serez d'excellente humeur jour après jour. Votre métabolisme et votre tour de taille vous remercieront de ces changements que vous aurez apportés à votre mode de vie.

Pour la plupart des gens, nous l'avons vu, faire un régime est un projet d'amaigrissement à durée déterminée : ils imaginent qu'ils vont perdre tant de kilos, voilà, et que ces kilos ne reviendront jamais une fois disparus. Si nos organismes se pliaient à cette lubie, les méthodes basées sur les restrictions alimentaires drastiques, comme le régime 5:2, donneraient de vrais résultats. Problème, nos organismes et notre métabolisme ne fonctionnent pas de cette façon. La méthode que trop de personnes emploient pour tenter d'atteindre leur poids idéal peut se comparer à la méthode que nous employons, souvent, pour avoir une température idéale à notre domicile. Mon mari et moi n'avons jamais été d'accord sur la température que nous voulons avoir dans la maison. Le matin, bien souvent, il baisse franchement le thermostat pour refroidir l'atmosphère. Un moment plus tard, je change le réglage. La situation ne nous satisfait ni l'un ni l'autre… et la température de la maison fait le yoyo du matin au soir. Notre mariage et notre facture d'électricité auraient meilleure mine si nous nous entendions pour régler graduellement le thermostat, de façon à avoir une température qui nous convienne à tous les deux. La dynamique du poids que nous pesons est similaire. Si nous « baissons » subitement notre alimentation – soit son volume global, soit certaines de ses composantes (pour absorber moins de graisses, par exemple) –, notre poids baissera. Mais dès que nous nous nourrissons davantage, notre poids remonte. Et il fait ainsi le yoyo au rythme des variations plus ou moins soudaines que nous faisons subir à notre « thermostat alimentaire ». Il nous faut donc régler peu à peu ce thermostat sur une valeur que nous pouvons prévoir de conserver, afin de maintenir le poids qui en résulte. Chacun peut y parvenir en s'appliquant graduellement à trouver une façon de s'alimenter qui est à la fois saine et tenable. Vous aussi, vous allez trouver la solution qui vous donnera satisfaction. L'objectif n'est pas de modifier constamment notre thermostat alimentaire, mais de parvenir à un poids – associé à des habitudes alimentaires satisfaisantes – grâce auquel nous sommes en forme et en bonne santé.

Les régimes sont des programmes d'amaigrissement,
le plus souvent parfaitement vains,
qui mettent votre volonté à rude épreuve
mais ne font pas grand-chose pour votre tour de taille.

Herbert V. Prochnow,
banquier et écrivain

Perdre du poids pour de bon

Quand mes étudiants découvrent les informations que vous venez de lire dans ce chapitre, une bonne moitié d'entre eux disent en général les trouver incroyablement déprimantes. *Les régimes ne marchent pas ?!* Mais on est censé faire *quoi*, alors ? Je leur dis que je trouve cette observation très motivante. Mais oui ! Qui a *réellement* envie, de toute façon, de faire un régime ? Il est plutôt exaltant, et libérateur, de comprendre que les régimes ne servent strictement à rien et qu'il existe une meilleure solution – une approche dont la recherche scientifique, en plus, a prouvé l'efficacité !

Je comprends, bien sûr, pourquoi les régimes séduisent tant de gens. La majorité des programmes minceur que l'on trouve sur le marché font des promesses très claires en termes de kilos perdus et de durée de l'expérience. Il est normal que ces chiffres rassurent et incitent à faire des régimes. De plus, nous avons chaque jour d'innombrables choix à faire pour notre alimentation (et celle des gens que nous devons nourrir), et il est tellement plus facile, n'est-ce pas, d'avoir quelqu'un d'autre – un programme établi – pour faire ces choix à notre place. Mais ce chapitre doit vous avoir montré que les régimes ne fonctionnent pas. Ce qu'il vous faut, pour maigrir et gérer votre poids, c'est une approche personnelle, graduelle, et saine, de votre alimentation et de votre activité physique. Dans les prochains chapitres, je vous livre un certain nombre de recommandations pour mettre cette approche en œuvre. Vous conserverez à tout moment une grande liberté de choix. L'essentiel est que le principe fondamental de ce livre fonctionne pour vous. Alors tournez le dos aux régimes et lancez-vous ! Bientôt, vous découvrirez dans le miroir une personne plus heureuse, plus mince et, plus important encore, en meilleure santé !

Non au régime... *pour la vie*

- Les régimes sont désagréables et ne marchent pas.
- Les régimes risquent davantage de vous faire prendre du poids que l'inverse.
- Mais que faire, alors ? Adoptez l'approche de ce livre, qui permet de maigrir sainement et de maîtriser durablement son poids.

III.
PHASE I

PESEZ-VOUS HONNÊTEMENT

Les grandes choses ne s'obtiennent pas en un clin d'œil. Nous devons nous satisfaire de progresser dans l'existence comme nous marchons : pas à pas.

Samuel Smiles (1812-1904),
écrivain et réformateur

Dans ce chapitre vous apprendrez

- À faire le bilan de votre taille, de votre poids et de votre indice de masse corporelle.
- À vous fixer des objectifs réalistes en termes de poids idéal et de forme physique.
- À prendre note de ce que vous mangez habituellement tous les jours de la semaine, et de votre niveau actuel d'activité physique.

Quand vous voulez quelque chose, si vous êtes un peu comme moi, vous le voulez *tout de suite*. Je l'avoue, la patience n'est pas ma plus grande qualité ! Et c'est particulièrement vrai pour les choses qui me tiennent très à cœur. Nous sommes nombreux à nous préoccuper de notre poids. Nous voulons être plus minces – depuis hier. Dans ce domaine, il est pourtant payant de savoir faire preuve de patience. Une de mes étudiantes a ainsi exprimé ses sentiments sur le sujet : « Il existe un moyen facile, au fond, de perdre du poids et de ne pas le reprendre. Si je mène une vie plus saine en apportant quelques changements à mes habitudes – et en m'y tenant –, cela me profite énormément. Depuis que le Dr Markey m'a fait comprendre qu'il est absurde de vouloir maigrir en deux temps trois mouvements avec un régime, j'ai été obligée de trouver une meilleure solution, par moi-même, pour parvenir à mes fins. Et tant mieux ! Je sais maintenant que son approche m'épargnera à l'avenir bien des larmes, m'évitera de gaspiller du temps et de l'argent, et je sais que mes kilos ne reviendront plus. »

La « meilleure solution », pour vous aussi, commence avec la phase I de notre approche. Et dans un premier temps, vous devez vous peser honnêtement. C'est nécessaire. Je sais que vous n'avez pas envie de perdre tout espoir de vous délester de tant de kilos en tant de jours (les chiffres varient selon les programmes minceur qui ont en général votre préférence), mais souvenez-vous que cette idée n'est qu'un fantasme. Les régimes ne constituent *pas* une solution réaliste pour perdre du poids et ne pas le reprendre.

Commencez dès aujourd'hui

N'attendez pas lundi. N'attendez pas le 1er janvier ou l'approche des vacances. Commencez tout de suite ! Au préalable, toutefois, il est important que vous vous rendiez compte qu'il n'existe pas de recette « universelle » ou « standard » pour maigrir et gérer sainement son poids. Vous allez devoir vous pencher sur vos préférences et vos habitudes alimentaires, sur votre niveau d'activité (ou d'inactivité) physique (je creuserai la question de l'activité physique au chapitre 6) – et sur ce que ces sujets vous inspirent comme sentiments et comme réflexions. *A priori*, je sais, il est plus « facile » de se voir remettre un programme établi et de n'avoir qu'à le suivre étape après étape, ligne après ligne. En plus, d'accord, vous avez déjà bien assez de soucis dans votre vie. Mais je sais aussi que la cure minceur à programme déterminé ne fonctionne pas. Vous devez fournir vous-même une partie du travail et le mieux est de commencer par examiner ce que vous mangez, et votre façon de dépenser votre énergie, pendant une semaine normale, moyenne, de votre vie. Attention : ici il est extrêmement important que vous soyez honnête avec vous-même, parce qu'il s'agit que vous appreniez à *vraiment* connaître vos habitudes. Nous avons tous des habitudes que nous n'avons pas envie d'examiner de trop près : notre manque total d'activité physique, par exemple, ou notre vilaine tendance à petit-déjeuner en courant, sur le chemin du travail, chaque matin. Mais voici l'un des secrets les mieux gardés de l'amaigrissement et de la saine gestion du poids : vous devez commencer par regarder en face celles de vos habitudes qui ne sont pas forcément bonnes pour votre santé – afin de les modifier petit à petit. Et aujourd'hui est un excellent jour pour commencer à prendre connaissance des bons et des mauvais éléments de vos comportements alimentaires comme de votre programme d'activité physique.

Le corps est un bagage qui nous accompagne toute notre vie. Plus le bagage est lourd, plus le voyage est bref.

Arnold H. Glasow,
homme d'affaires et humoriste

Votre premier passage sur la balance

Commençons par le commencement : procurez-vous une balance de bonne qualité. Pas la peine d'investir dans un modèle luxueux néanmoins, car après cette première pesée vous ne l'utiliserez pas beaucoup. Si vous avez déjà une balance et qu'elle ne vous paraît pas fiable, empruntez celle d'un voisin ou bien pesez-vous à la salle de gym ou chez le médecin. Choisissez une heure (je vous conseille le matin) et une tenue (ou absence de tenue) auxquelles vous pourrez vous tenir pour vos prochains, quoique peu nombreux, passages sur la balance. Notre poids connaît inévitablement des petites fluctuations (dans une fourchette de un à deux kilos) de jour en jour et même selon les différents moments de la journée : c'est pour cela qu'il est important de se peser toujours dans les mêmes conditions. Ne montez pas sur la balance avec pull et parka un lundi matin, et sans rien sur le corps en plein milieu de l'après-midi le jeudi de la semaine suivante : l'appareil vous indiquera peut-être que vous pesez deux kilos de moins, mais cette différence ne signifiera pas que vous avez maigri.

Cette pesée ne suffit pas pour vous faire une idée générale de votre santé. Vous devez aussi connaître votre taille exacte. C'est une mesure que nous pensons tous connaître, mais bien des gens sont surpris quand ils la vérifient ; il vaut donc la peine de consacrer quelques minutes à cette tâche. (Sur mon permis de conduire il est écrit un mètre soixante-sept, alors que je fais trois centimètres de moins. Je n'ai jamais cherché à tromper mon monde ; j'étais juste euphorique le jour où j'ai décroché mon permis, à l'âge de seize ans, et je n'ai jamais demandé à l'administration de rectifier l'erreur !) Pour bien vous mesurer, munissez-vous d'un mètre ruban et demandez à quelqu'un de vous aider. Ensuite vous allez utiliser ces deux valeurs – votre taille et votre poids – pour calculer votre indice de masse corporelle, ou IMC.

Calcul de l'Indice de masse corporelle

L'Indice de masse corporelle est une grandeur d'estimation de la corpulence d'une personne. D'après sa taille, donc, et son poids.

Calculez votre IMC en divisant votre poids (en kilogrammes) par le carré de votre taille (en mètre et centimètres).

$$\text{IMC} = \frac{\text{masse}}{\text{taille}^2}$$

Pour une personne mesurant un mètre soixante-cinq et pesant soixante kilos, par exemple :

$$\text{IMC} = \frac{60}{1{,}65 \times 1{,}65} = 22{,}03$$

Si vous préférez Internet à la calculette, il existe de nombreux sites web – tapez « calcul IMC » dans un moteur de recherche – sur lesquels il vous suffit d'entrer votre taille et votre poids pour obtenir instantanément un résultat.

Une fois que vous avez déterminé votre IMC, vous pouvez découvrir où vous vous situez, en termes de corpulence, en consultant le tableau ci-après. Il est important de garder à l'esprit que l'IMC est un indicateur *général*, quoique assez important, de la santé des personnes[1]. Comme je le préciserai plus loin, nos habitudes alimentaires et notre corpulence sont susceptibles d'être associées à toutes sortes de problèmes de santé – cancers, diabète et maladies cardio-vasculaires notamment – et les personnes qui relèvent des catégories « surpoids » et « obésité » risquent davantage de souffrir de ces affections. En revanche, l'IMC ne dit absolument rien sur votre charme ou votre capacité de séduction. À vrai dire, il est possible que vous vous trouviez, d'après le chiffre de votre IMC, dans la catégorie « corpulence normale », et que vous ayez tout de même envie de perdre du poids. La plupart des mannequins et des stars dont les silhouettes sont nos « modèles » relèvent de la catégorie « maigreur » : cela ne signifie pas pour autant que vous devriez aspirer à avoir un IMC aussi bas ! La maigreur présente ses propres risques de santé : anémie, carences nutritionnelles, ostéoporose, troubles du rythme cardiaque, vulnérabilité aux infections et aux maladies, temps de cicatrisation allongé, stérilité et complications en cas de grossesse (pour les femmes), asthénie et même dépression[2]. Quand vous songez à maigrir ou au poids que vous voulez conserver, par conséquent, il est important que vous décidiez de rester dans la tranche de corpulence « normale ».

IMC	INTERPRÉTATION
Inférieur à 18,5	Maigreur
De 18,5 à 24,9	Corpulence normale
De 25 à 29,9	Surpoids
30 et plus	Obésité

Les tableaux ci-dessous présentent plusieurs exemples de fourchettes de poids, d'IMC et de corpulences pour deux tailles différentes.

TAILLE	POIDS	IMC	CATÉGORIE
1,65 m	50 kg ou moins	Inférieur à 18,5	Maigreur
1,65 m	51 à 67 kg	De 18,5 à 24,9	Corp. normale
1,65 m	68 à 81 kg	De 25 à 29,9	Surpoids
1,65 m	82 kg et plus	30 et plus	Obésité

TAILLE	POIDS	IMC	CATÉGORIE
1,83 m	62 kg ou moins	Inférieur à 18,5	Maigreur
1,83 m	63 à 83 kg	De 18,5 à 24,9	Corp. normale
1,83 m	84 à 100 kg	De 25 à 29,9	Surpoids
1,83 m	101 kg et plus	30 et plus	Obésité

En examinant ces tableaux, vous pourriez vous étonner de la largeur des fourchettes de poids qui sont associées à la catégorie de la « corpulence normale ». Chacun d'entre nous – c'est très important – doit trouver la *fourchette de poids* qui lui convient le mieux à l'intérieur de la fourchette de poids correspondant à la corpulence normale pour sa taille. Au lieu de vous fixer sur un chiffre unique pour votre poids idéal, il est beaucoup plus sain de vous imaginer oscillant entre deux valeurs – un intervalle de deux ou même de quatre kilos – entre lesquelles vous viserez à maintenir votre poids. Quels que soient les efforts que nous produisons, de toute façon, nous ne pouvons pas conserver strictement le même poids de jour en jour. L'arrivée des vacances, les fluctuations hormonales et bien d'autres facteurs sont susceptibles de faire grimper ou baisser légèrement le chiffre de la balance. Si vous acceptez cela, ce chiffre cessera d'être une cause de souffrance. Et croyez-moi : quel soulagement !

Comprendre l'IMC

Vous trouvez peut-être étonnant, également, que les fourchettes des IMC et les catégories de corpulence leur correspondant soient les mêmes pour les hommes et pour les femmes. En général, les hommes sont plus volumineux et plus lourds que les femmes. Mais c'est parce qu'ils sont aussi plus grands. Par ailleurs, le lien entre IMC et tissu adipeux est assez net[3] : de nombreux athlètes professionnels ont des IMC élevés parce qu'ils ont une importante masse musculaire par rapport à leur pourcentage de tissu adipeux – et ils sont en bonne santé malgré ces IMC élevés. Pour vous, pour moi et pour tous les gens qui ne sont pas des athlètes professionnels, cependant, un IMC élevé est *presque* toujours un indicateur de danger pour la santé.

Lorsque, à différents moments de mon existence, j'ai augmenté mon niveau d'activité physique, j'ai constaté que je *prenais* du poids au lieu d'en perdre. J'ai longtemps été rassurée par la croyance selon laquelle « le muscle pèse plus lourd que la graisse » ; je pensais que l'augmentation de mon activité sportive devait me muscler, donc élever mon poids, sans nécessairement me rendre plus « grosse ». Cependant, il s'avère que cette idée n'est qu'une bonne excuse qui simplifie à l'extrême la relation entre activité physique et composition de l'organisme, et qui témoigne d'une mauvaise compréhension de l'IMC. Un kilo est un kilo. Oui, un kilo de graisse peut paraître moins séduisant qu'un kilo de muscle sur votre corps. Mais le poids que nous prenons – la plupart d'entre nous, en tout cas –, nous ne le devons *pas*, le plus souvent, au développement de nos muscles. Gagner de la masse musculaire, voyez-vous, c'est difficile : cela demande un entraînement régulier, intensif, sur de longs mois, sinon sur des années. Prendre du gras, par contre, c'est relativement facile et cela peut venir en quelques semaines. Une des nombreuses choses de la vie qui sont tellement injustes, n'est-ce pas ? Je veux dire ici que nous ne pouvons pas mettre un IMC élevé sur le compte de notre (prétendue) masse musculaire. Si vous appartenez à la très petite minorité d'athlètes ou de personnes extrêmement sportives qui passent plusieurs heures par jour à l'entraînement, vous n'avez sans doute pas à vous soucier de votre IMC élevé. Les autres, nous tous, nous avons très probablement besoin de perdre du poids si la fourchette de poids dans laquelle nous évoluons tend à nous valoir un IMC relevant des catégories « surpoids » ou « obésité ».

Au-delà de l'IMC

Même si, comme beaucoup de spécialistes[4], j'approuve la prise en compte de l'IMC comme mesure approximative de la corpulence et de l'état de santé général, il serait irresponsable de ma part de ne pas préciser que la santé de chaque personne est influencée à la fois par ses antécédents familiaux, son psychisme et les circonstances de sa vie.

L'IMC est une mesure imparfaite de la corpulence et de ce qu'elle dit sur notre santé, c'est certain, mais les mesures plus précises (celle, par exemple, du pourcentage de tissu adipeux du corps) sont en général coûteuses, compliquées à réaliser et moins fiables. Il existe cependant une autre valeur, assez facile à déterminer, qui peut vous aider à vous faire une idée de votre état de santé général : votre tour de taille. Les personnes qui portent leur poids autour de leur taille (dont on dit parfois qu'elles ont la silhouette en forme de pomme), à l'inverse des personnes qui portent leur poids autour de leurs hanches (silhouette en forme de poire) tendent à être plus exposées à certains problèmes de santé – dont le diabète de type 2 et les maladies cardio-vasculaires. Avant de commencer à essayer de perdre du poids, vous pourriez donc vouloir mesurer votre tour de taille. Mettez-vous debout, expirez et passez un ruban autour de votre taille. La mesure se prend au-dessus de l'os de la hanche. Si vous êtes une femme, votre risque d'avoir des problèmes de santé augmente si votre tour de taille fait plus de quatre-vingt-dix centimètres. Si vous êtes un homme, votre risque d'avoir des problèmes de santé augmente si votre tour de taille fait plus de cent centimètres[5].

Avant de décider de maigrir, enfin, vous pourriez aussi envisager de rendre visite à votre médecin généraliste pour voir avec lui si vous avez certaines vulnérabilités face aux maladies cardiovasculaires, au diabète, au cancer ou à l'hypertension. Tous les adultes devraient se faire examiner à intervalles réguliers par leur généraliste, mais nous n'allons à son cabinet, en général, que lorsque nous pensons avoir un souci ou besoin d'une ordonnance. Prenez cette consultation comme une excuse pour surveiller votre tension, au moins, et faire un bilan sanguin afin de connaître votre taux de cholestérol. Notez ensuite d'y retourner dans un an, et de refaire les mêmes examens, une fois que vous aurez perdu du poids : l'amélioration des valeurs de votre bilan de santé vous ébahira. Et tout cela parce que vous aurez suivi les recommandations de ce livre !

Se fixer des objectifs

Maintenant que vous connaissez votre IMC et donc votre catégorie de corpulence, il est temps de vous fixer certains objectifs. Si vous avez déjà un poids normal, sain, vous ne devriez vraiment pas envisager de perdre vingt kilos, car vous risqueriez de vous attirer les problèmes de santé associés à la maigreur (ostéoporose, arythmie cardiaque, fragilité face aux infections, stérilité, etc.). Si vous êtes dans la tranche de corpulence normale pour votre taille et avez la volonté de perdre une portion substantielle de votre poids, interrogez-vous sur vos motivations. Vous pourriez avoir intérêt à parler avec un psychothérapeute, ou avec un nutritionniste, si votre corpulence vous déplaît alors qu'elle est normale (et saine aux yeux de la médecine). Les personnes obnubilées par leur poids alors que celui-ci n'a rien d'anormal souffrent parfois d'un trouble de l'alimentation dont elles n'ont pas conscience – ou courent le risque d'en développer un. Les troubles de l'alimentation sont des problèmes médicaux très sérieux, susceptibles d'avoir des conséquences extraordinairement négatives sur la santé physique et psychique. Si vous pensez que vous risquez d'avoir ce genre de difficulté, je vous encourage vivement à trouver de l'aide auprès d'un membre du corps médical.

Il est important de se souvenir que les conseils que je donne dans ce livre, outre qu'ils sont fondés sur les résultats de la recherche scientifique, sont valables pour toutes les personnes qui souhaitent maigrir ou maintenir un poids sain. Que vous ayez l'intention de perdre deux ou vingt kilos, l'enchaînement de mesures que vous devez prendre pour obtenir satisfaction est le même – avec pour résultat ultime que vous vivrez en meilleure santé, pas simplement avec une silhouette « embellie ». Si, d'après votre IMC, vous êtes actuellement dans la catégorie « surpoids » ou dans la catégorie « obésité », les études indiquent que votre santé a de bonnes chances de *nettement* s'améliorer si vous perdez ne serait-ce que dix pour cent de votre poids[6]. Si vous êtes une femme mesurant un mètre soixante-cinq pour un poids de près de cent kilos, par exemple, la perte de dix kilos vous aidera à aller déjà beaucoup mieux. Vous souhaitez peut-être maigrir bien davantage, mais il est important de comprendre que ces dix kilos constituent déjà un excellent premier objectif. Démarrez modestement : vous pourrez vous fixer des objectifs plus ambitieux plus tard. Souvenez-vous, il vaut mieux perdre deux ou trois kilos *pour toujours* qu'en perdre dix en trois mois pour les reprendre (et en gagner sans doute quelques autres de plus) trois mois plus tard. Appuyez-vous sur mes recommandations pour revoir régulièrement vos objectifs, mais, c'est important, fixez-vous toujours des objectifs réalistes.

Même si les vacances approchent, même si vous avez bientôt une réunion d'anciens élèves et tenez à maigrir, il est essentiel que vous ne vous fixiez pas de délai impératif, et que vous ne cherchiez pas à perdre un trop grand nombre de kilos, lorsque vous commencez à suivre mes recommandations pour gérer votre poids. Encore une fois, souvenez-vous que vous allez perdre ces kilos pour ne *jamais* les reprendre. De toute votre vie. Vous avez donc le temps. Vous devriez avoir en tête une certaine fourchette de poids que vous aimeriez perdre, pour vous dire par exemple : « Je voudrais perdre entre deux et trois kilos ce mois-ci », ou « J'aimerais perdre dix à douze kilos dans les six prochains mois ». Tout dépend, bien sûr, de votre poids de départ et de vos habitudes actuelles en matière d'alimentation et d'activité physique, mais sachez qu'il est peu probable que vous réussissiez à maigrir sainement et *durablement* de plus de cinq cents grammes à un kilo par semaine. Si vous êtes en net surpoids, l'amaigrissement peut être un peu plus rapide (entre un kilo et un kilo et demi par semaine), mais attention aux attentes irréalistes ! Je sais bien qu'il n'est pas très excitant, ou motivant, d'avoir pour objectif de perdre cinq cents grammes dans la semaine, puis de monter sur la balance à la fin de cette semaine pour constater que vous avez perdu, eh bien, cinq cents grammes – mais c'est exactement la raison pour laquelle vous devez dès maintenant vous projeter sur le long terme ! Fixez-vous un objectif pour le mois qui vient (perdre deux à trois kilos), pour les six prochains mois (dix kilos) et pour l'année à venir (quinze kilos en tout). Ou bien ayez juste un objectif pour ce mois-ci (perdre entre un et deux kilos), sachant que vous vous fixerez de nouveaux objectifs après avoir vu comment le mois se sera déroulé.

Avoir des objectifs d'amaigrissement réalistes, c'est important pour de nombreuses raisons. Bien sûr, il est difficile de quantifier le nombre de kilos que chaque individu peut réellement perdre sur une période donnée. Mais il est clair que la perspective de maigrir de cinq kilos en une journée ou même en une semaine est irréaliste pour qui que ce soit. Souvenez-vous que si la plupart des régimes échouent, c'est bien souvent parce que nous nous racontons des histoires sur la facilité et la rapidité avec lesquelles nous allons voir nos silhouettes changer. Nous avons aussi tendance à nous faire des idées sur les changements que cette perte de poids apportera à nos existences[7]. Dans une étude sur le sujet, certains participants ont déclaré qu'ils pensaient avoir *de meilleures chances de gagner au loto* s'ils perdaient du poids[8] ! C'est une fabulation agréable, peut-être, mais malheureusement vous ne pouvez pas décider de perdre du poids en supposant qu'avec moins de kilos sur le corps vous aurez automatiquement davantage de succès dans votre vie professionnelle, dans votre vie privée – ou au casino. Maigrir présente de nombreux avantages, mais si vous espérez que vos efforts vous vaudront bonheur, richesse et quelques centimètres de plus (sérieusement, certaines personnes disent s'attendre à *grandir* grâce à leur régime !), vous risquez d'essuyer de sérieuses déceptions.

Quand vous essayez de perdre du poids, il est essentiel pour votre psychisme de vous fixer des objectifs réalistes et progressifs. Et de ne pas vous montrer excessivement rigide avec ces objectifs ! Si vous voulez maigrir durablement, vous ne pouvez pas vous maudire pour chaque carré de chocolat, chaque friandise que vous glissez entre vos lèvres ; vous devez faire preuve de flexibilité et de patience envers vous-même. Ne vous punissez pas si vous n'atteignez pas vos objectifs aussi vite que vous le souhaiteriez. N'éprouvez pas de déception, non plus, si votre entourage ne s'enthousiasme pas pour les progrès que vous constatez sur la balance. Je me souviens de m'être sentie un peu dépitée lorsque, suivant les recommandations que je donne dans ce livre, j'ai peu à peu perdu les kilos que j'avais pris pendant la grossesse de mon premier enfant : j'avais l'impression d'avoir accompli une véritable prouesse, voilà que j'étais à nouveau capable d'enfiler mon vieux jean…, mais personne ne semblait remarquer que je m'étais enfin libérée de ces deux derniers kilos de trop ! (Mes efforts, à propos, ne m'avaient pas non plus valu de gagner au loto.) J'ai pris conscience à ce moment-là (et en de nombreuses autres occasions) que nous nous tracassons beaucoup plus que les gens de notre entourage pour le poids que nous pesons réellement. Nous avons beau cacher le chiffre de notre poids comme un secret d'État (plus encore que nous cachons notre âge !), les gens nous jugent beaucoup moins sévèrement que nous ne nous jugeons nous-mêmes.

Gardez toujours à l'esprit que le but n'est pas de perdre des kilos très vite. Avec ma méthode, vous allez modifier vos comportements alimentaires et votre niveau d'activité physique pour le restant de votre vie. Cela va prendre un peu de temps. Et réjouissez-vous toujours de vos progrès, aussi modestes soient-ils. Peut-être avez-vous perdu entre cinq cents grammes et un kilo ce mois-ci ? C'est formidable ! Offrez-vous un ciné ou un rendez-vous chez le coiffeur pour vous faire plaisir. Il peut vous paraître étrange de récompenser de si modestes succès, mais sachez que la souplesse que vous aurez avec vous-même, votre capacité à ne pas vous malmener, vous aidera à atteindre votre objectif d'amaigrissement à long terme.

Commencez à tout noter – absolument *tout*

Maintenant que vous connaissez votre corpulence et votre tour de taille, et maintenant que vous avez réfléchi à certains objectifs réalistes, à court et à long terme, quant aux kilos que vous voulez perdre, il est temps de commencer à noter plusieurs choses (pour mieux les comprendre ensuite) : à quels moments de la journée vous vous nourrissez, la composition de vos repas et de vos en-cas (*tous* les aliments que vous avalez), et votre niveau habituel d'activité physique. Sachez tout de suite que cette prise de notes ne va durer qu'une semaine. N'oubliez jamais cela : si ce programme d'écriture peut paraître difficile, rébarbatif, *il n'a besoin de durer que sept jours.* Vous pouvez utiliser le modèle de journal alimentaire ci-dessous – c'est celui que je propose aux participants de mes études. Photocopiez la page, par exemple, ou bien établissez votre propre document, comme vous l'entendez, à l'ordinateur ou sur un cahier. Certaines personnes préfèrent utiliser une appli sur leur smartphone (j'en propose plusieurs en fin de chapitre).

À présent, comment tenir ce journal ? C'est simple : vous prenez note de chaque aliment solide et de chaque boisson (même l'eau) que vous consommez au fil de la journée. Il est inutile de vous tracasser à relever le nombre de calories que vous consommez – je vous expliquerai pourquoi plus loin. Vous prenez également note de votre activité physique : tout ce que vous faites qui induit une dépense d'énergie. Marcher un kilomètre pour aller chercher les enfants à l'école compte comme une activité physique. Par contre je dirais que monter les escaliers à votre domicile ne compte pas, à moins que vous ayez des tas d'escaliers ou que vous vous amusiez à les monter et à les descendre bien des fois dans la journée. L'essentiel est d'être précis : prenez des notes aussi détaillées que possible, en relevant bien l'heure de la journée pour chaque chose que vous avalez, chaque activité physique à laquelle vous vous livrez. Enfin, écrivez aussi ce que vous ressentez physiquement et mentalement : prenez note, en regard de vos aliments et de vos activités physiques, des humeurs et des réflexions qu'ils vous inspirent.

Journal alimentaire

HEURE	ALIMENTS SOLIDES / LIQUIDES ACTIVITÉS PHYSIQUES	RÉFLEXIONS / HUMEURS
06:00		
07:00		
08:00		
09:00		
10:00		
11:00		
MIDI		
13:00		
14:00		
15:00		
16:00		
17:00		
18:00		
19:00		
20:00		
21:00		
22:00		
23:00		
MINUIT		
01:00		

Quand je demande à mes étudiants ou aux participants de mes études de tenir ce journal, ils se mettent toujours à la tâche avec enthousiasme. Au bout de deux ou trois jours, cependant, ils se plaignent souvent qu'il leur arrive d'oublier de le remplir. Certains reconnaissent aussi se sentir mal quand ils voient tout ce qu'ils mangent « étalé » sur la page. Cet exercice ne doit pourtant pas vous déprimer ou vous mettre mal à l'aise. Considérez-le comme une mission de découverte de vous-même. Si vous avez des difficultés à vous souvenir de remplir votre journal, prenez le temps de réfléchir à ce problème. Il y a bien des « trucs » susceptibles de vous aider. Faites, par exemple, sonner votre smartphone aux heures auxquelles vous avez l'habitude de manger. Dites ce que vous faites aux gens avec qui vous partagez vos repas et demandez-leur de vous rappeler de sortir votre feuille et votre crayon – mieux encore, suggérez-leur de remplir leur propre journal afin que vous puissiez vous encourager les uns les autres ! Je vous recommande de prendre ces notes au fil des heures, dans la mesure du possible, c'est-à-dire chaque fois que vous mangez ou avez une activité physique, car il nous est très facile d'« oublier » ce que nous avons mangé, et en particulier les aliments malsains, si nous attendons la fin de la journée. Souvenez-vous : vous devez faire ce boulot pendant seulement une semaine. Mais c'est une étape cruciale pour réussir à modifier vos comportements alimentaires et apprendre à maîtriser votre poids. Si vous avez sérieusement l'intention de maigrir, vous devez tenir ce journal avec le plus grand sérieux. Et notez *absolument tout* : même ces quelques chips que vous venez d'engloutir sans y penser – oui, il faut en tenir compte.

La technologie moderne à la rescousse

Je veux que vous preniez note de tout ce que vous mangez et faites pour vous dépenser, avec autant de détails que possible, mais je sais que l'exercice peut paraître fastidieux, ne serait-ce que parce que vous n'avez pas forcément l'habitude d'avoir du papier ou un cahier en permanence sur vous. Par chance, il existe quantités d'applis (pour smartphones et tablettes), de sites web et de gadgets susceptibles de vous aider à tenir ce journal. Il s'en crée même sans cesse de nouveaux : le temps que j'écrive ce paragraphe, j'en suis sûre, une nouvelle appli ou un nouveau bidule auront été mis sur le marché ! Sept adultes sur dix aux États-Unis, et autant en France, disent surveiller leur poids, leur régime alimentaire, leur niveau d'activité physique et divers aspects de leur santé[9]. La plupart d'entre eux n'utilisent pas d'outils électroniques, pour le moment, mais on peut supposer que la technologie va s'imposer dans nos vies à tous à mesure que ces applis et ces appareils vont s'améliorer et devenir toujours plus conviviaux. La fourchette connectée, « HAPIfork* » (un nom quelque peu ironique, me semble-t-il), a, par exemple, été créée pour vous aider à surveiller votre alimentation : quand vous mangez trop vite, elle vibre[10] ! Je ne suis pas convaincue que cet appareil-là soit nécessaire pour maîtriser son poids, mais d'autres systèmes et logiciels pourraient se révéler tout à fait utiles et efficaces. En tout état de cause, vous n'avez pas besoin de passer beaucoup de temps ou de dépenser beaucoup d'argent à sélectionner une appli ou un site web, car je ne vous conseille pas de continuer indéfiniment à tenir le journal de votre alimentation et de votre activité physique. Une fois que vous aurez assimilé ma méthode et adopté de bonnes habitudes, il sera aussi bien d'arrêter la prise de notes (électronique ou sur papier). Rien ne gâche davantage le plaisir de manger que d'avoir l'impression qu'il s'agit d'un interminable devoir scolaire !

“ Les récits de trois personnes sur leurs expériences de gestion du poids avec ma méthode et assistées par gadget high-tech

Sara, trente-six ans. J'utilise le site MyFitnessPal. Avec cet outil j'ai mieux compris qu'un peu de ceci ou un peu de cela peuvent très vite faire une sacrée différence, et que pour maigrir ou maintenir son poids, l'essentiel est d'être bien conscient de ce qu'on fait. En tout cas pour moi. Maintenant je me rends mieux compte, aussi, que perdre du poids, ça ne veut pas dire

* « Fourchette heureuse »

se priver. Avancer pas à pas, sans jamais arrêter : voilà ce qui peut faire des miracles.

Holly, trente-deux ans. Mon chéri a horreur de me voir entrer mes points Weight Watchers sur mon téléphone quand on est à table.

Susan, cinquante-cinq ans. Avec mon bracelet Fitbit je suis complètement responsable, tous les jours, des calories que j'avale et que je brûle, et je suis poussée à faire ce qu'il faut pour atteindre mes objectifs. Les données sont automatiquement synchronisées entre le Fitbit et mon ordinateur, et le système me livre des analyses et des graphiques très clairs de mon activité physique, de mon poids, de mes apports caloriques. C'est super !

Comme ces brefs témoignages le donnent à penser, certaines personnes intègrent sans soucis les nouveaux outils technologiques à leur stratégie de gestion du poids, tandis que d'autres ont plus de mal à les utiliser au quotidien. Les diverses fonctions de ces outils nous séduisent ou nous agacent différemment, selon nos personnalités et nos attentes. Lisez les descriptions qui suivent mais ne les prenez pas au pied de la lettre. Testez ces différents produits par vous-même, dans la mesure du possible, jusqu'à ce que vous trouviez celui qui vous convient le mieux. Et si aucun ne vous tente, c'est très bien aussi !

SmartenFit. Pendant que je me documentais pour ce chapitre, je me suis aperçue qu'il existait de nombreuses applis* conçues pour aider les utilisateurs à améliorer leur santé, à maigrir et à se maintenir en forme, mais qu'aucune d'entre elles n'incarnait réellement la philosophie de ce livre ou ne possédait tous les attributs nécessaires, à mon sens, pour permettre aux lecteurs de bien suivre les recommandations que je donne dans ces

* Excepté SmartenFit, l'appli associée à ce livre, qui n'existe qu'en anglais et pour iPhones, tous les systèmes dont parle l'auteur sont disponibles pour les iPhones et les appareils sous Android, parfois aussi pour Windows Mobile. Ils existent aussi le plus souvent en français.

pages. C'est ainsi qu'est née SmartenFit ! En collaboration avec deux chercheuses spécialisées dans les nouvelles technologies et l'expérience utilisateur, et dotées de solides connaissances complémentaires dans les domaines de la santé, de la diététique et de la psychologie sociale, j'ai conçu SmartenFit en lui donnant de nombreuses fonctionnalités qui vous permettent de calculer et de suivre votre IMC, de tenir votre journal alimentaire (avec texte et images), de vous fixer de bons objectifs (réalistes, de surcroît), d'imaginer des alternatives saines à certains aliments que nous aimons tous beaucoup mais qui ne sont pas idéaux pour notre ligne, et de penser l'amaigrissement et la gestion du poids comme des projets à long terme et bons pour la santé. L'appli offre aussi diverses informations relatives à la santé, des formules d'encouragement et des « bons trucs » que plusieurs chercheurs en qui j'ai confiance et moi-même approuvons. Voir le site www.smartenfit.com.
Points forts : L'appli est extrêmement conviviale, facile à utiliser, conçue pour vous aider à gérer votre poids sur le long terme en suivant toutes les recommandations de ce livre.
Point faible : Le même que celui de ce livre : si vous cherchez un régime tendance ou une solution pour maigrir rapidement, vous ne les trouverez pas ici. Désolée.

MyFitnessPal. Voir www.myfitnesspal.fr. Un site gratuit associé à plusieurs applis d'activité physique et de diététique gratuites ou payantes, dont le « compteur de calories ». Très apprécié des utilisateurs[11]. Vous permet de déterminer vos objectifs personnels de nutrition et d'activité physique, d'après votre taille et votre poids actuels, pour atteindre votre poids idéal. Les données de votre activité physique sont converties par le système en calories brûlées. La caractéristique la plus célèbre de MyFitnessPal est cependant son immense base de données – aliments, marques de produits alimentaires, menus de restaurants et même recettes –, qui vous aide à surveiller vos apports nutritionnels. Et si jamais vous tombez sur un aliment ou un plat qui ne fait pas déjà partie de son million et plus d'entrées, vous pouvez l'y ajouter vous-même.

Points forts : Les utilisateurs apprécient la convivialité du système. Il ne faut que quelques petites minutes pour noter une journée entière d'informations personnelles.
Points faibles : Peut-être un peu trop d'accessoires fantaisistes. En outre, le système garde peut-être plus de détails en mémoire que vous ne le souhaiteriez.

Weight Watchers. L'appli est gratuite, mais les services de la marque ne le sont pas tous. Voir www.weightwatchers.fr. Les conseils de Weight Watchers, dont l'argument central est la nécessité d'adopter des habitudes saines, sur le long terme, en matière d'alimentation et d'activité physique, sont similaires à nombre de recommandations de ce livre. Weight Watchers a créé un système de points, en outre, qui remplace les valeurs des calories, des lipides, des glucides, des protéines ou des fibres consignées par d'autres applis. Quand l'utilisateur entre un aliment qu'il a consommé dans son profil, le système en détermine la « valeur en points ». Il prescrit aussi chaque jour l'ingestion d'un certain nombre de points en fonction de la taille, du poids et des objectifs d'amaigrissement de l'utilisateur.
Point fort : Le système de points de Weight Watchers est unique en son genre et peut vous faciliter la tâche pour ce qui est de surveiller votre alimentation.
Points faibles : Je ne conseille pas de tenir indéfiniment le journal de ce que vous mangez. Si vous connaissez des gens qui ont adopté le programme Weight Watchers, vous savez comme il peut être agaçant de les entendre attribuer des « valeurs en points » au moindre aliment.

Fitbit. Les Fitbit sont des bracelets électroniques et des montres qui mesurent votre rythme cardiaque, vos pas, vos calories, et peuvent même vous dire quand vous vous endormez et combien de fois vous vous réveillez pendant la nuit. Voir : www.fitbit.com/fr. Les Fitbit enregistrent votre activité physique et les calories que vous brûlez d'un bout à l'autre de la journée sans que vous ayez à entrer la moindre information (vous portez l'appareil sur vous).
Points forts : Les utilisateurs apprécient la petite taille, la puissance et les capacités de synchronisation sans fil des Fitbit.

Points faibles : La gamme Fitbit est relativement chère. J'ai aussi entendu des utilisateurs se plaindre de ce que les appareils deviennent moins fiables quand ils sont humides, ce qui est ennuyeux si vous comptez dessus pendant que vous faites de l'exercice et transpirez.
Points fort et faible : La capacité des Fitbit à suivre en permanence l'évolution de votre situation personnelle peut être très motivante. Mais je pense qu'il y a un véritable inconvénient à savoir constamment tant de choses. Je crois que les Fitbit peuvent être amusants dans les premiers temps, mais il est peu probable qu'ils vous servent à gérer sainement votre poids sur le long terme. Avez-vous réellement envie de savoir combien de calories vous consommez et dépensez, jour après jour, jusqu'à la fin de votre vie ?

Nike + Fuelband SE. Il s'agit d'un bracelet, similaire aux Fitbit, à porter au poignet. Voir www.nike.com/fr. Le look futuriste de l'objet peut séduire. Vous vaquez à vos activités quotidiennes, vous faites du sport – et l'appareil enregistre tout. Il vous donne aussi l'heure, si vous faites partie des gens qui n'utilisent pas leur smartphone comme montre.
Points forts : Le Fuelband vous offre la possibilité de vous fixer chaque jour un objectif de niveau d'activité physique, et un code-couleur, sur le bracelet, vous révèle où vous vous situez, au fil des heures, par rapport à cet objectif. Il se synchronise avec votre smartphone et avec votre ordinateur ; il vous permet aussi de communiquer avec vos amis.
Points faibles : Des consommateurs se sont plaints de ce que le bracelet est peu confortable et se déplace sur l'avant-bras (par contre il tient l'eau). Et j'ai vis-à-vis de lui les mêmes réserves que vis-à-vis des Fitbit : pour la plupart des gens, l'excès d'informations risque bien de tuer l'intérêt de l'information, et/ou il peut les pousser à viser, de façon compulsive, des objectifs irréalistes ou des niveaux d'activité physique intenables sur le long terme.

Up. Similaires aux Fitbit et au Fuelband, les bracelets Up et leur appli associée (voir : jawbone.com/up) promettent de suivre, dixit le site, « ton sommeil, tes mouvements, ton alimentation [...] et t'aide à utiliser ces informations pour être au mieux de ta forme ».

Points forts : Ces appareils à l'épreuve de l'eau communiquent sans fil avec votre smartphone et ont un look plus sympa, je trouve, que certains autres gadgets du même genre. Vous payez ce surcroît de style, mais si cela peut vous aider à prendre plaisir à garder la forme !... (Et puis c'est un investissement financier somme toute mineur sur la durée.)
Points faibles : Si vous prévoyez de ne prendre note qu'une semaine de temps à autre, au fil des années, comme je le conseille, de votre alimentation et de vos activités physiques, vaut-il la peine de dépenser de l'argent pour tous ces bracelets et autres joujoux électroniques ? Surtout, vous pouvez préférer vous contenter d'une appli plus simple, mais qui vous livre pile-poil les informations dont vous avez besoin.

RunKeeper et MapMyRun. Si vous voulez utiliser l'outil informatique, mais avec une approche peut-être un peu plus simple du suivi de vos séances et de vos objectifs, jetez un œil sur les sites www.Runkeeper.com et www.MapMyRun.com, ainsi que sur leurs applis associées. Gratuits, ils vous donnent la possibilité de suivre et d'enregistrer sur des cartes vos joggings, marches/randonnées et exercices en plein air. Ils fonctionnent aussi pour des activités aussi diverses que le patinage et le ski. Les amis avec qui je cours et moi-même utilisons souvent ces applis, surtout quand nous nous entraînons pour une course.
Points forts : Les applis ne sont peut-être pas les plus sophistiquées qui existent, mais il est aisé d'y suivre ses progrès et de se fixer certains objectifs, de connaître le nombre de calories que l'on dépense pendant chaque séance, de partager ces informations avec ses partenaires, et puis c'est plutôt sympa de se connecter au site, sur son ordinateur, pour constater qu'on est (petit à petit) de plus en plus en forme.
Points faibles : Comme avec toutes ces applis, le suivi et l'enregistrement permanent de ceci et cela peut inciter à accorder une importance excessive et injustifiée aux chiffres (ceux des calories consommées et dépensées, des kilomètres courus...).

Au chapitre 6 je parlerai davantage de l'activité physique, essentielle pour qui veut gérer son poids et vivre en bonne santé durablement. Pour le moment, il est juste important de vous souvenir que vous ne devez prendre note que de ce que vous faites *aujourd'hui, d'habitude.* Si vous n'avez aucune activité physique, si vous ne vous dépensez pas beaucoup, vous n'avez rien à noter, très bien. Si vous préférez éviter gadgets high-tech et sites Internet pour écrire à la main, sur du papier, les détails de votre alimentation et de vos activités physiques, c'est très bien aussi. La technologie a certes toujours quelque chose de nouveau à offrir – des applis, des sites web, des appareils sont créés chaque jour –, mais l'emploie qui veut seulement.

Vous n'avez pas besoin d'être génial pour vous lancer,
mais vous devez vous lancer pour être génial.

Zig Ziglar, auteur de livres
de développement personnel

L'idéal, pour maigrir, est d'être honnête avec soi

Quand vous allez commencer à prendre note, consciencieusement, de tout ce que vous mangez et de vos activités physiques, vous éprouverez peut-être la tentation de réformer de but en blanc votre alimentation. N'y cédez pas. D'ici peu je vous encouragerai à la modifier – petit à petit, et je dirais même « bouchée par bouchée ». Mais attendez. Tout de suite, je veux juste que vous compreniez comment vous avez *l'habitude* de vous nourrir et de vous dépenser physiquement. Pour le moment, donc, notez et observez votre alimentation et votre niveau d'activité physique au cours d'une semaine normale, classique pour vous. Faites de votre mieux pour prendre note, également, de ce que vous ressentez. Après ce bol de muesli au petit déjeuner, êtes-vous d'humeur à affronter la journée ? Avez-vous éprouvé de la culpabilité quand vous avez englouti cette pizza livrée à domicile pour le dîner ? Après ces cinq kilomètres que vous avez courus en rentrant du travail, la détente était-elle au rendez-vous ? Essayez d'être tout à fait honnête avec vous-même. Pour qui veut maigrir et gérer sainement son poids sur le long terme, il n'y a pas mieux que l'honnêteté.

Pour avoir une idée de journal alimentaire typique, regardez ceux de Julie et de Lilly, deux étudiantes de mon cours « Psychologie de l'alimentation » (p. 88 et 89). Ces jeunes femmes âgées de vingt et quelques années avaient envie de perdre deux ou trois kilos (qui n'en voudrait pas autant, n'est-ce pas ?), mais elles étaient loin d'être obsédées par leur poids. Observez les détails qu'elles livrent, l'une et l'autre, sur les portions de nourriture qu'elles consomment. Vous n'avez pas besoin, pendant cette première semaine de prise de notes, de mesurer et de peser vos aliments. Il est suffisant de donner des approximations de vos portions (une coupelle, une cuiller, une poignée) – mais si vous hésitez, bien sûr, vous pouvez sortir le verre doseur. Lisez aussi les informations sur les emballages de vos produits : elles permettent en général de savoir facilement que l'on avale cent trente grammes de ceci ou vingt-cinq centilitres de cela. Le journal de Lilly ne contient guère de précisions sur les tailles de ses portions, et pourtant vous pouvez vous faire une assez bonne idée de ce qu'elle a mangé ce jeudi et ce vendredi. Un point important : je vous recommande de bien faire la différence, dans vos notes, entre les jours de la semaine (de travail) et les deux jours du week-end – ce, afin de les comparer et de les analyser facilement. Cela signifie que vous devez veiller à remplir votre journal plusieurs jours entre le lundi et le vendredi (cinq, dans l'idéal) *et* le week-end. Pour diverses raisons, nos régimes alimentaires du week-end tendent à être assez différents de nos régimes alimentaires des autres jours de la semaine, et il est bon de prendre conscience de ces variations. Pour revenir à Lilly et à Julie, remarquez comment cette dernière note succinctement ses impressions, ses sentiments, au fil de la journée. Ces commentaires n'ont pas besoin d'être très longs, vous voyez, mais ils se révèlent toujours utiles. Vous vous sentez peut-être « hyper bien » après chaque séance de gym, et « coupable » après chaque paquet de chips. Ces précisions vous aideront à vous faire une idée de ce que vous devrez changer dans vos comportements alimentaires pour vous sentir mieux – et vivre en meilleure santé !

Le journal alimentaire de Julie, 22 ans

HEURE	ALIMENTS SOLIDES / LIQUIDES ACTIVITÉS PHYSIQUES	RÉFLEXIONS / HUMEURS
06:00		
07:00	*Café + 2 sucraloses Canderel et flocons d'avoine (180 cal./portion) avec du lait demi-écrémé*	*Ça va. Fatiguée*
08:00		
09:00	*Une banane*	*Déjà plus réveillée*
10:00		
11:00		
MIDI	*Sandwich au jambon* *(2 tranches de pain au blé complet, jambon, moutarde, laitue). Eau*	*Me sens bien*
13:00		
14:00	*Un sachet de tortillas Doritos (goût Barbecue Style, 150 g)*	*Je m'en veux mais j'adore les chips !*
15:00	*30 minutes de marche (tapis d'exercice)*	*Bon feeling. Détendue*
16:00	*Une pomme – en trempotant les morceaux dans du Nutella (une cuiller). Eau*	*Génial !*
17:00		
18:00	*Une assiette moyenne de nouilles sauce pesto.* *1 blanc de poulet grillé (10 x 8 cm environ).* *1 coupelle de petites carottes. 1 verre de vin blanc.*	*Me sens bien*
19:00		
20:00		
21:00	*Glace Ben & Jerry's Cookie Dough (1 bol)*	*Fatiguée*
22:00		
23:00		
MINUIT		
01:00		
OBSERVATIONS GÉNÉRALES	*Quels sentiments, quelles réflexions vous inspirent les aliments que vous avez mangés et l'activité physique que vous avez eue (ou pas) ?* *Journée assez classique en termes d'alimentation et d'activité physique. J'aimerais avoir eu plus de temps pour la gym, mais je n'ai pas pu changer mon planning. J'ai mangé des « mauvaises » choses (les tortillas, la glace), mais ça m'a plu et je n'ai pas eu envie de faire mieux.*	

Le journal alimentaire de Lilly, 25 ans

JEUDI

Petit déjeuner

— Une tasse de thé English Breakfast avec un sachet de sucre de canne
— Une banane moyenne
— Une tranche de pain de mie complet tartinée de confiture de prunes
— Un café crème (gobelet moyen), chez Dunkin' Donuts, avec du sucralose

Déjeuner

— Deux bâtonnets de poulet pané
— Une portion moyenne de frites (plus petite que la portion moyenne de McDonald's)
— Ketchup et sauce barbecue pour les frites
— Une bouteille d'eau (660 ml)

Dîner

— Quatre rondelles d'oignon panées avec vinaigrette Mille-Îles
— Salade verte avec copeaux de fromage, huile et vinaigre
— Deux tranches de pain de mie complet légèrement beurrées
— Un demi-blanc de poulet avec des champignons sautés (dans une sauce au vin rouge)
— Deux têtes de champignons de Paris saupoudrés de parmesan
— Mélange brocolis, courgettes, carottes, choux-fleurs et haricots mange-tout cuits à la vapeur (plus sel et poivre)
— Deux verres d'eau avec des rondelles de citron

Dessert

— Deux petits gâteaux moelleux au café
— Une tasse de café instantané avec un peu de lait demi-écrémé et un sachet de sucre de canne

VENDREDI

Petit déjeuner

— Deux gaufres avec un peu de margarine et de sirop d'érable allégé (deux cuillers à soupe)
— Une tasse de thé English Breakfast avec un sachet de sucre de canne

Déjeuner

— Une part (moyenne) de pizza au fromage
— Une bouteille d'eau (660 ml)

En-cas

— Deux petites clémentines

Dîner

— Sauté de dés de jambon braisé et de pommes de terre (de la ferme de mon oncle) avec des oignons rouges, des poivrons verts et rouges et une courgette jaune (et sel et poivre)
— Une bouteille d'eau (660 ml)
— Un verre de lait demi-écrémé

Dessert

— La moitié d'un petit sachet de pop-corn au beurre
— Deux verres d'eau

Nous trichons tous de temps en temps

Maintenant que vous avez lu les journaux de Julie et de Lilly, vous vous rendez sans doute compte qu'il peut être difficile de recenser très précisément et honnêtement les aliments que vous mangez et les activités physiques que vous pratiquez. Pendant cette phase de prise de notes, de fait, vous aurez bien des occasions de tricher. Nous sommes tous susceptibles de commettre cet impair – moi la première. Voici quelques exemples de tricheries auxquelles je me livre, bien malgré moi évidemment, quand je suis dans une phase de prise de notes de mon alimentation et de mon activité physique (oui, il m'arrive encore de le faire ; vous comprendrez pourquoi après avoir lu le chapitre huit).

- Si je mange les restes des assiettes de mes enfants, j'ai tendance à « oublier » de les prendre en compte – et donc de les noter. (Cette nourriture serait perdue si je ne la finissais pas, après tout, alors autant la manger !)
- Si je goûte les plats que je prépare, bien souvent je ne l'écris pas. Certes, une lichette de sauce ce n'est pas grand-chose – passons. Mais quand vous attrapez une cuiller pour vous régaler, à même le saladier, du reste de pâte à cookies aux pépites de chocolat, ça compte !
- Quand on mange debout, en vitesse, on a tendance à ne pas le dire à son journal. Pas ma faute, je suis une maman très occupée.
- Les calories *bues* ne peuvent être aussi mauvaises que les calories des aliments solides, n'est-ce pas ? Et puis bon, l'alcool ne doit pas compter tant de calories que ça…
- Le paquet de petits Ours d'or Haribo que les enfants ont laissé sur la paillasse. On s'en déguste une poignée et on oublie de les noter. (Pas forcément un bon choix de grignotage, pourtant, quand on sait que chaque petit Ours contient dix calories.)
- Les condiments ne comptent pas. Et le beurre, c'est un condiment ?
- Courir après mes gosses, c'est de l'activité physique. Mouais : j'ai beau être tombée sur une page web affirmant que trente minutes de ce petit jeu peuvent brûler environ cent calories, si je veux être

honnête avec moi-même je sais que cette poursuite infernale des gamins est plus fatigante pour le mental que pour le physique. Il y a de meilleures façons de faire de l'exercice.

Ces anecdotes vous rappellent-elles quelque chose ? Peut-être vous racontez-vous des histoires du même genre ? Les personnes les plus déterminées à bien manger ne sont pas toujours aussi honnêtes avec elles-mêmes qu'elles le voudraient. C'est tellement facile de ne pas remarquer, ou même de consciencieusement ignorer, une centaine de calories par-ci, une autre par-là. Le truc, pourtant, c'est que tenir compte de ces petits dérapages et tenter d'y remédier peuvent suffire pour commencer à perdre du poids ! Voilà précisément pourquoi il faut que vous preniez note de *tout*. Nombre des détails de nos régimes alimentaires que nous avons tendance à « oublier » dans notre journal sont justement ceux que nous avons intérêt à modifier !

À présent, supposons que Julie et Lilly aient tenu des journaux rigoureux de leurs habitudes alimentaires. Si vous y retournez, quels changements diététiques leur conseilleriez-vous pour le bien de leur santé ? Relevez-vous certaines choses qui signent de mauvais choix nutritionnels ? Et quels sont, à l'inverse, les goûts de Julie et de Lilly qui vous paraissent sains ? Auriez-vous envie de faire entrer quelques-uns de leurs aliments dans votre propre régime alimentaire ? (C'est Julie qui m'a fait découvrir le délicieux mariage des quartiers de pomme et du Nutella !) Nous verrons au chapitre 5 comment examiner en détail votre journal alimentaire, mais, en attendant, je sais qu'il est parfois plus facile d'évaluer les choix d'autrui avec objectivité ; je vous encourage donc à prendre quelques instants pour regarder les exemples de Julie et de Lilly et vous demander comment les faire mieux manger.

Se peser ou ne pas se peser ?

Au début de ce chapitre, je vous ai demandé de vous mesurer, de vous peser et de déterminer votre corpulence par le calcul de votre IMC. Il est utile de disposer de ces informations avant d'apporter des changements à vos habitudes alimentaires et à votre niveau d'activité physique. Je pense aussi qu'il vaut le coup de monter sur la balance environ une fois par mois, mais je vous déconseille fortement de vous peser tous les jours ou même régulièrement : vous vous focaliseriez sur un chiffre et rien d'autre qu'un chiffre. Or, la balance ne dit pas tout des efforts que vous produisez pour maigrir et maîtriser votre poids.

Les études livrent des résultats mitigés sur les avantages et les inconvénients qu'il peut y avoir à surveiller la courbe de son poids. On déconseille souvent aux personnes souffrant de troubles de l'alimentation de se peser régulièrement, car leur objectif est de revenir à un poids sain et *durable*. Lire jour après jour ce chiffre fatidique sur la balance peut être source de très grande détresse psychologique. D'un autre côté, une étude récente a montré que les femmes et les hommes réagissaient peut-être différemment aux pesées régulières[12]. Il est apparu, pour commencer, que les participantes qui montaient souvent sur la balance étaient beaucoup plus préoccupées par leur poids, par leur silhouette et par leur apparence générale, que les participantes qui ne se pesaient que rarement. Chez les hommes, en revanche, ceux qui se pesaient souvent manifestaient davantage de satisfaction vis-à-vis de leur corps, et avaient une vision plus positive de leur santé, que ceux qui ne surveillaient pas leur poids. Telle que l'étude a été réalisée, il est impossible de savoir ce qui venait en premier – les pesées fréquentes ou les sentiments que ces hommes et ces femmes avaient vis-à-vis de leur corps. Mais on peut supposer que les hommes qui étaient en bonne condition physique et avaient une image positive d'eux-mêmes se pesaient plus souvent pour confirmer, justement, ce jugement. À l'inverse, les femmes préoccupées par leur poids, et déjà insatisfaites de leur silhouette, se pesaient peut-être avec l'espoir que la balance réfuterait leurs inquiétudes avec une information rassurante. Quelle que soit votre interprétation de cette étude, en tout cas, ses résultats indiquent que les pesées fréquentes peuvent être source de désarroi pour certaines personnes, en particulier chez les femmes.

De toute façon, je maintiens que vous ne devriez pas mesurer votre réussite aux chiffres de la balance. Se fixer sur cette seule valeur, c'est perdre de vue les questions que vous devez réellement vous poser : *Comment est-ce que je me sens maintenant ? Comment ai-je envie de me sentir ?* Peut-être désirez-vous pouvoir remettre des vêtements devenus trop étroits. Peut-être souhaitez-vous avoir davantage d'énergie. De façon générale, il est probable que vous vouliez être en meilleure forme. Ces résultats-là sont de meilleurs indicateurs de progrès que la valeur de la balance.

Une fois que vous commencerez à avoir des habitudes plus saines en matière d'alimentation et d'activité physique, quand vous aurez tout à fait confiance en notre approche de la gestion du poids à long terme, je vous inviterai à monter sur la balance une fois par mois. La recherche montre qu'il est utile, psychologiquement, de se peser de temps en temps. Mais pour le moment, n'y pensez plus[13] ! Nous n'avons pas de balance à la maison, et je suis contente de ne pas avoir la tentation de vérifier souvent mon poids. Quand mes vêtements sont un peu plus étroits ou quand j'ai le ventre ballonné, je le sens bien ! Et si jamais je suis curieuse de mon poids, ou un chouïa inquiète, j'utilise la balance du club de gym, de mon médecin, ou même d'une amie quand je suis de passage dans sa salle de bains.

Au stade où nous en sommes, si tout va bien, vous vous étonnez un peu que la méthode que je vous propose pour maigrir et gérer votre poids paraisse si facile. La phase I consiste à faire le point et à apprendre à mieux vous connaître : c'est une première étape cruciale, mais qui ne doit pas vous faire souffrir. C'est à la phase II que vous commencerez à apporter certains changements à vos habitudes – et il vous plaira aussi d'apprendre, j'espère, que vous ne souffrirez pas davantage lorsque vous suivrez les instructions de cette deuxième phase ! Avant que nous nous lancions sur cette voie, je dois cependant vous parler, au chapitre suivant, d'un autre volet très important de la connaissance que vous devez avoir de vous-même pour changer certains aspects de votre vie : l'image de votre corps.

Résultats de la phase I

Dans ce chapitre vous avez appris à calculer votre indice de masse corporelle (IMC) pour connaître votre corpulence et savoir ce que celle-ci dit de votre état de santé général.

- Vous comprenez désormais que vous pouvez et devez vous fixer des objectifs réalistes pour ce qui est de maigrir et de gérer votre poids. Il est essentiel, quand vous commencez à modifier votre alimentation et votre activité physique, d'avoir des objectifs *raisonnables.*
- Vous avez aussi appris qu'il est important de tenir honnêtement votre journal alimentaire avant de passer à la phase II.

IV.

AIMEZ VOTRE CORPS NU

Profitez de votre corps, utilisez-le de toutes les façons possibles. N'en ayez pas peur et ne craignez pas l'opinion d'autrui à son sujet : c'est l'instrument le plus extraordinaire que vous posséderez jamais.

Kurt Vonnegut, écrivain

Dans ce chapitre vous apprendrez

- Qu'il faut tenir compte, pour maigrir et gérer son poids, de l'image que l'on a de son corps.
- Comment le « mythe de la transformation » nous met dans la tête des normes irréalistes pour notre propre corps.
- Qu'il est essentiel d'aimer son corps nu et de se fixer des objectifs réalistes non seulement pour maîtriser son poids sur le long terme, mais aussi pour vivre en bonne santé et se sentir bien.

Rappelez-vous la dernière fois que vous avez vu le reflet de votre corps nu, même brièvement, dans le miroir. (Ah bon, cela ne vous arrive jamais ?) Ce reflet, peut-être avez-vous eu l'intention délibérée de le contempler, peut-être l'avez-vous juste aperçu en sortant de la douche. Et là, dans cet instant d'implacable face à face avec vous-même, peut-être avez-vous pensé quelque chose comme : « C'est mes fesses, ces machins-là ?! » Puis : « Pff, si seulement elles étaient un peu moins épaisses. » Ou alors vous avez regretté que vos bras ne soient pas un peu moins flasques, que votre ventre ne soit pas un peu plus plat. Quelle est cette voix, en nous, qui émet ces jugements ? Avez-vous déjà songé à cette question ? Savez-vous pourquoi vous aspirez à avoir tels ou tels attributs physiques ? Peut-être la personne qui partage votre vie vous a-t-elle dit un jour ou l'autre : « Dis donc, ce serait bien que ton derrière/tes bras/ton ventre soit moins volumineux. » (Si c'est le cas, j'espère qu'elle ne partage plus votre vie !) Mais il est plus probable qu'aucun de vos proches ne vous a explicitement dit quel genre de corps vous deviez avoir. Il est quasi certain que ce discours, à vrai dire, il n'y a que *vous* qui le teniez.

Qu'est-ce que l'« image du corps », au juste ? C'est l'ensemble des pensées et des sentiments que nous inspire notre propre corps. Si votre corps vous plaît, si vous y êtes « bien », vous avez un bon niveau, disent les chercheurs, de « satisfaction corporelle ». Les gens réellement satisfaits de leur corps sont cependant rares. La plupart d'entre nous éprouvons, au contraire, un certain degré d'*insatisfaction corporelle*. Nous aimerions être plus minces, plus grands, avoir davantage de muscles ou les membres plus gracieux, avoir de plus longues jambes – vous voyez l'idée. Chez les filles et les femmes, l'insatisfaction corporelle est tellement récurrente qu'on la qualifie, et depuis longtemps déjà, de « mécontentement normatif[1] ». En d'autres termes, l'insatisfaction corporelle, c'est une « nouvelle normalité ». Cela ne signifie pas qu'il est acceptable que nous soyions si nombreuses à être malheureuses de nos corps : simplement, hélas, c'est la norme. Les garçons et les hommes sont de plus en plus nombreux, par ailleurs, à éprouver de l'insatisfaction corporelle. Dans mes recherches, j'ai observé que jusqu'à quatre-vingt-dix pour cent des filles et des femmes sont insatisfaites de leur corps, et jusqu'à soixante-quinze pour cent des garçons et des hommes[2].

L'image du corps peut s'évaluer avec une simple échelle de silhouettes comme celle-ci :

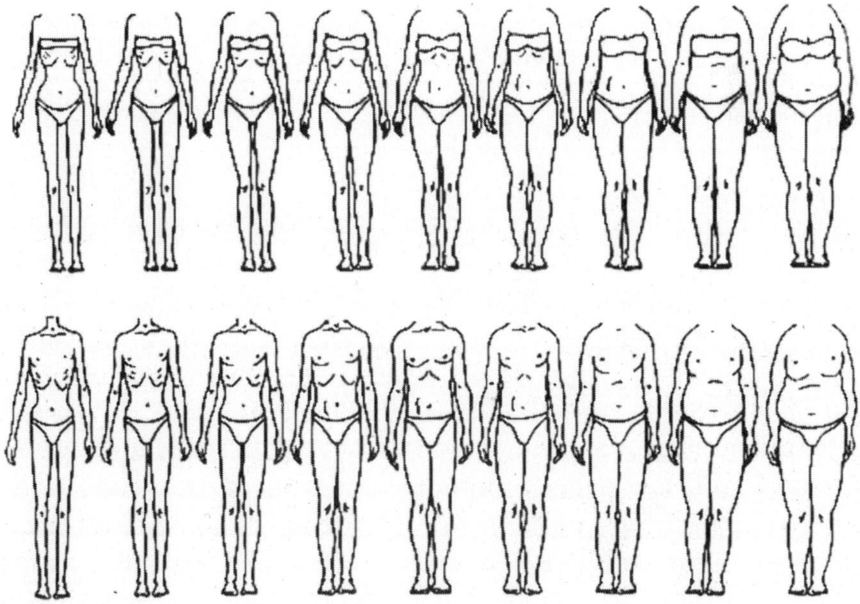

Échelle de silhouettes pour l'évaluation de l'image du corps (Thompson et Gray, 1995)[3]

Regardez ces images et désignez celle qui vous paraît correspondre le plus à votre propre silhouette. Ensuite, désignez celle à laquelle vous aimeriez ressembler. L'écart entre ces deux jugements sert de mesure approximative (mais en général très fiable) de l'insatisfaction corporelle. Les participants des études que je conduis sur le sujet indiquent le plus souvent qu'ils aimeraient se situer une ou deux silhouettes à gauche (vers la minceur) de la silhouette qui est la leur[4].

Ne vous étonnez pas, et ne vous inquiétez pas non plus, si vous constatez vous aussi que vous souhaiteriez être plus mince d'une ou deux silhouettes. C'est tout à fait classique. Néanmoins, si vous désignez la silhouette la plus à droite comme étant celle de votre corps, et celle la plus à gauche comme étant celle du corps que vous voudriez avoir, votre niveau d'insatisfaction corporelle est très élevé et j'espère que vous lirez avec beaucoup d'attention les conseils que je livre dans ce chapitre (ne serait-ce que parce que les silhouettes très maigres de la gauche de l'échelle ne sont pas forcément celles de corps sains). À propos, il y a une raison à ce que ces silhouettes n'aient pas de tête : on se concentre ainsi mieux sur les corps, quand on les regarde, sans être distrait par les visages.

Le tour de taille. Quelle affreuse préoccupation !

Tom Wilson, créateur
de bandes dessinées

Revoyez l'image que vous avez de vous-même

Pour réussir à maigrir et maîtriser son poids sur le long terme, il est très important de commencer par trouver un certain degré de satisfaction corporelle – c'est-à-dire de savoir accepter un minimum le corps que l'on a. Nous devons tous nous résoudre au fait que la perte de nos kilos en trop ne changera pas certaines de nos caractéristiques physiques. Si vous avez les jambes courtes, vous aurez beau maigrir tout ce que vous pouvez, vous aurez toujours les jambes courtes. Je sais, ce n'est pas marrant. Si vous lisez ce livre, c'est très probablement parce que votre corps, et les sentiments qu'il vous inspire, ne vous donnent pas satisfaction. Et vous jugez peut-être un peu étrange, sinon absurde, que je vous conseille de travailler *avant de vous mettre à maigrir* à améliorer l'image de votre corps et à accepter, dans une certaine mesure, votre poids actuel – que je vous conseille d'envisager, à tout le moins, que cet effort de révision de l'image de votre corps fera partie des efforts que vous produirez pour maîtriser votre poids sur le long terme. Mais faites-moi confiance, il y a de la méthode dans cette apparente incohérence.

Il ne vous étonnera pas d'apprendre que les gens qui sont insatisfaits de leur corps tendent à se préoccuper beaucoup de leur poids – et que cette préoccupation les pousse souvent à entamer des régimes[5]. Là, vous pensez même : *Tu m'en diras tant !* On n'a jamais vu personne se retrouver au régime « par accident ». Si je veux maigrir, c'est bien parce que je me préoccupe de mon poids, non ? Sauf qu'ici, les choses se compliquent un petit peu. Les personnes qui ont un niveau élevé de *préoccupation à l'égard de leur poids* tendent à avoir des comportements inadaptés à la situation, pour recourir notamment à des méthodes d'amaigrissement drastiques qui sont mauvaises pour la santé et ne risquent guère de leur valoir des résultats durables[6]. Ces personnes sont notamment enclines à sauter des repas, à supprimer des groupes alimentaires entiers de leurs diètes, à avoir des crises boulimiques, et même parfois à se faire vomir. À court terme, ces stratégies peuvent porter leurs fruits au sens où elles permettent bel et bien de perdre quelques kilos. Le problème, vous vous en doutez, est qu'au bout d'un moment les personnes concernées ont faim (c'est dur de se priver de petit déjeuner tous les jours), ou bien elles meurent d'envie de manger les aliments qu'elles se sont promis d'abandonner (les chips, les gâteaux, le pot de glace que nous aimons tous) et elles finissent par se retrouver avec un biscuit (ou dix) dans la bouche. Alors elles craquent, reprennent des kilos… et leur niveau de préoccupation à l'égard de leur poids remonte.

La recherche a souligné de multiples façons, depuis plusieurs décennies, la relation de réciprocité qui existe entre l'image du corps et le poids[7]. Les personnes qui ont de faibles niveaux de satisfaction corporelle ont moins de succès, quand elles cherchent à maigrir, que les personnes relativement satisfaites de leur corps. Des études ont révélé que l'amélioration de l'image du corps se traduit par l'adoption de comportements plus sains : meilleure alimentation, davantage d'activité physique. C'est simple, quand les gens se sentent bien dans leur corps ils sont plus aptes à prendre soin d'eux-mêmes, à manger sainement et à faire de l'exercice.

Au lieu de vous accabler, vous devez vous mettre dans le bon état d'esprit pour maigrir et gérer votre poids. Que vous ayez l'intention de perdre deux ou vingt kilos, c'est un aspect très important de l'approche que je défends dans ce livre. Afin de déterminer si vous partez du bon pied, psychologiquement, pour perdre du poids de façon durable, faites le test qui suit. Soyez honnête avec vous-même (personne d'autre que vous n'a besoin de voir vos réponses) et acceptez l'idée de travailler autant sur votre mental que sur votre corps. Si vous estimez ne pas être dans le meilleur état d'esprit, tout de suite, au sujet de votre poids, rappelez-vous qu'il n'y a aucune raison pour que votre corps et votre esprit ne puissent « retrouver la forme » à mesure que vous découvrirez les conseils que je donne dans les chapitres suivants.

Le corps... est le véhicule de l'éveil.
Il faut en prendre soin.

Bouddha

Regardez les choses en face

Alors, quel est votre score ? Même s'il est au-dessus de la moyenne, c'est-à-dire si vous vous angoissez davantage pour votre poids que vous ne le voudriez, vous pouvez tout à fait transformer votre insatisfaction en satisfaction et accepter votre corps imparfait. Je ne vais pas vous dire que c'est facile ; nous vivons dans une culture obsédée par la perfection physique. Moi non plus, je ne me réveille pas chaque matin ravie par mon corps. Je n'ai jamais beaucoup aimé mes jambes – je les accepte, la plupart du temps, mais je ne peux pas dire que je protesterais si elles étaient plus longues, plus fines, bref si elles ressemblaient davantage à celles de Gwyneth Paltrow ! Au cinéma, dans les magazines, sur le web,

Évaluez votre degré de préoccupation à l'égard de votre poids

Le Test de préoccupation à l'égard du poids est un questionnaire utilisé par les chercheurs en psychologie. Il sert à mieux comprendre les sentiments que les participants des études ont concernant leur poids[8]. Répondez aux questions, additionnez vos points, puis lisez l'interprétation de votre score.

1) Par rapport aux autres personnes de votre âge, pensez-vous vous inquiéter pour votre poids et votre silhouette...

0. Beaucoup moins qu'elles ?
1. Un peu moins qu'elles ?
2. À peu près comme elles ?
3. Un peu plus qu'elles ?
4. Beaucoup plus qu'elles ?

2) Que vous inspire l'idée de prendre un ou deux kilos ?

0. Ça ne me fait absolument pas peur.
1. Ça me fait un petit peu peur.
2. Ça me fait peur.
3. Ça me fait très peur.
4. Ça me terrifie.

3) Vous est-il déjà arrivé de suivre un régime ?

0. Non.
1. Une fois.
2. Plusieurs fois.

4) Par rapport aux autres aspects de votre vie, vous diriez de votre poids...

0. Qu'il n'a aucune importance.
1. Qu'il a un peu moins d'importance.
2. Qu'il a autant d'importance.
3. Qu'il a plus d'importance que la plupart, mais pas de tous les aspects de ma vie.
4. Qu'il est la chose la plus importante de ma vie.

5) Avez-vous le sentiment d'être gros(se) ?

0. Jamais.
1. Rarement.
2. Parfois.
3. Souvent.
4. Toujours.

Votre score : Comme vous l'avez sans doute deviné, plus le score que vous obtenez est élevé, plus votre degré de préoccupation à l'égard de votre poids est élevé. Dans les études que j'ai menées avec des femmes âgées de vingt à quarante ans, nous avons le plus souvent relevé des scores moyens de 8 points[9]. Il n'existe pas de score précis, confirmé par la recherche, à partir duquel le degré de préoccupation à l'égard du poids doit être considéré comme problématique. En tant que professionnelle, cependant, je dirais que le score « sain » est inférieur à 6. Eh oui, c'est un chiffre inférieur au score moyen : cela signifie que la plupart des gens (en tout cas la plupart des femmes) ont sans doute un degré malsain de préoccupation à l'égard de leur poids.

nous subissons un bombardement constant, proprement extraordinaire, d'images de corps « parfaits ». Si vous êtes un minimum en contact avec la culture populaire de notre époque, vous avez déjà vu des stars comme Ryan Gosling, Brad Pitt, Angelina Jolie et Jessica Alba quasi nus. Inévitablement, la contemplation du physique de ces gens nous inspire des sentiments négatifs (dans une certaine mesure au moins) vis-à-vis de notre propre corps[10]. Mais nous aurions beau produire tous les efforts imaginables, nous ne réussirions pas à nous fabriquer un corps semblable au leur. Aucun régime amaigrissant ne nous donnera jamais la silhouette d'une star. Même après plusieurs opérations coûteuses de chirurgie esthétique, même en ayant un coach personnel et un cuisinier à domicile, même en gérant notre poids avec la meilleure méthode qui se puisse concevoir (celle de ce livre, évidemment !), la plupart d'entre nous n'aurons jamais ce corps « parfait ». Car la très grande majorité des célébrités n'ont pas non plus un corps parfait. Les visions que nous avons d'elles ne correspondent pas à ce qu'ils sont dans la réalité ! Dans leurs films, sur les photographies des magazines, elles sont apprêtées, maquillées, et surtout spectaculairement retouchées ou *photoshopées*. Personne, pour ainsi dire, y compris parmi les stars du showbiz, ne possède ce corps hollywoodien, cette plastique idéale qui nous est exhibée à tout bout de champ dans les magazines, à la télévision, etc. Plus vite nous sommes capables d'assimiler cette vérité, plus vite nous acceptons de nous fixer des objectifs d'amaigrissement réalistes, mieux nous nous sentons et plus nous sommes heureux.

Oui, vraiment, on fait du chemin quand on accepte un peu mieux certaines vérités. La plupart des femmes n'auront jamais les fesses de Jennifer Lopez, la plupart des hommes n'auront jamais la tablette de chocolat de David Beckham. Bien sûr, si vous décidez de passer votre vie en salle de musculation et si vous surveillez chaque bouchée qui franchit vos lèvres, vous vous rapprocherez peut-être de l'un ou l'autre de ces « modèles ». Mais ce n'est pas, pour la plupart d'entre nous, un mode de vie réaliste – et tant mieux, car que de travail, que de pressions à s'imposer pour le tenir ! La plupart d'entre nous sommes étudiants, parents, adultes occupés par nos carrières et citoyens impliqués dans nos communautés, bref nous avons des rôles et des responsabilités qui nous empêchent (ou en tout cas devraient nous empêcher) de passer l'essentiel de notre temps à penser à notre corps et à notre poids. La vie est beaucoup trop courte, et trop riche, pour la consacrer à s'obséder pour sa silhouette.

Ignorez le « modèle minceur » des médias

On a parfois du mal à résister, quand on passe devant un kiosque à journaux, quand on déambule dans une maison de la presse, à l'attrait de ces « fascinantes » photos de célébrités en couverture des magazines people. Telle chanteuse s'est enfin débarrassée de ses kilos de grossesse, tel acteur s'est préparé de beaux biceps pour le tournage de son prochain blockbuster. Je me demande parfois : « Est-ce que ça m'intéresse *vraiment* de savoir combien pèse Kim Kardashian ce mois-ci ? » Et puis je me surprends à feuilleter l'un de ces magazines pour tout savoir de sa relation avec son nouveau petit ami ou mari (selon les semaines) et – donc – sur les variations de son poids. Je sais très bien qu'ils ne sont guère stimulants sur le plan intellectuel, ces magazines, mais je me dis que leurs titres, leurs images et leurs photos constituent une distraction bien innocente.

Sauf que la recherche en psychologie montre de façon concluante que cette supposition est erronée[11]. L'exposition aux images idéalisées des médias fait *baisser* le niveau de satisfaction corporelle des adolescents et des adultes[12]. Plus troublant encore, peut-être, des études indiquent que les photos des célébrités influencent particulièrement les sentiments que les adolescents nourrissent à l'égard de leur corps[13]. Elles contribuent à fabriquer de l'insatisfaction corporelle et à faire chuter l'amour-propre de nos enfants ; elle les rend aussi plus vulnérables à la dépression et aux troubles alimentaires[14].

Non seulement les magazines et les images du web, mais aussi les programmes de télévision, bien sûr, influencent l'image que nous avons de notre propre corps. Dans plusieurs études réalisées à mon laboratoire, nous avons observé que les émissions « avant/après » (dans lesquelles des individus changent radicalement de look) ont un impact négatif sur le jugement que les téléspectateurs portent sur leur propre apparence physique[15]. Les téléspectateurs qui suivent par exemple « Relooking extrême », un programme dans lequel des personnes subissent des transformations radicales de leur physique (à l'aide notamment de la chirurgie esthétique), envisagent souvent d'avoir recours à la chirurgie plastique pour eux-mêmes ! Et non seulement cela : ils croient aussi que grâce à cette opération ils deviendront significativement plus séduisants et plus heureux – comme les cobayes de « Relooking Extrême ». Ces observations, confirmées par de nombreux travaux, nous indiquent que les hommes et les femmes qui regardent ces émissions sont « conditionnés » à considérer que changer d'apparence physique est la clé de la réussite et du bonheur.

Mais alors quoi ? Faut-il arrêter de lire des magazines people et de regarder la télévision ? Ce ne serait pas une solution très réaliste. Certains chercheurs suggèrent aux parents d'avoir la sagesse d'interdire certaines images à leurs enfants et de s'appuyer sur les médias, si possible, en regardant, par exemple, la télévision avec leurs enfants, pour éveiller leur sens critique et les aider à avoir une vision saine du corps[16]. Nous tous qui sommes quotidiennement bombardés de publicités et d'images de silhouettes parfaites, en tout cas, nous devons faire consciemment l'effort de nous souvenir qu'elles peuvent avoir un effet préjudiciable sur notre bien-être[17]. Et nous devons toujours nous rappeler que le mythe qui veut que changer d'apparence physique équivaut à changer de vie n'est bien que cela, un mythe. C'est un conte de fées que nous entendons depuis notre plus jeune âge.

Barbie n'est pas mon amie

Je me considère comme une féministe, mais j'adore avoir des activités « de filles » avec ma fille. Nous nous vernissons mutuellement les ongles. Je la coiffe. Nous faisons les magasins ensemble pour nous acheter des vêtements. Néanmoins, il y a tout de même un objet « de fille » que je désapprouve : les poupées Barbie. Elles ne sont pas autorisées chez nous. Ma fille déteste cette règle et je suis sûre qu'une partie de nos amis trouvent mon attitude assez étrange (rigide, à tout le moins). Mais avant de me jeter votre Ken ou votre voiture rose bonbon à la figure, laissez-moi vous expliquer.

Les poupées Barbie ont une silhouette que les petites filles apprennent à rêver d'avoir plus tard, et que les garçons attendent de leurs petites amies (et un jour de leurs épouses). Sauf qu'une femme qui aurait la taille de guêpe et la forte poitrine de Barbie, sans parler de ses pieds cambrés et de sa peau parfaitement glabre, serait incapable de tenir debout, a fortiori de fonctionner en tant qu'être humain. Si elle prenait vie, d'après certains chercheurs, Barbie mesurerait un mètre quatre-vingt-deux et pèserait quarante-cinq kilos. D'autres scientifiques ont déterminé que si Barbie faisait un mètre soixante-dix, ses mensurations buste-taille-hanches seraient 81-40-74[18]. Or, même dotées d'implants mammaires, liposucées et engoncées dans un corset, la plupart des femmes ne réussiront tout simplement jamais à avoir de telles proportions[19].

De même que les magazines et le cinéma influencent l'opinion que nous, les adultes, avons de notre corps, Barbie a un impact considérable, la recherche le prouve, sur l'idée que se font nos enfants de la minceur, sur leur image corporelle et sur leur amour-propre[20]. Dans une étude, trois groupes de fillettes âgées de cinq à huit ans se sont vu présenter soit des poupées Barbie, soit des poupées Emme (lesquelles ont une silhouette, équivalente à une taille 44, modelée sur celle du mannequin grande taille Emme), soit pas de poupée (un autre jouet). À la fin de l'expérience, les fillettes du groupe « Barbie » exprimaient un désir nettement plus prononcé d'avoir une silhouette mince que les fillettes du groupe Emme et celle du groupe sans poupée. Elles avaient aussi une plus mauvaise image de leur propre corps.

Ma fille grandit normalement et je n'ai pas peur qu'une fréquentation occasionnelle de la poupée Barbie pervertisse totalement l'image qu'elle se construit de la féminité. Mais vu le métier que j'exerce, il faut que je prenne position. L'essentiel, au bout du compte, je crois, c'est le dialogue que nous avons avec nos enfants sur l'image du corps. Alors je dis à ma fille : « Dans la réalité, les femmes ne ressemblent pas à Barbie », ou « Je ne veux pas que tu te mettes dans la tête que tu as besoin d'avoir le physique de Barbie », ou « Tu es belle comme tu es », ou encore « Ce que tu as dans la tête est plus important que ton apparence physique ». J'espère qu'un jour, quand elle repensera à son enfance, elle comprendra ce « boycott Barbie »… et aura une image positive de son corps ! Ou bien peut-être s'entichera-t-elle tellement de ce jouet dont elle aura été privée qu'elle se fera embaucher chez Mattel… !

Le mythe de la transformation

La plupart des régimes, ainsi que d'innombrables produits qui promettent de nous rendre plus beaux, plus séduisants, prennent pour cible les doutes que nous avons sur nous-mêmes et asticotent notre insatisfaction corporelle. Nos bras sont trop flasques, notre bide est trop gros, notre pénis trop petit, nos fesses trop grosses. Regardez les publicités de tous ces articles, qu'il s'agisse de soutiens-gorge, d'extenseurs de pénis ou, bien sûr, de cures minceur. Leur message est simple : vous êtes l'image de l'imperfection physique et cette réalité vous afflige forcément, mais le produit que vous pouvez acheter, là, maintenant, vous rapprochera de la perfection et vous comblera. Ces publicités vous vendent ce que les chercheurs spécialistes de l'image du corps appellent le « mythe de la transformation » : si vous cherchez à modifier votre apparence physique, non seulement celle-ci sera améliorée, mais tout ira mieux dans votre vie. L'illusion est séduisante et le marché regorge de produits – souvent coûteux – qui l'entretiennent. Nous avons tous envie d'améliorer notre apparence physique et nous voulons tous connaître le bonheur. Mais il est important de se fixer des objectifs réalistes, quant à cette amélioration, et de démasquer les produits qui ne sont là, au fond, que pour exploiter nos fragilités.

Ne vous êtes-vous jamais dit, en sortant de chez le coiffeur, que vous aviez décidément fière allure ? Peut-être cette nouvelle coupe vous a-t-elle valu des compliments pendant toute une semaine. Peut-être même avez-vous eu l'impression qu'elle changeait complètement, dans le bon sens bien sûr, votre apparence physique. Pourtant il est probable que ce joli coup de pouce à votre amour-propre a fait long feu. Cette nouvelle coupe, je suppose, ne vous a valu ni rencontre amoureuse ni avancement au travail. Le « bonheur » qu'elle vous a permis d'éprouver n'a sans doute duré que quelques heures – ou deux ou trois jours si c'était une coupe vraiment géniale. Les chercheurs qui étudient les effets psychologiques des opérations de chirurgie esthétique parviennent à des conclusions similaires. Les personnes qui se font refaire le nez aiment davantage leur nez juste après l'opération, puis elles éprouvent un sentiment de satisfaction diffus qui peut se prolonger, au mieux, quelques mois[21]. Le temps passant, cependant, il est clair que cette « amélioration » de leur nez ne leur donne pas le sentiment de mener une vie plus satisfaisante, et ne les rend pas plus heureuses. Espérer un tel résultat, c'est succomber au mythe de la transformation – à l'idée trompeuse que les modifications de notre apparence physique auront, d'une façon ou d'une autre, des répercussions positives sur l'ensemble de notre existence. Si seulement la vie était si simple ! Même les stars que nous admirons ont des imperfections. Accepter ses imperfections, c'est se donner la possibilité non seulement de cesser d'être obsédé par son poids, mais aussi d'être plus heureux. Et c'est très important puisque l'on sait, grâce aux études sur le sujet, que la quête de « perfection » physique n'a guère de chance de fabriquer du bonheur durable.

Même les mannequins
que nous voyons dans les magazines
aimeraient ressembler à leur propre image.

Cheri K. Erdman,
auteur de *Ronde et épanouie !*

Tout est faux

L'influence des médias sur l'image que nous avons de notre corps et leur capacité à nous rendre très soucieux vis-à-vis de notre poids sont particulièrement inquiétantes quand on songe à la *malhonnêteté*, il n'y a pas d'autre mot, des messages qu'ils nous présentent. L'immense majorité, pour ne pas dire la totalité des photographies des magazines, sont retravaillées. De fait, les professionnels du secteur considèrent comme inévitable que les images qu'ils publient soient retaillées, retouchées, et dans bien des cas spectaculairement modifiées. Une tête peut changer de buste ; un corps être « étiré » pour paraître plus mince ; des seins prendre du volume ; de la cellulite et des rides être gommées. Il est clair que la manipulation des images est devenue une forme d'art à part entière. Toutefois, un certain nombre de spécialistes prennent conscience que ces photographies photoshopées sont trompeuses et potentiellement nocives pour le public, et la question se pose maintenant de savoir si ces images ne devraient pas être accompagnées d'une légende expliquant qu'elles ne correspondent pas à l'« original » – qu'elles ont été modifiées.

Des chercheurs ont récemment demandé à deux groupes de jeunes femmes d'examiner des photographies de mode soit présentées telles qu'elles apparaissaient dans un magazine, soit accompagnées d'étiquettes signalant que les images avaient été retouchées[22]. Le niveau de satisfaction corporelle des participantes du groupe « photos avec étiquettes » était meilleur, au terme de l'expérience, que celui des participantes du groupe « photos sans étiquettes ». Les études de ce genre incitent nombre de médecins et de spécialistes à prendre position contre les manipulations excessives des images qu'ils n'hésitent plus à qualifier de menace pour la santé publique[23]. Quelques célébrités, notamment Jamie Lee Curtis, Kate Winslet et Nigella Lawson, demandent aussi désormais que leurs photographies ne soient *pas* retouchées, car elles souhaitent combattre les effets nuisibles du message mensonger transmis par les images photoshopées. En France, la nouvelle loi Santé en cours devrait imposer la mention « photographie retouchée » aux images de mannequins dont la silhouette a été transformée numériquement.

Pour combattre l'usage excessif de la retouche, l'association américaine des photographes de presse a établi un code de conduite qui promeut intégrité et fidélité à l'original dans les images utilisées par le secteur de la publicité. Plus précisément, ce code insiste sur le fait que les professionnels « ne doivent pas manipuler les images […] de telle façon que le public soit trompé ou que la représentation de leurs sujets soit faussée[24] ». Malheureusement, tous les photographes et publicitaires n'ont pas pris cet appel à la modération à cœur. En 2009, par exemple, la marque Ralph Lauren s'est attiré de vives critiques lorsqu'elle a lancé une publicité sur laquelle la silhouette de Fillipa Hamilton (une mannequin pourtant superbe) avait été à tel point retouchée que sa tête paraissait plus large que son bassin[25] ! La même année, une pub pour un produit anti-âge a soulevé une tempête de protestations au Royaume-Uni : le visage de la mannequin Twiggy, une icône du métier qui était alors âgée de cinquante-neuf ans, avait été tellement retouché qu'il n'avait plus la moindre ride. Pour finir, l'autorité britannique de régulation de la publicité a interdit la diffusion de l'image, mais cette action isolée est loin de suffire à déboulonner la myriade de photographies trompeuses que nous avons tous les jours devant les yeux[26].

« Entretien avec le photographe Eric Bauer
http://visionsofnature.wix.com/elbweddingphotography

Charlotte Markey : Quand vous prenez des photographies destinées à être publiées dans les médias, les retouchez-vous ?

Eric Bauer : Cent pour cent, quasiment, des photographies de presse sont corrigées par un professionnel de la retouche. En général le photographe réalise l'image, puis il la confie à ce professionnel. Le grand public ne sait pas vraiment qu'il y a des gens dont le métier consiste exclusivement à modifier et à retoucher des photos.

CM : À votre avis, quel pourcentage des images publiées dans les magazines people et les magazines de mode est retouché ?

EB : Quatre-vingt-dix-neuf virgule quatre-vingt-dix-neuf pour cent de ces images sont retouchées. Disons même qu'elles ne sont pas retouchées uniquement quand le but est de montrer les personnes qui y apparaissent sous un mauvais jour.

CM : Pensez-vous que les photographies des médias et de la publicité sont trompeuses ? Et si oui, cela vous paraît-il regrettable sur le plan moral ? Pensez-vous que les photographes devraient ajouter des légendes ou des « petits caractères » à leurs images pour signaler qu'elles ont été transformées ?

EB : Les photographies sont modifiées, et souvent trompeuses, quand le but est de vendre un produit. Et sur le plan moral, oui, cela me paraît condamnable. Les jeunes gens, en particulier, ne se rendent pas compte que ces images sont fausses, et cela doit avoir des conséquences négatives sur le regard qu'ils portent sur eux-mêmes. Si la présence d'avertissements sur ces images pouvait avoir un effet positif sur la santé et le bien-être des jeunes, ce pourrait être une option intéressante. Mais je ne pense pas que les médias soient prêts à coopérer en ajoutant des légendes aux images qu'ils publient. Surtout pas l'industrie de la mode ! Sinon, je crois que la question n'est pas la même quand les images sont modifiées pour des raisons artistiques. Le photographe a aussi le droit de « travailler » ce qu'il voit dans la réalité pour l'embellir.

En finir avec les angoisses existentielles liées à l'image du corps

Les médias nous bombardent tant et si bien de messages susceptibles de nous donner une vision négative de notre propre corps… que la bataille semble perdue d'avance. Comment nous aimer tels que nous sommes alors que nous sommes à ce point *imparfaits* ? Mais non ! Stop ! Au lieu de vous regarder dans la glace pour faire l'inventaire de vos défauts, employez ces minutes à vous concentrer sur les aspects de votre physique que vous aimez bien. Peut-être avez-vous de beaux cheveux, de jolies lèvres, les mollets musclés, de grands yeux, les pieds bien faits. Chaque fois que la tentation vous prend de vous montrer critique envers vous-même, concentrez-vous sur celles de vos caractéristiques physiques qui vous plaisent, qui vous permettent de vous sentir bien. Et rappelez-vous que s'il est impossible d'atteindre la perfection, il est par contre tout à fait envisageable de s'accepter tel que l'on est.

Question : Depuis le temps que tu te déshabilles devant des messieurs… y en a déjà un qui t'a demandé de partir ? Qui t'a plantée là ? Non, parce qu'il s'en fout. Il est dans la chambre avec une fille nue. Bingo !

Mange, prie, aime
(film tiré du roman éponyme
d'Elizabeth Gilbert)

En plus de vous appliquer à porter un regard positif sur vous-même, suivez ces quelques conseils de bon sens (et dont la majorité sont également scientifiquement prouvés) pour vous soulager de l'angoisse que vous inspire votre silhouette :

- **Faites de l'exercice.** La recherche montre que l'activité physique entraîne une amélioration de l'image du corps[27]. Pour ma part, je sais que lorsque je fais régulièrement de l'exercice je me sens non seulement en forme et « puissante », mais aussi mieux dans mon corps et davantage en paix avec moi-même. L'exercice n'est pas seulement bon pour votre organisme, il vous aide aussi à valoriser votre corps pour autre chose que pour son apparence : pour sa capacité à se mouvoir et à vous servir.
- **Évitez le miroir.** S'il est sans doute judicieux de passer un minimum de temps devant la glace pour les soins routiniers (se brosser les cheveux, se raser, se maquiller, etc.), inutile toutefois de s'y attarder. Contempler longuement son reflet, c'est se condamner à s'examiner de trop près (« Pourquoi je n'ai pas les jambes plus minces/les fesses plus petites/les abdos plus saillants ? »). Et s'examiner de trop près, c'est aller vers la déprime[28]. Alors jetez un coup d'œil rapide dans le miroir, avant de sortir de chez vous, pour vous assurer que vous n'avez pas de nourriture entre les dents ou les cheveux hirsutes sur la tête – et zou, passez à des choses plus importantes.
- **Concentrez-vous sur vos points forts.** Il est important de ne jamais perdre de vue que vous avez bien des qualités *indépendamment* de vos caractéristiques physiques. Fixez votre attention sur ces qualités. Si vous avez des difficultés à les identifier, interrogez un proche. J'ai une copine super bien roulée, et toujours très élégante, qui ne cesse de s'angoisser pour son poids. J'essaie parfois de lui rappeler qu'en plus d'être magnifique, elle a des tas de qualités pour lesquelles je l'adore : elle est drôle, attentionnée, généreuse… et d'excellente compagnie pour faire du shopping. Ce conseil que je vous donne est très important : la recherche montre que lorsque nous nous focalisons sur notre apparence physique, nous délaissons certaines préoccupations auxquelles nous serions pourtant susceptibles d'attacher davantage d'importance.

Dans une étude réalisée avec des jeunes femmes, par exemple, les chercheurs ont fait en sorte de « forcer » la moitié d'entre elles à penser à leur apparence physique en les invitant à se déshabiller, au début de l'expérience, pour essayer des maillots de bain. Les autres participantes, pendant ce temps-là, restaient habillées (et essayaient des pulls). Puis toutes se sont assises pour résoudre des exercices de mathématiques. Résultat : les jeunes femmes qui étaient en maillot de bain s'en sont moins bien tirées que celles qui avaient enfilé des pulls. Pourquoi ? Quand nous nous sentons physiquement vulnérables et pensons à notre apparence, semble-t-il, nous perdons une partie de nos capacités de concentration. Imaginez ce que nous pourrions tous accomplir si nous passions moins de temps à nous préoccuper de notre silhouette et de notre look[29] !

- **Vivez en bonne compagnie.** Les gens que nous fréquentons influencent beaucoup l'image que nous avons de notre corps. Les femmes angoissées par leur poids influencent leurs amies qu'elles « incitent » à se préoccuper de leur poids. En revanche, les femmes qui parlent d'activité physique avec leurs amies ont des images plus positives de leur corps[30]. Au fond, il paraît logique de côtoyer des gens qui font attention à leur santé mais ne sont pas pour autant obsédés par leur silhouette ou toujours prêts à démarrer le dernier régime tendance apparu sur le marché. Je ne vous suggère pas de tirer un trait sur celles de vos relations qui ont une mauvaise image de leur corps, mais il est utile – nécessaire – que vous ayez conscience de l'effet que ces personnes peuvent avoir sur vous. On n'a jamais trop d'amis et il est bon de faire l'effort de nouer des liens avec des individus qui ont un rapport sain à la santé et à leur corps.

Est-il contradictoire de s'accepter tel que l'on est et de chercher à vivre en bonne santé ?

Le message de ce livre, c'est que nous avons besoin de perdre du poids pour être en bonne santé, mais que nous devons aussi accepter certaines de nos imperfections physiques. Et non, ce ne sont pas des messages contradictoires. Si vous portez un jugement positif sur la personne que vous êtes – imperfections comprises –, vous serez bien plus capable de faire des efforts sur vous-même et de vous tenir à la méthode que je prescris dans ces pages pour perdre du poids.

Il est bon, pour la santé du corps comme pour le moral, de savoir s'accepter – et même de se pardonner – dans une certaine mesure. Je dis parfois à mes étudiants de se « parler plus gentiment » et de traiter leur corps comme ils traiteraient un excellent ami. Diriez-vous à cet ami qu'il est gros ? Si vous dépensez beaucoup d'énergie mentale à être en rogne contre vous-même, à vous lamenter pour votre poids et à éprouver de l'anxiété à cause de votre apparence physique, vous réagirez à un moment ou un autre, logiquement, en prenant des mesures draconiennes pour vous améliorer. Mais si vous voulez réussir à maigrir et à garder un poids sain, vous ne devez pas vous malmener avec des mesures draconiennes. Vous devez progresser pas à pas, et avec douceur. Vous devez faire preuve de patience envers vous-même. Et dans cette optique, il n'est pas mauvais de reconnaître que votre poids n'est qu'une composante de votre existence, après tout, et que vous pouvez vous aimer pour vos nombreuses qualités et aptitudes.

Je ne prétends pas qu'il est toujours facile de se montrer patient envers soi-même et de s'accepter tel que l'on est. Tous les jours, nous sommes cernés par des publicités, des photos, des modèles de beauté qui nous serinent que nous devons améliorer tel ou tel aspect de notre physique. Et le marché est saturé de produits, de méthodes et de régimes qui prétendent nous apporter la perfection physique. Ces solutions miracles nous séduisent parce qu'elles nous promettent des améliorations dont nous avons immensément envie. Si nous nous acceptons un peu mieux, cependant, nous n'avons plus besoin de toutes ces choses.

Donnez de la valeur à votre corps et à votre santé

Être bien dans son corps, l'aimer comme il est, c'est important pour la santé physique comme pour la santé psychique[31]. Mais pour être bien dans son corps, il faut commencer par en avoir une vision *réaliste*. Nous devons tous nous montrer plus tendres envers nous-mêmes que nous n'en avons l'habitude. Nous devons cesser de nous chercher des défauts, pour nous concentrer sur celles de nos caractéristiques que nous aimons vraiment bien. Essayez d'identifier et d'aimer les composantes de votre physique qui font de vous une personne unique. Nous sommes tous différents les uns des autres.

C'est un appel à la révolution : soyez attentionné et doux, indulgent et généreux avec vous-même. La prochaine fois que vous serez devant le miroir, oubliez cette rengaine qui dit que vous avez trop de graisse ici ou là, que vous ne valez rien, que vous avez mauvaise mine ou trop de rides, que vos yeux sont petits ou votre nez trop gros. Contemplez le reflet de votre visage, renoncez à vous critiquer, et vous ne verrez alors plus que vous. *Faites ce premier pas pour transformer votre rapport au monde.*

Oprah Winfrey

Il est bon, aussi, de ne pas se limiter à considérer son corps comme un objet « exposé » au monde. Le corps *sert* à quelque chose, il a une fonction ; il n'est pas là que pour ses aspects esthétiques. Nous avons tendance à prendre cette utilité du corps pour argent comptant – et nous ne la mesurons réellement que lorsque nous nous blessons ou lorsque l'accumulation des années nous interdit des activités que nous avions l'habitude de pratiquer. Si vous vous êtes déjà cassé le pied, pour vous retrouver tout à coup dans l'impossibilité de marcher, ou si vous avez des problèmes de dos qui vous handicapent occasionnellement, vous savez ce que je veux dire quand je souligne que la *fonction* de notre corps est bien plus importante que son apparence. Certains jours, je m'efforce de me rappeler qu'en dépit de mes nombreuses imperfections physiques, je peux enfiler mes baskets et courir, à mon âge déjà respectable, beaucoup plus longtemps que je n'étais capable de le faire autrefois. C'est tellement réconfortant et agréable, pour moi, de savoir que mon corps est en bonne santé et capable de vraies

« prouesses ». Sérieux : je suis à peu près sûre de pouvoir battre Gwyneth Paltrow dans n'importe quelle course !

Ce n'est pas parce que nous vivons dans une culture obsédée par l'apparence que nous devons céder à la vanité et nous mettre des mirages en tête. Le bon sens nous dicte de valoriser notre santé et notre forme physique avant notre apparence. Je veux vous aider à aimer votre corps nu – en vous donnant les outils dont vous avez besoin pour maigrir de façon durable et vivre en bonne santé avec un corps qui fonctionne bien. Je veux que vous ayez bientôt meilleure mine, que vous vous sentiez mieux et soyez plus mobile qu'auparavant, et ce pour de longues années à venir.

Soyez honnête... *pour la vie*

- Nous pouvons nous sentir bien dans notre corps parce que nous avons perdu du poids, oui, mais nous perdons aussi du poids parce que nous nous sentons bien dans notre corps – le tout est d'avoir des attentes raisonnables et de se fixer de bons objectifs.
- Les corps auxquels nous comparons le nôtre sont souvent factices ; nous devons avoir une vision réaliste du corps humain.
- Ce livre n'est pas là pour vous donner un corps « parfait », parce que le corps parfait n'existe pas. Mon but est que vous ayez un corps en bonne santé, qui fonctionne bien et qui vous donne satisfaction.

V.

PHASE II

UNE BOUCHÉE APRÈS L'AUTRE

La réussite est la somme de petits efforts réitérés jour après jour.

Robert Collier
(1885-1950), écrivain

Dans ce chapitre vous apprendrez

- À réfléchir méthodiquement, pour les améliorer, à vos habitudes en matière d'alimentation et d'activité physique.
- À changer *une habitude par semaine*, environ, pour perdre du poids graduellement et voir votre santé se fortifier.
- Que lorsque vous vous lancez dans la phase II, il est important de faire preuve de patience et d'application à la tâche – et, toujours, de vous projeter sur le long terme. Suivant le nombre de kilos que vous souhaitez perdre et le nombre d'habitudes que vous déciderez de changer, cette phase peut vous prendre trois semaines, trois mois ou davantage, cela ne dépend que de vous !

Vous connaissez maintenant votre poids, votre corpulence, et vous avez une vision réaliste de votre situation et de vos objectifs. Vous avez aussi entamé ce patient travail qui consiste à accepter le corps qui est le vôtre, y compris avec le poids que vous avez aujourd'hui. À présent il est temps de vous pencher sur vos routines personnelles en matière d'alimentation et d'activité physique, afin de voir comment vous allez pouvoir les faire évoluer vers des pratiques plus saines que vous aurez envie de conserver toute votre vie. Pour commencer, que pensez-vous de vos habitudes alimentaires ? Quels en sont les aspects qui vous plaisent vraiment, et ceux que vous aimeriez changer ? Prenez le journal alimentaire que vous avez rempli au chapitre 3, et repérez-y vos aliments sains (fruits, légumes) et vos aliments malsains (frites, sucreries...). Demandez-vous aussi, d'après ces notes, quel est votre niveau général d'activité physique.

Et maintenant, préparez-vous à quelques changements !

Chaque bouchée compte (à long terme)

Notre objectif n'est pas d'éliminer tous les aliments malsains que vous consommez – sans gâteaux, la vie ne vaut peut-être pas le coup d'être vécue... Il s'agit maintenant que vous découvriez les aliments sains que vous pouvez imaginer manger avec plaisir de façon régulière, et la ou les activités physiques que vous vous verriez bien soit pratiquer davantage, soit intégrer à votre programme de la semaine. Car il faut que vous établissiez des habitudes à la fois saines et durables, c'est-à-dire susceptibles de vous accompagner toute votre vie. À propos : quand on a des habitudes saines, on peut encore consommer pâtisseries, biscuits, crèmes glacées et autres friandises – il suffit juste de faire preuve de modération. Pour manger sainement, il n'est pas nécessaire de manger « parfaitement ». Si l'on se fixe des objectifs raisonnables, on est plus heureux – et plus apte, du coup, à conserver un mode de vie sain.

La recherche scientifique confirme que pour ce qui est de réformer de mauvaises habitudes et d'adopter des comportements sains, l'idéal est de procéder *de façon très graduelle.* Si vous voulez atteindre certains objectifs, il faut que ces objectifs commencent par être modestes, donc réalisables[1]. Les décisions qui consistent à tirer subitement un trait sur le grignotage ou les sucreries sont quasi insupportables, et par conséquent intenables, pour la plupart des gens. C'est ainsi que je vous conseille de commencer par apporter un petit changement par semaine, environ, à votre régime alimentaire – et d'attendre pour passer au changement suivant que votre nouvelle routine vous donne satisfaction. Il n'y a pas de règle fixe. Certaines personnes vont changer un élément de leur régime alimentaire par semaine, très régulièrement, pendant dix semaines. D'autres préféreront procéder plus lentement, c'est-à-dire mettre chaque modification de leur régime alimentaire à l'épreuve pendant deux, trois ou quatre semaines. Rien ne presse. L'essentiel est d'avancer. Vous saurez que vous avez « terminé » de vous créer de nouvelles habitudes quand vous aurez atteint votre objectif (réaliste) d'amaigrissement et quand vous vous sentirez à la fois mieux dans votre corps et mieux dans votre tête. Cette approche ne vous vaudra pas une perte de poids immédiate et spectaculaire – mais la perte de poids immédiate et spectaculaire n'est *pas* une perte de poids durable. Souvenez-vous que les solutions minceur express ne marchent pas et se soldent souvent par une *prise* de poids. Les régimes tendance ne sont source que de frustrations : n'y cédez pas. À partir de maintenant vous essayez de changer vos habitudes *afin de vous permettre de maigrir et d'améliorer votre santé pour le restant de votre vie.*

Dans les pages suivantes, vous trouverez des idées qui vous aideront à modifier vos habitudes alimentaires. Relisez en parallèle le journal que vous avez rempli selon les recommandations du chapitre 3, pour scruter vos habitudes alimentaires actuelles et vous demander quels produits il vous paraît réaliste de supprimer de vos repas et en-cas. Souvenez-vous que vous n'avez aucune obligation de renoncer définitivement à quoi que ce soit : il s'agit juste de retrancher de vos habitudes *quotidiennes* certaines options mauvaises pour votre ligne et votre santé. Je vais vous expliquer comment remplacer un produit malsain par un produit sain pendant une semaine. À la fin de la semaine, demandez-vous en toute honnêteté si ce changement vous paraît supportable. Si oui, passez au remplacement de produit suivant. N'oubliez pas : ce n'est pas une course. Prenez votre temps et pensez à vous concentrer sur une modification de votre programme, *une seule* à la fois.

Un petit avertissement : dans ce chapitre, je commence à évoquer les calories que vous consommez. Nous aurons une discussion plus approfondie sur les calories au chapitre 7. Bien que je ne vous conseille pas de compter les calories que vous consommez de jour en jour, il est précieux de consulter les informations nutritionnelles des produits que vous achetez lorsque vous commencez à prendre de bonnes habitudes. Certains aliments qui paraissent sains cachent parfois de nombreuses calories, ou des matières grasses, du sucre ou du sel, qui ne sont absolument pas sains ! Une fois que vous saurez quels aliments vous donnent satisfaction et sont en même temps bons pour votre ligne et votre santé (en connaissant donc aussi les *quantités* de ces aliments que vous pouvez consommer), vous n'aurez plus besoin de vous soucier de leurs informations nutritionnelles. Je vous le promets : une fois que vous aurez éliminé les aliments malsains de votre régime alimentaire, et pris de bonnes habitudes, vous n'aurez plus à penser chaque jour en détail à ce que vous mangez !

« Le récit de Danielle, trente-trois ans, infirmière

Quand j'ai commencé à suivre les conseils du Dr Markey pour maigrir, je crois que c'est du côté du petit déjeuner que j'ai le plus modifié mes habitudes alimentaires. Avant, j'avalais ce qui me tombait sous la main, en vitesse, avant de quitter la maison ou en arrivant au bureau : une viennoiserie, un muffin, une tranche de pain de mie avec de la confiture. J'étais pressée, j'allais au plus facile. Maintenant je prévois mes petits déjeuners quand je fais les courses. Je veille à avoir plusieurs options de petits déjeuners rapides, mais bons sur le plan nutritionnel, que je prends le temps de manger chez moi. Certains jours je me fais un œuf dur que j'accompagne d'un muffin. Parfois je me prépare des flocons d'avoine dans lesquels j'ajoute une banane coupée en rondelles. J'ai appris à apprécier de commencer la journée avec quelque chose de sain dans le ventre, et je sens que j'ai davantage d'énergie qu'avant.

Les changements que j'ai apportés à tout ce que j'avais l'habitude de boire et de grignoter m'ont aussi beaucoup aidée à maigrir. Autrefois j'engloutissais presque tous les jours des chips au milieu de l'après-midi. Maintenant je déguste quelques morceaux de fruits. Je ne me précipite plus au distributeur automatique pour acheter un paquet de chips et une boisson gazeuse, et je veille à avoir toujours au moins une banane avec moi. J'ai aussi presque complètement arrêté les sodas. Certains jours je bois encore du Coca light, mais j'essaie de m'en tenir à l'eau aussi souvent que possible.

Le fait de changer un élément à la fois dans mon alimentation, cela m'a paru beaucoup plus facile que tout ce que j'avais pu faire dans les nombreux régimes que j'avais essayés auparavant. Je crois que prendre peu à peu l'habitude de manger beaucoup d'aliments qui me plaisaient et dont je savais qu'ils étaient sains, relativement peu caloriques et faciles à préparer, ça m'a énormément aidée. Je n'en revenais pas de constater que mon poids diminuait pour de bon – lentement, mais constamment ! Neuf kilos en un peu plus de deux mois, et un an et quelques plus tard je ne les ai toujours pas repris !

Le régime « moins liquide »

La solution la plus facile et la plus efficace pour réduire calories et nutriments indésirables (tel le sucre) dans votre alimentation consiste à vous pencher sur les boissons que vous avez l'habitude de consommer. Pour en changer. Si vous buvez déjà de l'eau quatre-vingts pour cent du temps et du lait demi-écrémé (ou écrémé) le reste du temps, vous pouvez sauter ce passage. Mais sachant que l'immense majorité des gens n'ont pas un tel régime boisson, je vous invite à poursuivre votre lecture.

Bien souvent, lorsque nous pensons à notre alimentation, nous ne tenons tout simplement pas compte des liquides. Et nous consommons ceux-ci sans culpabilité. Pour ce qui est d'ajouter des calories sans valeur nutritionnelle à nos régimes alimentaires, les plus grands fautifs sont pourtant les boissons – en particulier les boissons gazeuses (sodas) et tous les produits industriels sucrés comme les jus de fruits, les boissons énergisantes et les boissons sportives ou isotoniques[2]. Je reconnais que la plupart de ces produits ont bon goût. Et si vous avez l'habitude d'en boire, l'idée d'y renoncer peut vous effrayer. Mais « boire ses calories » est une des façons les moins satisfaisantes de consommer des calories... tout en étant en même temps une des façons les plus rapides d'engranger des kilos. Les sodas et les boissons sucrées, estime-t-on, contribuent davantage à l'augmentation des chiffres de l'obésité dans le monde qu'aucun autre aliment[3]. C'est une des raisons pour lesquelles certains États américains, ainsi que des pays de l'Union européenne, ont décidé de taxer les boissons sucrées et/ou d'interdire certaines d'entre elles. En France, les fontaines à sodas sont même bannies des enseignes de fast-food et de tous les lieux publics. Une canette de trente-trois centilitres de soda contient environ cent cinquante calories et trente-neuf grammes de sucre. Et bien des sodas sont vendus en canettes ou bouteilles de plus grande contenance. Aux États-Unis, le gobelet Big Gulp, aujourd'hui « classique » pour les consommateurs, représente près d'un litre de liquide à avaler, quatre cents calories et *quatre-vingt-dix* grammes de sucre ! Un petit déjeuner raisonnable doit vous valoir trois à quatre cents calories : préférez-vous entamer la journée avec un bon petit déjeuner ou engloutir un soda maousse pendant votre déjeuner ? J'espère que le choix vous paraît évident, mais astuce au cas où : votez pour le petit déjeuner !

Hélas, les jus de fruits ne valent guère mieux que les sodas pour notre ligne. Les fabricants ont beau les présenter comme « vrais » ou « purs » jus de fruits, ils relèvent de la catégorie des boissons sucrées – c'est-à-dire auxquelles on a *ajouté* du sucre. Un de mes jus préférés, par exemple, le mélange raisin-canneberge, contient cent quarante calories et trente-cinq grammes de sucre par petite bouteille de vingt-cinq centilitres. Contrairement aux sodas, les jus de fruits ont un certain intérêt nutritionnel (modeste, tout de même), mais les informations livrées sur leurs emballages sont extrêmement trompeuses : il est probable que vous consommez beaucoup moins de « fruit » que les fabricants ne vous encouragent à le croire. Le jus de canneberge (ou *cranberry* sur certaines étiquettes) est aujourd'hui connu et apprécié pour son action bénéfique sur la vessie, par exemple, mais encore faut-il savoir de quel jus on parle ! Quand le jus de canneberge est pur, sans sucre ajouté, certains de ses composés contribuent effectivement à prévenir l'adhérence bactérienne à l'intérieur de la vessie, ce qui réduit les risques d'infection. L'acidité de la canneberge incite la vessie à se vider régulièrement (mais les vessies sensibles ou endommagées souffriront, au contraire, de l'absorption de ce jus). Cependant, la plupart des jus de canneberge du commerce contiennent du sucre ajouté et n'ont pour ainsi dire plus aucun effet bénéfique sur la santé. Le jus d'orange, lui, contient de bonnes doses de vitamines C et B, il est aussi souvent renforcé en calcium, mais un verre de vingt-cinq centilitres de ce breuvage contient encore environ 110 calories et vingt-deux grammes de sucre. Vous avez bien plus intérêt à boire un verre d'eau et à manger une vraie orange : soixante calories et douze grammes de sucre, sans parler des fibres que vous apporte le fruit entier !

Les boissons alcoolisées et caféinées constituent deux autres sources de calories inutiles. Nous sommes bien peu nombreux à tenir compte du fait qu'un verre de vin de quinze centilitres, c'est en moyenne cent vingt calories. Et cette canette de trente-trois centilitres de bière est délicieuse, pas de doute, mais elle nous vaut quelque cent cinquante calories. Selon les ingrédients utilisés pour sa préparation, un martini contiendra de cent vingt à trois cents calories pour un verre de quinze centilitres. Idem pour une margarita (et c'est triste pour moi qui adore ce cocktail) : cent cinquante à trois cents calories selon les ingrédients et la taille du verre. Qu'en est-il de l'apport calorique de notre fréquentation des cafetiers du genre Starbucks ? Une tasse de café normale, sans lait et sans sucre, peut ne contenir que cinq calories – d'accord. Mais attention : ce Mocha Blanc en gobelet « Grande », c'est environ *quatre cents* calories !

Consommation de sodas : les États-Unis en tête (et un exemple à ne pas suivre)

Aucune substance comestible (et légale) n'a été aussi bien étudiée par les scientifiques et n'a suscité autant de débats et de propositions chez les politiques, peut-être, ces dernières années, que les sodas. C'est que le problème est très sérieux. Environ la moitié de la population américaine âgée de deux ans et plus consomme des boissons gazeuses *quotidiennement*[4]. Et nombre d'Américains tirent des sodas environ dix pour cent de leurs apports caloriques[5]. La recherche a montré que l'augmentation des taux d'obésité, et probablement l'accroissement spectaculaire du nombre de cas de diabète de type 2 depuis trente ans sont liés à la consommation des sodas[6].

Des centaines de travaux de recherche, à vrai dire, ont examiné le rapport qui existe entre les sodas et la corpulence des Américains. Une étude portant sur un demi-million d'adolescents californiens a permis d'établir un lien indiscutable entre les chiffres de l'obésité chez ces jeunes et le fait que de nombreuses enseignes de fast-food se trouvent à proximité de leurs établissements scolaires[7]. Quelle place les sodas ont-ils ici ? Les ados qui ont un McDonald's, un Taco Bell et d'autres restaurants du même type près de leurs écoles ne sont guère encouragés à manger des fruits et des légumes, et ils sont surtout *davantage portés à boire des sodas*. Ce n'est pas forcément l'alimentation des fast-foods qui les fait grossir, semble-t-il, ce sont les sodas ! Même les personnes qui optent pour des sodas *light*, allégés en sucre, ne sont pas protégées contre les effets négatifs de ces boissons. Une étude menée sur dix ans, et récemment achevée, a montré de façon convaincante que la consommation de sodas *light* est liée à l'augmentation des accidents vasculaires cérébraux, des infarctus du myocarde et des conséquences fatales des maladies cardio-vasculaires[8].

Que faire, alors, si l'on adore les sodas ? D'après la recherche, il vaudrait mieux renoncer à ces boissons (normales ou *light*). Il est clair que la consommation de sodas peut vous valoir toutes sortes de problèmes de santé. (Et c'est encore plus vrai pour les sodas normaux que pour leurs versions allégées.) La science, ici, confirme en quelque sorte ce que vous dicte le bon sens : vous savez déjà que les sodas n'ont aucun intérêt nutritionnel et sont riches en sucre et en calories. En même temps, il faut préciser que les études scientifiques se penchent sur les conséquences de la consommation régulière, pour ne pas dire abusive, de ces boissons. Comme nous l'avons déjà dit plusieurs fois dans ce livre, tout est affaire de modération et rien ne vous oblige à vous priver totalement, définitivement, de ces friandises liquides. Pour ma part, j'adore acheter un pot de pop-corn et un Coca (malgré leur prix scandaleux) quand je vais au cinéma, et je n'ai pas l'intention de renoncer à ce plaisir qui reste très occasionnel.

Boire moins de calories

Comment, alors, affronter toutes ces calories buvables qui n'ont presque aucune valeur nutritionnelle ? Pour votre première semaine de révision de votre régime alimentaire, vous allez apporter un changement modeste, mais important, à vos habitudes en matière de boissons. Si vous passez chaque jour chez un cafetier (Starbucks, par exemple) pour avaler une préparation à base de café genre Mocha Blanc, remplacez-la par une tasse de café normal, ou même par un Latte *light* : cent quatre-vingts calories au lieu de quatre cents, en moyenne, pour le gobelet taille Grande. Il ne s'agit pas de vous priver des boissons que vous aimez, mais de faire *plus souvent* qu'auparavant des choix plus sains. Achetez des jus de fruits « cent pour cent » pur jus – surtout pas les bouteilles « dix pour cent » qui contiennent souvent quatre-vingt-dix pour cent de sucre ! Et, si la chose vous paraît possible, cessez complètement d'acheter des jus de fruits. Passez à l'eau gazeuse (zéro calorie), ou bien coupez vos jus de fruits avec de l'eau gazeuse pour réduire votre apport calorique de moitié tout en continuant à boire les jus que vous appréciez. Au lieu des sodas normaux, achetez leurs versions allégées. Si vous ne trouvez pas ceux-ci à votre goût, faites moitié-moitié avec du normal et du *light*. Petit à petit, essayez d'abandonner tous les sodas. Complètement. (Sérieux : normaux ou *light*, les sodas sont tout ce qu'il y a de malsain.) Cessez de boire le verre de vin que vous vous offrez en général les soirs de semaine – ou le *deuxième* verre de vin du dîner – et réservez-le-vous pour le week-end ou les occasions particulières.

Réformez vos habitudes avec précaution. Il ne faudrait pas que vous renonciez à une mauvaise habitude pour encourager – parce que vous avez voulu agir trop vite, ou trop radicalement – l'apparition d'une nouvelle mauvaise habitude. Si vous vous contraignez, par exemple, à renoncer à boire du vin les jours de semaine, *sans que le cœur y soit*, et que vous vous sentez du coup incapable de ne pas descendre cinq verres d'affilée le samedi, votre démarche sera totalement contre-productive ! Modifiez et réduisez votre consommation de boissons, au début, selon des modalités auxquelles vous pensez pouvoir vous tenir – et voyez à partir de là comment vous vous sentez.

Mon objectif, ici, en vous encourageant à limiter votre consommation de boissons sans intérêt nutritionnel, est de vous voir baisser votre apport énergétique d'environ deux cents calories par jour – ou même davantage si vous aviez l'habitude d'absorber de nombreux liquides autre que l'eau et le lait. (Les laits demi-écrémés et écrémés, de même que les laits végétaux comme le lait de soja ou de riz sont acceptables, parce qu'ils valent leur pesant de cacahuètes : ils ont une valeur nutritionnelle relativement élevée tout en étant assez pauvres en calories.) Gardez à l'esprit que vous travaillez sur le long terme et optez par conséquent pour des changements graduels, auxquels vous pouvez vous tenir… dans certaines limites raisonnables. En effet, modifier vos habitudes alimentaires ne doit pas non plus vous rendre inflexible. Si vous apprenez un mercredi que votre patron vous augmente, offrez-vous un bon dîner et un verre de vin pour fêter ça, bien sûr ! En revanche vous ne devriez pas vous inventer une raison de « fêter ça » tous les mercredis. Si vous avez le sentiment qu'une journée ne vaut pas le coup d'être vécue sans le plaisir de siroter un verre de vin en soirée, l'idée de supprimer ce verre de vin ne vous convient sans doute pas. Par contre, peut-être pouvez-vous éviter le *deuxième* verre de vin, comme je le disais plus haut, ou éliminer une autre boisson que vous consommez de façon régulière dans la journée. Si, ayant fait l'inventaire de toutes les boissons que vous avalez, vous pensez n'avoir aucun changement à apporter à vos habitudes de ce côté-là, eh bien c'est moins de travail pour vous. Pour la plupart des gens, cependant, le fait de cesser de boire, ou de moins boire, certains liquides consommés régulièrement est une excellente façon - facile à mettre en œuvre et très efficace - de commencer à modifier leurs habitudes alimentaires dans le bon sens. Si vous constatez, avec votre inventaire perso, que vous êtes susceptible d'apporter de nombreux changements à vos habitudes (parce que vous buvez trop de boissons caféinées élaborées, trop de verres de vin, trop de sodas et/ou de jus de fruits industriels...), essayez à ce moment-là d'en modifier deux, voire trois éléments à la fois - mais toujours de semaine en semaine.

Rich était un étudiant qui avait décidé de participer à l'une de mes études. Je l'ai aidé, pendant quelques semaines, à modifier ses habitudes alimentaires. Il a commencé par éliminer, du lundi au vendredi, la bouteille ou les deux bouteilles de bière qu'il buvait presque tous les jours au dîner. (Il s'en offrait encore une ou deux le week-end.) Ce choix lui a permis de consommer environ mille calories de moins par semaine - rien qu'en diminuant sa consommation d'alcool, donc, pour la remplacer par de l'eau et des sodas allégés en sucre. Jane, une amie, a quant à elle cessé de s'acheter des jus de fruits et des thés en bouteille - et a réduit de mille calories son apport hebdomadaire, elle aussi, rien qu'en renonçant à *une* de ces bouteilles par jour. Elle boit maintenant davantage d'eau minérale pétillante, et regrette d'autant moins ses anciennes boissons qu'elle a maigri de deux tailles.

La science de la nutrition étudie les rapports entre alimentation et poids du corps avec des calculs forcément complexes qui vous barberaient ici. Quelques notions de mathématiques élémentaires suffisent cependant à comprendre comment la suppression d'une simple canette de soda chaque jour peut vous épargner des calories et affiner votre silhouette. Le graphique ci-dessous représente le nombre de kilos que vous ne prenez pas, au fil du temps, si vous renoncez à une canette de soda par jour. Comme vous pouvez le constater, vous priver de cette canette *un seul jour* ne sert pour ainsi dire à rien : vous perdez au mieux dix-huit grammes (le poids de trois pièces de vingt centimes dans votre poche). Par contre si vous évitez cette canette quotidienne pendant tout un mois, vous pouvez perdre quelque cinq cent soixante grammes. Pas mal ! Et si vous renoncez à cette boisson acidulée pendant un an, *vous perdrez près de sept kilos (cinquante-trois mille calories)* ! Cela, bien sûr, en supposant que vous ne remplaciez pas la canette de soda par une autre boisson malsaine ou par un aliment solide qui annule la perte de calories. N'est-il pas stupéfiant qu'une seule petite canette de soda par jour puisse avoir un tel impact, à long terme, sur notre santé ?

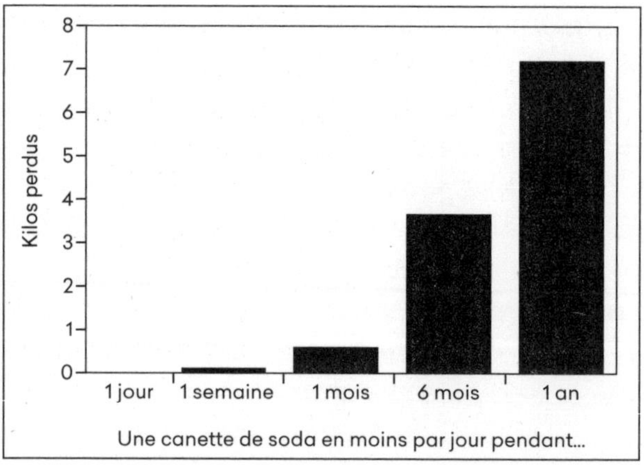

Vous vous dites peut-être que réduire son apport calorique boisson après boisson, sinon verre par verre, sur plusieurs semaines, c'est une façon vraiment lente – trop lente – de perdre du poids. Nous aimerions renoncer à toutes nos mauvaises habitudes *dès*

aujourd'hui, n'est-ce pas, et perdre deux ou trois kilos sans délai. Quand nous décidons de maigrir, nous avons envie d'avoir la satisfaction de monter sur la balance huit jours plus tard pour constater que nous nous sommes bel et bien débarrassés d'un certain nombre de kilos. Et c'est indéniable : voir le chiffre de son poids baisser donne le sentiment d'aller dans la bonne direction. Mais une fois encore, je vous demande de travailler lentement et sûrement. Résistez à la tentation d'aller plus vite que je ne le recommande. Souvenez-vous : vous avez déjà essayé des régimes qui vous promettaient la lune. L'avez-vous décrochée ? Cette fois, essayez la patience. Je vous promets que la patience et la ténacité sont les deux atouts qui vous permettront de changer définitivement vos habitudes – *et de maigrir*. Inspirez un grand coup, maintenant, et poursuivez votre lecture.

Moins et mieux grignoter

Lorsque vous aurez consacré au moins une semaine à réduire la quantité de « calories liquides » que vous ingérez (et peut-être plusieurs semaines, selon le nombre de changements que vous jugerez bon d'apporter à votre consommation de boissons), penchez-vous sur vos en-cas, c'est-à-dire toutes les petites choses que vous aimez manger, ou grignoter, entre les repas. Êtes-vous du genre à mâchonner un truc ou un autre à longueur de journée (une poignée de cacahuètes par-ci, un sachet de chips par-là, une moitié de muffin avec votre thé avant une réunion de l'après-midi) ? Bien des gens sont convaincus qu'ils doivent renoncer à grignoter s'ils veulent perdre du poids, mais ce n'est pas nécessairement vrai… si ce grignotage est maîtrisé ! Un récente étude a montré que, dans ce domaine, les petites portions peuvent être aussi satisfaisantes que les portions plus volumineuses[9]. Cela peut paraître étrange, mais il faut savoir que notre tête joue un rôle aussi important que notre estomac dans la sensation de faim qui nous tenaille – ou pas. En d'autres termes, la satiété (le sentiment d'avoir assez mangé, d'être rassasié) est en grande partie psychologique, et il peut suffire d'un petit quelque chose pour nous « caler » et nous permettre de tenir le coup. Le grignotage n'est donc pas forcément une mauvaise chose.

Le gros souci, avec le grignotage, c'est que… nous grignotons souvent alors que nous n'avons pas réellement faim. L'envie de grignoter peut nous prendre à n'importe quelle heure, mais le moment de la journée que la majorité d'entre nous « privilégions » pour cette activité est le milieu de l'après-midi : nous commençons par avoir l'impression de manquer d'énergie et l'idée d'avaler un truc ou un autre pour retrouver peps et inspiration nous séduit. Le grignotage peut être utile, sur le plan nutritionnel comme au niveau psychologique, mais le truc consiste à choisir judicieusement ce que l'on avale. Le distributeur de la cafétéria offre en général un éventail très alléchant, sinon quasi irrésistible, de produits : chips, cookies, bonbons et boissons énergisantes riches en sucre. Mais vous avez raison, ce ne sont pas des options de grignotage judicieuses. Un petit sachet de chips vous vaut quelque cent cinquante calories (dont soixante pour cent proviennent des matières grasses). Un petit sachet de bonbons au chocolat, c'est deux cent trente calories (dont soixante pour cent proviennent des matières grasses). Quatre petits biscuits au chocolat peuvent vous valoir cent soixante calories (dont soixante pour cent proviennent des matières grasses ; et notez que souvent ces paquets contiennent au moins huit biscuits, donc au moins trois cent vingt calories). Si l'apport calorique de ces différentes options de grignotage n'est pas forcément effarant, leur teneur en matières grasses, ou lipides, est par contre très élevée – et il est peu probable que quatre gâteaux suffiront à vous caler et à vous donner le coup de fouet que vous recherchez. Une banane et une pomme (moins de cent calories chacune et pas de matières grasses) vous rempliraient davantage, vous demanderaient davantage de temps pour être mangées (ce qui contribue à l'impression de satiété) et seraient plus avantageuses sur le plan nutritionnel.

Souvenez-vous : ne vous inquiétez pas si vous engloutissez un sachet de bonbons de temps en temps (nous avons tous besoin de gâteries sucrées à l'occasion !). L'objectif, c'est que vous renonciez aux mauvaises choses que vous grignotez *régulièrement* pour choisir des produits plus sains. Et les produits les plus sains, pour les petits en-cas, ce sont indiscutablement les fruits et les légumes. La plupart d'entre nous sommes loin de compter suffisamment de fruits et de légumes dans notre régime alimentaire quotidien[10].

À vrai dire, je mets souvent mes interlocuteurs au défi de manger *trop* de fruits et de légumes. C'est quasiment impossible. (Si vous êtes diabétique, cependant, n'essayez pas de relever le défi.) La plupart des fruits et des légumes contiennent relativement peu de calories tout en ayant une valeur nutritionnelle élevée. Mangez-en autant que vous voulez, aussi souvent que vous voulez : il est très improbable que vous grossirez. Si vous vous surprenez à avoir une folle envie de chips en plein après-midi, choisissez plutôt un des articles du tableau ci-après. Il existe beaucoup d'autres options qui ne sont pas dans cette liste, bien sûr, mais j'ai essayé de vous présenter des idées de grignotage relativement dense sur le plan nutritionnel, et relativement pauvre en calories, qui pourront vous donner satisfaction et vous inspirer d'autres idées à l'avenir.

Vous allez voir que la plupart de ces excellents en-cas ne sont pas proposés dans les distributeurs automatiques. Et… qu'ils demandent aussi une certaine préparation. Au début, il peut paraître fastidieux et barbant de devoir planifier les solutions grignotage que l'on veut avoir sous le coude. Mais quand vous aurez l'habitude d'avoir toujours avec vous une pomme ou un sachet de fruits à coque (noix, noisettes…), vous verrez que vous apprécierez de ne pas avoir à *chercher* votre aliment, ne serait-ce qu'en vous levant pour aller au distributeur, quand vous avez une petite faim. De plus vous vous sentirez beaucoup mieux après avoir mangé un bon abricot, quelques amandes, ou même des bretzels, qu'après avoir englouti un paquet de biscuits apéritifs industriels. Pour vous engager pour de bon sur la voie du grignotage sain, essayez de vous constituer un petit stock de choses que vous aimez – et répartissez-les stratégiquement dans votre voiture, votre bureau, votre sac à main, votre attaché-case, votre sac à dos. J'ai toujours à mon bureau un assortiment de barres de céréales diététiques. Ce n'est peut-être pas la meilleure option de grignotage imaginable, mais elles me permettent de contrôler les quantités que j'avale, elles sont impérissables, elles ont bon goût, leur apport calorique est relativement faible, elles m'ont permis de tenir le coup bien des après-midi – et elles ne laissent pas de miettes graisseuses jaunâtres sur les doigts comme certaines chips ou tortillas industrielles.

En découvrant les propositions de ce tableau, vous constaterez aussi qu'améliorer vos options de grignotage signifie que vous allez adopter de nouveaux articles et… ne plus en acheter certains, bien sûr ! Si vous ne pouvez pas résister aux chips quand vous en avez un paquet à la maison, n'en achetez pas. Si vous mangez souvent des tortillas industrielles saveur épicée-machin-chose et savez que vous serez incapable d'y renoncer, essayez de les préparer vous-même (ce n'est pas difficile). Comme vous l'avez fait avec les boissons, vous devez progresser pas à pas, en changeant une habitude après l'autre – semaine après semaine. Lorsque vous éliminez une mauvaise option de grignotage (et la remplacez par une option saine), attendez de vous sentir à l'aise pour passer à la suivante. Si vous savez que vous descendez tous les après-midi à la boutique du coin pour acheter un paquet de ceci ou de cela, préparez-vous un en-cas à garder sur vous et fixez-vous pour objectif d'éviter cette boutique pendant une semaine entière. Si vous ne savez pas trop quoi choisir comme nouvel en-cas, regardez du côté des fruits et des légumes – n'importe lesquels. Même si vous mangez une banane, une pomme *et* une barquette de myrtilles (ou de framboises ou autre baie) à la place d'un produit industriel, vous consommerez en toute probabilité moins de calories et votre organisme appréciera la plus grande valeur nutritionnelle de ces fruits. Le truc est de trouver des solutions de grignotage sain *et* qui vous plaisent, que vous avez envie de manger. Prenez l'habitude de les consommer la plupart du temps – aussi souvent que possible quand vous avez un petit creux. Adieu les chips. Adieu les bonbons. Vous devez viser à apporter des changements à vos habitudes alimentaires que vous pouvez imaginer de conserver pour le restant de votre vie et pas seulement jusqu'au moment de vous montrer en maillot de bain pendant les vacances d'été.

Nicole était une étudiante de mon cours « Psychologie de l'alimentation ». Je l'ai encouragée à renoncer à la barre chocolatée qu'elle avait l'habitude de manger l'après-midi, pour la remplacer par une barre de céréales diététique. Avec ce changement, elle a réduit son apport énergétique quotidien de cent cinquante calories : mille cinquante calories par semaine en modifiant une seule petite chose dans ses habitudes de grignotage. Nicole était très contente ! Un autre étudiant, Rob, qui aimait bien les fruits, n'a pas hésité à éliminer les chips qu'il grignotait d'ordinaire en

GRIGNOTAGES GOURMANDS

Idée d'en-cas	Portion	Calories	Gras (g)	Fibres (g)	Protéines (g)	Sucre (g)
Abricot	1 petit (35 g)	79	0,1	0,7	0,5	3,2
Amandes	1 poignée (28 g)	163	4,6	0,9	2	0,4
Banane	1 moyenne (118 g)	105	0,4	3,1	1,3	14,4
Bretzels (mini)	Environ 20 bretzels (28 g)	106	0,7	0,8	2,9	0,8
Carotte	1 moyenne (61 g)	25	0,1	1,7	0,6	2,9
Céleri	1 coupelle, émincé (101 g)	16	0,2	1,6	0,7	1,8
Compote de pommes + noix de pécan	1 pot de compote (100 g) + 1 poignée de pécan (28 g)	270	20,3	4,7	2,8	18,1
Concombre	1 coupelle, émincé (119 g)	14	0,2	0,8	0,7	1,6
Cottage cheese	1 pot (100 g)	91	3,9	0	11,7	2,3
Cracker Crisps (Kellogg's)	1 portion	93	2	1,5	1	0,8
Fèves edamame (dans leur cosse)	1 coupelle (155 g)	155	8,1	8,1	16,9	3,4
Flocons d'avoine nature	1 petit bol (40 g)	153	5,3	8,2	10,6	0,8
Fraises	1 coupelle (150 g)	49	0,5	3	1	7,4
Fromage à effilocher (Ficello)	1 bâtonnet (21 g)	66	4,8	0	5	0,5
Granola (céréales croustillantes)	1 bol (122 g)	140	29,4	11	18,1	24,4
Haricots mange-tout	1 coupelle (28 g)	12	0,1	0,8	0,9	1,1
Houmous	Par cuiller à soupe (15 g)	25	1,4	0,9	1,2	0
Myrtilles	1 barquette (125 g)	71	0,4	3	0,9	12,4
Œuf dur	1 œuf (50 g)	77	5,3	0	6,3	0,6
Orange	1 grosse (184 g)	86	0,2	4,4	1,7	17,2
Pâte à tartiner (type Nutella)	1 petite barquette (15 g)	81	4,7	0,6	0,9	8,5
Poire	1 grosse (230 g)	133	0,3	7,1	0,9	22,5
Pomme	Moyenne (182 g)	95	0,3	4,4	0,5	18,9
Pop-corn	Nature, sachet individuel (24 g)	93	0,4	1,2	1,0	0,1
Raisin	1 grappe (92 g)	62	0,3	0,8	0,6	14,9
Raisins secs	1 poignée (14 g)	42	0,1	0,5	0,4	8,3
Sorbet	1 pot (100 g), tous parfums	100	0	0	0	19
Tortillas faites maison	10 tortillas (16 g)	74	2,4	0,9	1,4	0,1
Wasa Fibres	3 tranches	99	1,8	8,7	4,2	0,6
Yaourt nature à la grecque	1 pot (150 g)	175	14	0	6	7

Note : Les valeurs nutritionnelles de ce tableau sont des estimations. Les valeurs réelles dépendent des marques des produits et des tailles des fruits et des légumes.

milieu de matinée, pour les remplacer par une pomme et une orange. Cette modification de son régime alimentaire lui a permis d'échapper à plusieurs centaines de calories chaque semaine, tout en augmentant significativement ses apports nutritionnels. Voyez-vous, *si vous retranchez cent cinquante calories chaque jour de votre alimentation* (un sachet de chips), vous vous épargnez quatre mille cinq cents calories en un mois. Sur l'année, cela représente cinquante-quatre mille calories, c'est-à-dire une réduction de poids de *sept kilos.* Le truc consiste à modifier vos mauvaises habitudes peu à peu, par petites touches, et sans avoir le sentiment de devoir tout le temps surveiller ce que vous mangez. En d'autres termes, ne comptez pas les calories, les matières grasses et les glucides de vos aliments une fois que vous avez commencé à prendre de bonnes habitudes. (Au début, cependant, pour *établir* ces bonnes habitudes, vous devez vous pencher un minimum sur les informations nutritionnelles de vos produits.)

Éviter (pour l'essentiel) les sucreries

Il y a maintenant trois, quatre ou même cinq semaines, sinon davantage, que vous avez commencé à apporter des changements à votre alimentation. Vous commencez peut-être à voir votre corps changer. Et peut-être pas. Si vous avez le sentiment de travailler en vain, depuis tout ce temps, car vous devez encore rentrer le ventre pour boutonner vos pantalons, *ne désespérez pas !* Nous faisons une course d'endurance, pas un sprint. Souvenez-vous : l'objectif est d'apporter un changement par semaine à vos habitudes et cela ne se traduit pas nécessairement par une perte de poids rapide. Vous devez faire preuve de patience et continuer d'apporter de nouvelles modifications à votre alimentation – des modifications que vous pensez pouvoir adopter pour le restant de votre vie. Je sais que cette façon de progresser peut paraître décourageante et trop lente, *mais elle fonctionne !* Tenez bon. Et maintenant, après avoir pris le taureau par les cornes pour boire et grignoter plus sainement, vous devez vous pencher sur votre appétit pour les sucreries. Là encore, il ne s'agit pas nécessairement de les éliminer de votre régime alimentaire – surtout si vous aimez beaucoup les friandises. Mais il y a sans doute des améliorations à apporter à vos petites habitudes. Les sucreries, les desserts, les friandises ont souvent une valeur nutritionnelle plutôt faible, tout en étant très riches en sucre, en matières grasses et en calories. N'importe quel changement que vous êtes susceptible d'apporter à votre consommation de ces produits, soit en renonçant à certains d'entre eux, soit en réduisant les portions, vaut donc le coup d'être envisagé.

Dans le domaine des friandises, il faut souvent choisir entre qualité et quantité. Vous pouvez avaler soit une petite part de glace Ben & Jerry's (deux cuillers de vanille contiennent deux cents calories, dont cent dix proviennent de leurs lipides) ou une portion plus généreuse d'une marque de glace moins riche en lipides, pour consommer au final la même quantité de calories. À titre personnel je donnerai toujours la préférence aux produits Ben & Jerry's, mais le truc c'est de faire bien attention à la taille des portions que l'on se sert… et là, n'importe qui est susceptible de perdre la bataille. Pendant un temps, mon mari et moi en avons acheté des pots individuels (cent millilitres) pour notre dessert du soir. Et puis comme nous trouvions qu'ils ne suffisaient pas à assouvir notre envie de friandises, j'ai commencé à acheter de grands pots de glace plus banale afin que nous en ajoutions une ou deux cuillers à nos portions individuelles de Ben & Jerry's. Mais de qui nous moquions-nous ? Un soir, mon mari a contemplé l'énorme bol de glace qu'il venait de se préparer et a éclaté de rire. Nous avions complètement perverti le principe de la portion « raisonnable ». Il fallait que nous revenions à des quantités modérées de glace de qualité – ou que nous changions de produit si nous voulions en avaler davantage. Cela ne veut pas dire que vous ne devez *jamais* vous offrir le plaisir d'un banana split géant. Le truc, c'est de bien accepter le fait que vous pouvez manger régulièrement certaines friandises qui vous plaisent, mais à condition de ne pas les consommer en quantités importantes. Bien sûr, j'adorerais avaler un grand pot de Ben & Jerry's tous les soirs ! Et je sais que je ne suis pas la seule ; la plupart des gens aiment les sucreries. Mais il faut faire attention. Déguster une friandise riche en calories *de temps en temps*, ce n'est pas grave. Se l'autoriser souvent, par contre, ce n'est pas bon pour maigrir et maîtriser sainement son poids sur le long terme.

Croyez-le ou non, il existe de nombreux desserts et friandises relativement pauvres en calories (et même pauvres en lipides ou matières grasses) que vous pouvez manger presque tous les jours. Les sorbets aux fruits, par exemple, ne vous vaudront qu'entre cent et cent cinquante calories par coupelle (et zéro gramme de lipides). C'est un choix plus sain que la glace, et tout aussi savoureux pour bien des palais. Les glaces à l'eau n'ont en général aucune valeur nutritionnelle, mais elles sont également pauvres en calories et ont bon goût. Comme il s'agit de produits glacés, en outre, il faut un certain temps pour les manger, ce qui donne l'impression de s'offrir un plaisir plus volumineux qu'il ne l'est en réalité. Bien des glaces à l'eau vendues en supermarché ne contiennent que soixante à soixante-dix calories par bâtonnet. Ensuite, si vous voulez booster la valeur nutritionnelle de ce genre d'aliment, sortez votre mixeur et préparez des smoothies : ce mélange de yaourt (essayez avec du yaourt à la grecque pour avoir un bonus de protéines), de fruits (achetez des sachets de fruits surgelés pour en avoir pour votre argent) et de lait écrémé (ajoutez aussi, de temps en temps, une cuiller de sorbet) est parfait pour consommer des ingrédients plutôt sains dans une délicieuse préparation. Je propose très souvent des smoothies à mes gamins pour augmenter leur consommation de fruits tout en satisfaisant leur appétit de sucreries. Les smoothies peuvent servir de coupe-faim ou de dessert, avoir leur place au petit déjeuner ou au déjeuner, au dîner. Et le reliquat du mixeur peut aller au congélateur, sous forme de glaces à l'eau maison, pour de futurs petits plaisirs.

Les participants de mes travaux de recherche me livrent des observations précieuses. Des femmes m'ont dit, par exemple, qu'elles avaient réussi à modifier leur consommation de friandises en ne se les autorisant que pour le dessert – c'est-à-dire en tirant un trait sur les sucreries de l'après-midi et sur les viennoiseries et autres douceurs, au petit déjeuner, qui ne leur apportaient guère mieux que du sucre sur le plan nutritionnel. Des hommes et des femmes m'ont aussi expliqué qu'ils avaient fait la transition en douceur en achetant, dans un premier temps, des desserts industriels mais « allégés ». Toutes ces personnes continuent, en tout état de cause, de manger desserts et sucreries presque quotidiennement, mais elles font de meilleurs choix qu'auparavant et ne s'en portent que mieux. Le tableau ci-contre présente des idées de friandises et desserts qui valent le coup d'être essayées.

AFFRIOLANTES FRIANDISES

Dessert	Portion	Calories	Gras (g)	Fibres (g)	Protéines (g)	Sucre (g)
Barre de céréales allégée	1 barre	160	9	2	2	13
Bretzels au chocolat	3 (moyens, 33 g)	150	6	1	2	12
Brownie allégé	1 brownie	130	0	1	3	21
Cookies aux pépites de chocolat	2 cookies	138	7,28	1	1,04	10,64
Crème à la vanille	1 coupelle (110 g)	143	4,2	0	1,6	18,7
Crème au chocolat	1 coupelle (100 g)	153	5	0	2,3	18,5
Gâteau des anges	1 tranche (28 g)	72	0,2	0,4	1,7	12
Glace à l'eau	1 bâtonnet	65	0	0	0	16
Glace vanille	1 coupelle (66 g)	157	6	2	0	21,6
Marshmallows	5 marshmallows	90	0	0	1	19,5
Mini-Snickers	1 barre (18 g)	91	4,8	0,2	1,6	8,7
Nutella	2 cuillers à soupe (37 g)	200	11	1,5	2,2	21
Ours d'or (Haribo)	10 Ours	100	0	0	2	14
Raisins secs au chocolat	une poignée (50 g)	211	8,9	1,1	2,2	30
Raisins secs avec yaourt	1 coupelle	130	5	1	1	19
Rochers Pyrénéens Lindt	5 rochers	225	13	0	2,5	24,5
Sorbet	1 coupelle	125	0	1	0	25
Sucette Chupa Chups	1 sucette	46	0	0	0	11,4
Yaourt glacé (tous parfums sauf le chocolat)	1 coupelle (87 g)	110,5	3,1	0	2,6	18,7

Note : Les valeurs nutritionnelles de ce tableau sont des estimations. Les valeurs réelles dépendent des marques ou des recettes des produits.

En tête des ventes il y a les livres de cuisine, et juste après viennent les livres de régime – ou comment ne pas manger ce que vous venez d'apprendre à préparer.

Andy Rooney (1919-2011), animateur de radio et de télévision

Et les repas ?

Souvenez-vous que la perte de poids peut survenir quand votre organisme dépense davantage d'énergie que vous ne lui en apportez avec votre alimentation. Mais de quelle quantité d'énergie avez-vous vraiment besoin sous forme d'aliments solides et liquides ? Pour réduire votre apport calorique, la solution la plus facile consiste à agir sur les boissons, les grignotages et les friandises sans réelle valeur nutritionnelle, et c'est la raison pour laquelle je vous recommande de travailler d'abord sur ces choses-là. Néanmoins, vous allez sans doute aussi devoir apporter des modifications au contenu de vos repas si vous voulez maigrir et avoir le plaisir de conserver une corpulence saine toute votre vie.

Pour rester à poids constant, les hommes peuvent absorber environ deux mille trois cents calories par jour, les femmes environ mille huit cents calories[11]. Mais attention, ces chiffres ne sont que des estimations générales qui ne tiennent pas compte de l'âge, de la taille, du poids, de l'apport calorique moyen et du niveau d'activité physique de chaque individu. Si vous souhaitez connaître le nombre précis de calories que vous devriez avaler chaque jour pour conserver un poids sain ou pour maigrir, de nombreux sites web vous offrent de réaliser ce calcul sur la base de vos caractéristiques personnelles. Il faut aussi savoir que, dans ce domaine, la plupart des livres de régimes et des programmes minceur vous induisent en erreur de façon hallucinante. Le plus souvent, ils vous désignent le nombre de calories et les aliments que vous devez consommer pour perdre du poids, mais sans tenir le compte de *vous*. Ainsi, si vous êtes, par exemple, une femme qui consommez en moyenne, par vous-même, mille six cents calories par jour, et si vous vous mettez à avaler mille huit cents calories, vous prendrez du poids, pas l'inverse.

L'origine et la quantité des calories que chaque personne devrait consommer à chaque repas varient suivant ses habitudes alimentaires et son niveau d'activité physique. C'est la raison pour laquelle vous avez commencé par prendre connaissance de vos propres habitudes grâce à votre journal. Concernant les apports caloriques, cependant, je recommande de manière générale aux hommes de consommer quatre cents calories au petit déjeuner, cinq cents calories au déjeuner, neuf cents calories au dîner, plus l'équivalent de cinq cents calories de grignotage, friandises et boissons non comprises dans les trois repas de la journée. Nous retrouvons le total de deux mille trois cents calories que les hommes doivent absorber, *en moyenne*, pour conserver un poids sain. Les femmes ont de moindres besoins énergétiques (ce qui est assurément une des plus grandes injustices de ce monde !) et peuvent adopter la répartition générale de trois cents calories au petit déjeuner, quatre cents calories au déjeuner, sept cents calories au dîner, plus quatre cents calories de grignotage, friandises et boissons non comprises dans les trois repas de la journée. On retrouve les mille huit cents calories par jour que les femmes doivent absorber, *en moyenne*, pour conserver un poids sain. N'oubliez pas que vous devez tenir compte de vos habitudes alimentaires actuelles ! Si les chiffres que je viens de citer sont supérieurs à ceux de votre apport calorique moyen, vous prendrez du poids au lieu d'en perdre.

Pour commencer à maigrir, regardez les suggestions que je vous propose ci-dessous pour modifier vos repas. Gardez toujours à l'esprit que vous servirez au mieux la cause de votre poids en modifiant peu à peu vos habitudes, pas nécessairement en bouleversant du tout au tout votre régime alimentaire. Si vous n'êtes pas fan de petit déjeuner ou si vous avez l'habitude de vous dépêcher le matin, ce n'est pas dramatique (nous reviendrons sur le petit déjeuner au chapitre 7). Vous obliger à préparer et avaler un petit déjeuner de qualité ne serait sans doute pas un changement raisonnable, et durable, de vos habitudes. Quand vous modifiez votre diète (ou votre niveau d'activité physique), il est essentiel que vous vous projetiez sur le long terme et teniez compte à la fois de votre mode de vie et de vos préférences personnelles.

Le petit déjeuner

Du petit déjeuner on dit souvent qu'il est le repas le plus important de la journée, mais bien des gens n'avalent guère plus qu'un bol de café au réveil. Je ne vais sûrement pas condamner le café : comme je l'ai dit plus haut, de nombreuses boissons à base de café sont relativement pauvres en calories, et de nombreuses études indiquent que la caféine est bonne pour l'humeur et la concentration[12]. (Je suis d'ailleurs à peu près sûre que je n'aurais jamais réussi à écrire ce livre sans café !) Il vous est néanmoins recommandé d'avaler au moins un aliment nutritif avec votre café au lait : pour votre santé, pour votre bien-être et même pour votre capacité d'attention. Et si vous voulez avoir la certitude de manger quelque chose de bon sur le plan nutritionnel, le mieux est de prévoir ce petit déjeuner la veille au soir. On a du mal à réfléchir quand on vient d'ouvrir les yeux, quand on est dans les vapes et qu'on a en même temps besoin de se dépêcher de partir au travail. Les industriels du petit déjeuner savent que votre cerveau ne tourne sans doute pas à cent pour cent de ses capacités à ce moment de la journée, et ils profitent de la situation en vous vendant des produits prêts à l'emploi et goûteux, mais pas forcément très sains !

Essayez d'inclure un fruit dans votre premier repas de la journée. De mon côté, je trouve que la banane est parfaite pour le petit déjeuner : elle a son propre « emballage » naturel, elle se mange vite fait, bien fait – sur le chemin du travail si nécessaire –, et surtout elle est riche en fibres, en potassium, en magnésium, en vitamine B6 et en vitamine C. Cela dit, un seul fruit ne risque pas de vous caler bien longtemps. Vous avez sans doute aussi besoin de glucides complexes, sous une forme ou une autre, pour avoir la dose d'énergie qui vous permettra de bien démarrer votre journée. Céréales, flocons d'avoine, pain grillé ou muffin constituent de bons choix. Avant d'inclure ces aliments dans votre régime quotidien, vérifiez leurs informations nutritionnelles, surtout leur teneur en calories, en fibres et en sucre (en particulier pour les céréales sèches des grands groupes industriels, qui tendent à être gorgées de sucre). Plus les céréales que vous choisirez seront saines, mieux vous vous porterez et… plus vous pourrez en verser dans votre bol. Un petit déjeuner raisonnable peut se composer par exemple d'un bol de céréales avec du lait écrémé (pour un apport d'environ cent cinquante calories, à supposer que votre bol est de taille « classique »), d'une banane (environ cent calories) et d'un café arrosé de tout le lait que vous voulez (environ cinquante calories). Autre solution : un œuf dur (soixante-quinze calories), un muffin (cent calories), une banane (cent calories) et un café plus léger (peu de lait et un édulcorant sans calorie à la place du sucre). Un yaourt à la grecque (habituellement plus riche en protéines et plus pauvre en calories que les autres yaourts) ou un smoothie composé de fruits, de yaourt et de lait écrémé constituent aussi un petit déjeuner très agréable (pour le smoothie, certains ingrédients peuvent être coupés et mis au frigo le soir, dans le récipient du mixeur, pour accélérer les préparatifs le matin). Et rappelez-vous : une fois que vous commencerez à connaître les valeurs nutritionnelles de vos nouveaux aliments habituels, cessez de passer du temps à lire les étiquettes ou à penser aux teneurs en calories de ceci et de cela.

S'offrir un petit déjeuner satisfaisant le matin, c'est partir du bon pied pour bien manger tout au long de la journée. Pour beaucoup d'entre nous, modifier les habitudes du petit déjeuner signifie y *ajouter* des aliments sains – un fruit, par exemple –, ou remplacer une boîte de céréales relativement mauvaises pour la santé par un produit à la fois plus intéressant sur le plan nutritif et plus pauvre en calories, en matières grasses, en sucre. Mais attention : en ce qui concerne le petit déjeuner, il y a de nombreux pièges dans lesquels il est facile de tomber. Trop de gens ont l'habitude d'avaler des cochonneries (des produits industriels malsains, soit à la maison, soit dans une enseigne de restauration rapide) qui ne sont vraiment pas idéaux pour démarrer la journée. Bien des aliments consommés au petit déjeuner, certains muffins ou les viennoiseries par exemple, sont en réalité des *desserts*, si l'on se penche sur leurs valeurs nutritionnelles (surtout leurs calories et leur teneur en sucre), qu'il vaudrait mieux éviter de bon matin. Quand vous examinez votre journal alimentaire pour voir ce que vous avez l'habitude de manger au petit déjeuner, soyez honnête avec vous-même et rappelez-vous que vous ne devriez pas engloutir une pâtisserie dès le début de la journée sous prétexte qu'elle est vendue à l'endroit où vous achetez votre café.

Le déjeuner

Le sandwich est un grand classique du déjeuner, et pourquoi pas ? Mais il faut garder à l'esprit qu'en matière d'intérêt nutritionnel et d'impact sur votre ligne et votre santé, il y a sandwich et sandwich. L'écart est immense entre le sandwich végétarien au pain complet et le « sandwich » (hamburger) d'un fast-food. Pour ce qui me concerne, je n'ai jamais été très fan de sandwichs, même si depuis longtemps, comme bien des gens qui mangent sur le pouce, j'ai tiré un trait sur la trilogie entrée, plat et dessert du déjeuner « classique ». J'avale diverses choses – souvent à mon bureau : un ou deux fruits, un morceau de fromage, des noix ou des noisettes, un ou deux légumes, du pop-corn… D'après certaines études, il serait préférable d'éviter de manger en travaillant, mais je suis habituée à cette façon de faire qui colle bien à mon mode de vie[13]. Tant mieux si vous préférez, de votre côté, vous préparer un bon sandwich et profiter de l'heure du déjeuner pour faire une pause dans votre travail. Accorder de l'attention à ce que vous mangez, et y prendre plaisir, présente de réels avantages ; il est notamment prouvé que la plupart des gens mangent *moins*, au bout du compte, s'ils se concentrent sur leur repas au lieu de mâchonner en travaillant ou en faisant autre chose[14]. Si vous voulez prendre l'habitude de déjeuner sainement, en tout état de cause, vous devez vous préparer un minimum.

Une fois que vous aurez apporté des changements graduels à vos habitudes dans le domaine des boissons, des en-cas, des friandises, et tout récemment du petit déjeuner, commencez à réviser le menu de votre déjeuner. Supposons que vous apportiez ou achetiez un sandwich à l'endroit où vous vous trouvez à l'heure du déjeuner (chez vous, à l'école, au travail, en ville, au centre commercial) et que vous l'accompagniez d'ordinaire d'un sachet de chips ou d'un article acheté à la boulangerie (donc riche en sucre). Essayez de remplacer ces chips ou cette sucrerie par un fruit. Ou même deux fruits. Je sais, les fruits ne vous paraissent pas aussi appétissants, *a priori*, que ces chips goût barbecue ou cette tartelette bien crémeuse – et puis les fruits, c'est périssable, ça met du jus sur les doigts, ça induit toutes sortes de complications dans votre organisation. Mais ces problèmes sont-ils vraiment insurmontables ? Je présume qu'il existe tout de même certains fruits que vous aimez beaucoup. Pour vous motiver au début, peut-être pourriez-vous vous orienter vers quelque chose de plus exotique que les classiques pommes, bananes et oranges : et si vous regardiez du côté des myrtilles, des melons et des mangues ? (Avec un peu d'efforts, on trouve ces fruits tout au long de l'année ; et aujourd'hui on peut même commander des fruits sur Internet !) Craignez-vous d'abîmer votre pêche ou d'écrabouiller vos myrtilles sur le chemin du travail ? Aucun aliment fragile qu'un Tupperware ne puisse protéger ! Si les fruits ne vous tentent vraiment pas à l'heure du déjeuner, essayez de prendre l'habitude de manger des légumes. Au supermarché, de nos jours, on trouve toutes sortes de légumes frais prêts à déguster (et pas seulement des carottes). Les légumes que vous ne finissez pas au dîner peuvent aussi constituer de délicieux en-cas ou accompagnements de déjeuner le lendemain. Promettez-vous de faire l'effort d'avoir toujours chez vous des fruits et des légumes que vous appréciez.

Si vous cherchez à réduire vos apports caloriques tout en améliorant la qualité nutritive de votre déjeuner, penchez-vous sur ses éléments constitutifs. Prenons le contenu de votre sandwich ou l'assaisonnement de votre salade. Les condiments risquent souvent de « gâcher » un aliment par ailleurs sain en y ajoutant de l'huile, des matières grasses et du sucre. Certes, ce sont ces délices pour les papilles qui donnent à bien des aliments le goût que nous attendons d'eux. Qui a envie de manger de la laitue sans aucun assaisonnement ? Comme disent mes gamins, la « laitue, ça a un goût de feuille ». Il faut lui donner de la saveur avec un minimum de quelque chose. Malheureusement, les vinaigrettes et la mayonnaise peuvent receler davantage de calories qu'on ne le supposerait dans les petites quantités qu'on ajoute aux aliments. Deux cuillers à soupe de sauce Caesar du commerce, c'est environ cent cinquante calories. Une vinaigrette légère en contient moitié moins. Si vous tenez à la sauce Caesar, essayez de la mélanger avec un peu de vinaigrette légère pour « diluer » ses calories et ses matières grasses sans en perdre le goût. De même, une seule cuiller à soupe de mayonnaise vous vaut près de cent calories. Les mayonnaises allégées valent le coup d'être envisagées, car elles ne contiennent que trente-cinq calories par cuiller à soupe.

Si vous êtes en train de penser « Je n'ai pas acheté ce bouquin pour m'entendre dire que je devrais choisir des vinaigrettes allégées ! C'est carrément évident ! », vous avez raison. Mais ce n'est pas vraiment mon propos. Le principe de base de l'approche que je recommande pour maigrir et bien gérer son poids, c'est que vous devez faire des choix raisonnés et intelligents pour tout ce que vous avalez, et vous créer de nouvelles habitudes saines que vous vous voyez bien conserver indéfiniment. Je pourrais vous dire quoi manger, précisément, au déjeuner – mais si le menu ne vous plaisait pas vous ne suivriez pas mes conseils. À la place, je veux que *vous* examiniez ce que vous avez l'habitude de manger et que *vous* preniez la décision, là où vous constatez qu'il y a matière à améliorations, d'opter pour des aliments un peu plus sains. Peut-être adorez-vous la mayonnaise et il est hors de question pour vous de cesser d'en badigeonner vos sandwichs. Ce n'est pas grave. Vous pouvez changer un autre composant de vos repas. Ou peut-être allez-vous découvrir que vous adorez la moutarde au miel (environ trente calories par cuiller à soupe et très peu de matières grasses), et vous n'aurez bientôt plus besoin de mayonnaise ! Veillez bien, en tout cas, à ne pas vous laisser berner par les publicités et les étiquettes qui promettent que les produits sont « sains », « légers » ou « minceur ». Avant d'adopter de nouveaux produits, lisez leurs informations nutritionnelles avec soin. Et chaque fois que vous apportez une modification à vos habitudes, posez-vous la question : « Cette nouveauté, est-ce que je me vois l'adopter durablement ? »

Après avoir interrogé une centaine de personnes sur les aliments sains qu'elles aimaient manger au déjeuner, j'ai rassemblé certaines de leurs idées, en y ajoutant les teneurs en calories qui y correspondent, dans le tableau ci-dessous. Gardez à l'esprit que ce ne sont que des propositions. Vous devez créer votre propre programme de déjeuners, celui que vous jugerez vous-même satisfaisant sur le plan nutritionnel *et* qui vous conduira à manger agréablement, sinon cela ne fonctionnera pas sur le long terme.

IDÉES DE DÉJEUNER	CALORIES
Yaourt à la grecque maigre	80
Une petite coupelle d'amandes coupées	+ 150
1 pomme	+ 80
1 orange	+ 50
	360
Sandwich au tarama	
2 tranches de pain complet	200
1 bonne cuiller à soupe de tarama	+ 100
1 banane	+ 100
	400
Salade grecque du rayon frais	330
1 petite barquette de myrtilles	+ 50
	380
2 œufs brouillés	150
+ une poignée de fromage râpé	+ 100
1 muffin au beurre	+ 140
	390
Sandwich à la dinde	
2 tranches de pain complet	200
3 fines tranches de dinde (100 g)	+ 100
moutarde, laitue et tomate	+ 30
1 banane	+ 100
	430
Soupe chinoise nouilles et poulet	180
4 tranches de pain Wasa léger	+ 120
1 coupelles de fraises	+ 90
	390
Burger végétarien	
1 pain à hamburger au froment	180
moutarde, laitue et tomate	+ 30
1 orange	+ 50
	260

Le dîner

Êtes-vous comme ça, vous aussi ? Vous attrapez un truc en route le matin, vous mangez relativement sain le midi, et puis… vous abusez au dîner ? Je dois avouer que je me comporte souvent de cette façon. Même si je trouve le petit déjeuner et le déjeuner aussi agréables que nécessaires, le dîner est le repas qui me donne le plus satisfaction et qui me détend le mieux. Et là j'ai tendance à trop me nourrir. J'adore être à table avec ma famille à la fin de la journée, manger en discutant avec tout le monde – et manger encore ! Certains soirs les enfants se hurlent dessus, un verre de vin se renverse par terre ou mes préparations sont durement critiquées (ce n'est pas parce que j'étudie l'alimentation que je suis une cuisinière émérite) : je veux dire que le dîner est parfois une expérience moins que parfaite. Mais j'apprécie toujours, malgré tout, ce repas à la fin de la journée de travail. Et quand vient le week-end, un dîner avec des amis ou un restau en tête à tête avec mon mari peuvent suffire à dissiper toutes les tensions de la semaine. La difficulté, dans mon cas comme dans celui de beaucoup de gens, consiste donc à m'alimenter suffisamment au cours de la journée, afin que le repas du soir ne soit pas l'occasion de me goinfrer. Il est important de ne pas avoir trop faim à l'heure du dîner, sinon on fait souvent de mauvais choix.

Que mangez-vous en général le soir ? Hélas, nos régimes alimentaires modernes comportent certains des aliments les moins sains qui se puissent imaginer, et beaucoup d'entre eux se retrouvent dans les assiettes de nos dîners[15]. Dans ces erreurs comestibles qu'il n'est pourtant pas si difficile d'éviter, on trouve des graisses animales, des acides gras saturés, des aliments pauvres en fibres et pauvres en glucides complexes, beaucoup d'aliments transformés (industriels) et trop peu d'aliments à base de végétaux (c'est-à-dire de fruits et de légumes). Si le dîner, pour vous, c'est souvent un hamburger (composé d'un pain classique assaisonné de mayo et de ketchup) avec des frites, ou bien une pizza, ou encore une barquette de plat préparé industriel, vous avez intérêt à réformer vos habitudes : vous consommez beaucoup de gras dans la viande à hamburger, du pain ou de la pâte à pizza privés de glucides complexes et de fibres, des condiments gras, des lipides en excès, du sucre en quantité... Stop ! Le simple fait d'opter pour un hamburger au blanc de poulet ou végétarien améliorerait déjà considérablement votre repas, car vous en supprimeriez les graisses animales et beaucoup de calories. Et puisque nous parlons de hamburger : préparez-le donc vous-même, avec beaucoup de laitue et de tomate, des pains aux céréales complètes, et sans mayonnaise ni ketchup. Pas de frites non plus : remplacez-les par des fruits ou une salade en accompagnement. Ou réduisez, à tout le moins, la portion de frites – et essayez de les cuire au four. Les frites maison sont moins chères, délicieuses, meilleures pour votre organisme, et elles ne demandent que très peu de préparation (cinq minutes pour peler et couper les pommes de terre, puis un quart d'heure pour les cuire à l'huile d'olive ; c'est à peine plus que le temps qu'il vous faut pour étaler des frites surgelées sur une plaque et les chauffer au four).

Si mon intention n'est pas de vous donner le menu de vos repas, si je veux juste vous encourager à réfléchir par vous-même pour choisir des aliments sains (ou meilleurs, au moins), je dois tout de même vous dire que vous devriez inclure un légume, au grand minimum, dans *chacun* de vos dîners. Encore mieux : ajoutez-y aussi un fruit. Et prenez l'habitude d'opter pour des aliments à protéines maigres comme le poisson, le poulet ou les haricots. La façon la plus facile de booster la valeur nutritionnelle de votre repas est de manger moins de pain et davantage de fruits et de légumes. Quand j'étais gamine, nous avions toujours du pain à côté de notre assiette. J'adore le pain et ne recommanderais à personne d'y renoncer complètement, mais, s'il n'est pas complet ou multigraines, c'est-à-dire dense sur le plan nutritionnel, il n'ajoute en général pas grand-chose de sain à votre repas. En revanche, à peu près tous les fruits et légumes auront le mérite de bien vous remplir le ventre et de vous apporter tout un éventail de nutriments nécessaires à la santé. Je suis toujours stupéfaite par la masse de légumes que ma famille peut absorber au dîner (tout en reconnaissant que les enfants ne nous aident pas beaucoup de ce côté-là). Qu'il s'agisse de brocolis, de haricots verts, de fèves edamame, de carottes, de choux-fleurs, etc., les légumes sont tous relativement pauvres en calories, et leur consommation, même abondante, nous vaut de nombreux bienfaits sans réels désavantages. L'idée à bien garder en tête, aussi, je le répète, c'est que vous devez choisir des aliments, lorsque vous modifiez vos habitudes, que vous vous voyez bien manger *durablement*. Toute votre vie, à vrai dire. Les petits changements ponctuels – supprimer le pain à côté de l'assiette au dîner du samedi, par exemple – ne vous permettront sans doute pas de racheter des pantalons une taille plus petite. Par contre, si vous réduisez nettement votre consommation de pain, vous vous déhancherez très certainement dans des jeans moulants d'ici quelques mois, et vous continuerez de vous déhancher de la sorte pendant des années. Voyez-vous, si vous *réduisez votre apport calorique quotidien de deux cents calories* – pour le pain, cela équivaut environ à un tiers de baguette –, vous avalez six mille calories de moins en un mois. Sur l'année, vous vous épargnez soixante-douze mille calories ou réduisez votre poids *de plus de neuf kilos*. Oui, cette façon de maigrir peut prendre du temps, mais elle n'est pas pénible et les kilos perdus ne reviendront pas, car leur disparition sera due à des changements sains dans vos habitudes alimentaires. En outre, il ne vous faudra pas une année entière pour vous sentir déjà mieux. Au bout de quelques semaines vous commencerez déjà à remarquer que vos pantalons sont un peu moins serrés à la taille.

S'inspirer d'autrui

Malgré tout ce que vous avez appris dans ce livre jusqu'à maintenant, il vous est peut-être encore difficile d'évaluer objectivement et honnêtement vos habitudes alimentaires. Jetons de nouveau un œil sur le journal de Julie que nous avons découvert au chapitre 3. Si vous scrutez les habitudes d'une autre personne, et réfléchissez à certaines améliorations qu'elle serait susceptible d'y apporter, cela peut vous donner des idées pour les boissons, les en-cas, les friandises et les repas de votre propre régime alimentaire.

Le journal alimentaire de Julie, 22 ans

HEURE	ALIMENTS SOLIDES / LIQUIDES ACTIVITÉS PHYSIQUES	RÉFLEXIONS / HUMEURS
06:00		
07:00	*Café + 2 sucraloses Canderel et flocons d'avoine (180 cal./portion) avec du lait demi-écrémé*	*Ça va. Fatiguée*
08:00		
09:00	*Une banane*	*Déjà plus réveillée*
10:00		
11:00		
MIDI	*Sandwich au jambon (2 tranches de pain au blé complet, jambon, moutarde, laitue). Eau*	*Me sens bien*
13:00		
14:00	*Un sachet de tortillas Doritos (goût Barbecue Style, 150 g)*	*Je m'en veux mais j'adore les chips !*
15:00	*30 minutes de marche (tapis d'exercice)*	*Bon feeling. Détendue*
16:00	*Une pomme – en trempotant les morceaux dans du Nutella (une cuiller). Eau*	*Génial !*
17:00		
18:00	*Une assiette moyenne de nouilles sauce pesto. 1 blanc de poulet grillé (10 x 8 cm environ). 1 coupelle de petites carottes. 1 verre de vin blanc*	*Me sens bien*
19:00		
20:00		
21:00	*Glace Ben & Jerry's Cookie Dough (1 bol)*	*Fatiguée*
22:00		
23:00		
MINUIT		
01:00		
OBSERVATIONS GÉNÉRALES	*Quels sentiments, quelles réflexions vous inspirent les aliments que vous avez mangés et l'activité physique que vous avez eue (ou pas) ?* *Journée assez classique en termes d'alimentation et d'activité physique. J'aimerais avoir eu plus de temps pour la gym, mais je n'ai pas pu changer mon planning. J'ai mangé des « mauvaises » choses (les tortillas, la glace), mais ça m'a plu et je n'ai pas eu envie de faire mieux.*	

Côté boissons, Julie consommant essentiellement de l'eau, du café et du Coca light, nous n'avons guère de latitude pour améliorer ce volet de sa diète personnelle. Le Coca light n'est peut-être pas un choix idéal, en termes d'impact sur la santé, mais il ne la fera probablement pas grossir. L'eau est un excellent choix, même si elle ne vaut pas à Julie le petit coup de fouet que certaines boissons sont susceptibles d'apporter. Julie pourrait essayer de se priver de son verre de vin au dîner : elle réduirait son apport énergétique de cent vingt calories – des calories sans grand intérêt nutritionnel. Le lait constitue un bon choix pour le dîner, car il contient du calcium, de la vitamine D et d'autres nutriments.

Penchons-nous sur les aliments que Julie aime grignoter. En milieu de matinée elle coupe sa faim avec une banane : un excellent choix, tout comme la pomme « trempotée » dans du Nutella de son en-cas de l'après-midi. Par contre, le sachet de tortillas n'est pas une bonne option de grignotage régulier. Un sachet de pop-corn, un fruit, ou l'une des autres propositions du tableau « Grignotages gourmands » (cf page 137) de ce chapitre sont préférables. Manger un fruit dans l'après-midi peut avoir pour conséquence positive de réduire le volume du dîner en fin de journée. L'objectif n'est donc pas de sauter les petits en-cas de quatorze ou de seize heures, mais de veiller à avaler quelque chose de bon pour le corps.

Côté friandises, Julie apprécie la glace au dessert (et comme je la comprends !). Souvenez-vous qu'il ne s'agit pas nécessairement de renoncer à toutes les sucreries, pâtisseries et autres gâteries que vous aimez. Toutefois, Julie pourrait envisager de réduire sa portion de glace, ou de remplacer certains soirs la glace par du sorbet (qui contient moins de lipides et de calories). Un dessert composé d'une petite portion de glace à la vanille accompagnée de framboises ou d'autres fruits (même surgelés) aurait en outre davantage de valeur nutritionnelle qu'une simple coupelle de glace – mais bon, le dessert n'est pas forcément là pour livrer les vitamines, les minéraux, les nutriments dont l'organisme a besoin. Manger est un plaisir. Vous ne devez *jamais* avoir l'impression de faire une corvée quand vous réfléchissez à ce que vous mettez dans votre assiette ou votre bol.

Le petit déjeuner de Julie est assez classique et raisonnable. Je vous rappelle, toutefois, de faire attention à certaines marques de flocons d'avoine qui peuvent receler beaucoup de sucre – lire les étiquettes – et il s'avère plus sain d'opter pour d'autres céréales ou pour du pain grillé. L'ajout d'un fruit au menu du petit déjeuner vaut aussi la peine d'être envisagé. Le déjeuner et le dîner de Julie présentent davantage de possibilités d'améliorations. Le sandwich au jambon n'est pas une mauvaise idée, surtout s'il est fait maison (les portions sont inévitablement plus importantes quand on achète à l'extérieur, donc c'est toujours une bonne idée de préparer son déjeuner chez soi). Il est important d'opter pour du pain au blé complet, dense sur le plan nutritionnel, et de limiter les condiments. De plus, l'ajout de légumes – tomates, poivrons, cornichons – boostera la valeur nutritionnelle de ce genre de sandwich. Au dîner, Julie a bien raison de manger du poulet et des carottes. Les pâtes, par contre, sont peut-être moins optimales car s'il ne s'agit pas de pâtes complètes ; elles ont peu d'intérêt nutritionnel et la sauce pesto risque de lui valoir un surcroît de lipides et de calories dans l'assiette. Pour optimiser ce repas, on pourrait donc, par exemple, y réduire la quantité de pâtes et y ajouter un autre légume.

Il est clair que Julie fait attention à son alimentation et investit du temps et de l'énergie dans la planification et la préparation de ses repas (elle pense, notamment, à emporter une banane pour se couper la faim dans la matinée). Les changements que j'ai évoqués pour son régime alimentaire n'ont rien d'extrêmes ; ils sont même plutôt subtils. Mais si Julie suit mes recommandations, elle réduira son apport énergétique d'environ quatre cents calories par jour. Si ces petites modifications sont reproduites quotidiennement, elle maigrira et se sentira de mieux en mieux. Si elle continue sur cette lancée pendant toute une année, à vrai dire, elle pourrait perdre jusqu'à dix-huit kilos ! Remarquez qu'elle n'a pas écrit se sentir particulièrement contente ou bien dans son corps après avoir mangé des chips et de la glace. Comme les miennes, comme les vôtres, ses habitudes alimentaires ne sont en tout cas pas statiques ; elles sont toujours susceptibles d'être améliorées. Votre objectif est de modifier vos habitudes petit à petit en réfléchissant bien aux choix que vous faites. Il ne s'agit pas, je le redis, de jeûner ou d'abandonner tout un groupe alimentaire ou un aliment que vous aimez. Vous devez opter pour des changements réalistes, pratiques et durables, qui seront bons pour votre santé, vous feront maigrir et vous permettront de vous sentir bien dans votre corps et bien dans votre tête. Ne vous rendez pas la tâche plus difficile qu'elle ne doit l'être, et souvenez-vous : manger est un plaisir.

Résultats de la phase I

- Pour perdre du poids durablement, l'idéal est de modifier vos habitudes alimentaires une bouchée, pour ainsi dire, après l'autre.
- Examinez et modifiez vos habitudes dans cet ordre-là : d'abord les boissons, puis les en-cas (grignotages), puis les desserts, et enfin les trois repas de la journée.
- Cette phase de notre approche vous fait redécouvrir les bases de l'alimentation saine. Elle va aussi à l'encontre des recommandations de la plupart des régimes amaigrissants, lesquels exigent en général des restrictions sévères en début du programme, puis le retour graduel des aliments interdits. Notre approche intelligente fait toute la différence si vous avez l'intention de maigrir et de ne jamais reprendre vos kilos !

VI.

BOUGEZ-VOUS

Il est plus facile de faire de l'exercice chaque matin au réveil que de se poster devant la glace jour après jour et de ne pas aimer son propre reflet.

Jayne Cox, coach

Dans ce chapitre vous apprendrez

- Que la pratique régulière d'une activité physique est bonne pour le corps et pour l'esprit.
- Que l'activité physique, sur le long terme, aide à maigrir et à ne pas reprendre ses kilos.
- Un certain nombre de choses pour adopter (ou améliorer) une activité physique régulière – et pour continuer sur cette lancée pendant bien des années.

Environ un an avant son quarantième anniversaire, mon mari a commencé à surveiller davantage son alimentation. Et à faire de l'exercice. Après s'être appliqué, pendant près de quinze ans que nous avions déjà vécu ensemble, à *éviter* toute forme d'activité physique, il a décidé de réorganiser certains aspects de son mode de vie pour le bien de sa santé. Comment dire ? À l'instar de bien des hommes, peut-être, mon mari sait se montrer assez têtu. Mais après la naissance de notre second enfant, il a jugé qu'il devait se réformer pour mener une vie aussi saine et longue que possible. Quand collègues et amis, le voyant maigrir, ont commencé à demander ce qui lui arrivait, il répondait d'un air détaché : « Oh, je me suis mis au jogging ! » Je crois qu'il ne voulait pas risquer de donner l'impression qu'il faisait un régime – et puis ça fait plus mec de parler sport, non ? Depuis un peu plus de deux ans, cet homme qui disait autrefois des choses du genre « Pourquoi courir quand on peut conduire ? » fait de l'exercice presque chaque jour. Mon fier lézard, oui, qui était capable de passer toutes ses fins de journées affalé devant la télé, est en meilleure forme physique que jamais. Il a perdu, petit à petit, dix-huit kilos – et n'en a pas repris un gramme. Nous courons ensemble de temps en temps, pour mon plus grand plaisir. Et puis je trouve son cas assez fascinant car il est l'exemple même de la personnalité totalement rétive à l'idée de lever le petit doigt pour le bien de son corps et de sa santé… qui change un jour son fusil d'épaule pour non seulement apprendre à aimer l'activité physique, mais aussi ne plus pouvoir s'en passer. Attention, la métamorphose ne s'est pas produite en une nuit. Il s'est mis à l'exercice *lentement*. À toutes petites doses, au début, et franchement pas avec beaucoup d'enthousiasme. Mais s'il a réussi, croyez-moi, n'importe qui peut en faire autant !

L'entretien de la condition physique est une composante importante de la gestion du poids. Vous ne pouvez pas envisager de maigrir et de conserver un poids sain sans inclure une forme ou une autre d'activité physique régulière dans votre emploi du temps. Ayant dit cela, je dois préciser que l'exercice seul a peu de chances de vous permettre de maigrir. Vous devez à la fois faire attention à votre alimentation *et* vous dépenser physiquement. Les deux choses fonctionnent ensemble. Pendant que vous teniez votre journal alimentaire, je l'espère, vous avez aussi pris note de vos diverses activités physiques. Et si vous êtes comme la majorité des gens… vous n'avez pas noté grand-chose. Peut-être essayez-vous déjà d'avoir une activité physique régulière, une fois par semaine au moins, sinon davantage. Peut-être n'avez-vous pas le temps. Ou pas la motivation. Il est vrai qu'il n'est pas toujours simple d'inclure une activité physique dans son programme hebdomadaire. Dans ce chapitre, cependant, vous allez découvrir que l'on peut être aussi intelligent dans ce domaine que dans celui de l'alimentation. C'est bien simple : pour maigrir et maîtriser son poids, on ne peut pas faire l'impasse sur la nécessité de se dépenser physiquement !

Il n'y a pas mieux que l'exercice pour lutter contre l'augmentation rapide de l'obésité dans notre société.

Lee Haney, culturiste

Un monde de sédentaires

Certains jours, quand je me lève de très bonne heure pour aller courir, je ne peux pas m'empêcher de me demander : « Pourquoi est-ce que je fais ça ? » Je sais que la majorité des gens, dans nos sociétés occidentales, ne font pas – ou pas assez – d'exercice physique. À vrai dire, plus de la moitié d'entre nous n'avons pas un niveau d'activité physique suffisant pour entretenir notre santé. Et une personne sur trois, environ, ne fait absolument pas d'exercice !

Les hommes tendent à être un peu plus actifs que les femmes, mais les deux sexes devraient se bouger bien davantage. Plus troublant encore, peut-être, près de la moitié des enfants n'ont pas le niveau d'activité physique qu'ils devraient avoir pour être en forme[1]. Et les adolescents – dont on dit pourtant qu'ils ne tiennent pas en place – sont encore moins nombreux à pratiquer une activité physique régulière et suffisante. C'est fou, vous ne trouvez pas ? Les études montrent aussi que les heures d'éducation physique hebdomadaires que les jeunes ont à l'école ne suffisent plus à brûler les calories de leur alimentation trop souvent malsaine[2].

En finir avec l'emprise insensée de la télévision

Manifestement, je vais vous encourager à vous dépenser davantage. Mais il est nécessaire, au préalable, que vous vous interrogiez un peu sur votre *inactivité* – c'est-à-dire sur vos comportements sédentaires. Les progrès de la vie moderne nous permettent d'être extraordinairement sédentaires et c'est une évolution spectaculaire par rapport à la situation qui prévalait il y a cent ans, sinon quelques décennies seulement. Il y a encore peu de temps, au vrai, les personnes en surpoids étaient plutôt bien vues car le « gras » était un signe d'aisance matérielle. C'était un luxe que de ne pas avoir l'obligation de se dépenser physiquement pour trouver sa nourriture, que d'avoir assez de ressources pour manger tant et si bien que l'on avait la silhouette ronde[3]. De nos jours, la plupart d'entre nous qui vivons dans le monde industrialisé n'avons quasiment aucun effort à fournir pour nous procurer de quoi manger. Faire de l'exercice, par contre, c'est une autre paire de manches.

L'un des principaux facteurs qui contreviennent à la pratique d'une activité physique est le temps que nous passons devant nos écrans – ceux de la télévision, de l'ordinateur, du smartphone, etc. Les études indiquent qu'entre la télé, la tablette, la console et tous les autres gadgets électroniques qu'ils sont susceptibles d'utiliser, les enfants et les jeunes passent désormais, en moyenne, plus de sept heures par jour (cinquante-trois heures par semaine) devant un écran, c'est-à-dire *assis* (ou *allongés*), à regarder des images passivement, sans bouger, au lieu de se dépenser. Les adultes, eux, ont de la chance s'ils n'engloutissent que sept heures d'écran par jour. Dans un nombre croissant de professions, la part du travail réalisée sur ordinateur a considérablement augmenté ces dernières années, à tel point que le temps passé par les adultes sur leurs écrans, uniquement pour le travail, tend à excéder le temps total d'écran des enfants. Le développement et l'usage de l'informatique et des technologies électroniques expliquent aussi pourquoi, depuis cinquante ans, la plupart des adultes travaillent assis. Traduction : nous brûlons en moyenne cent cinquante calories *de moins*, chaque jour, que la génération plus mobile de travailleurs qui nous a précédés. Les adultes qui passent la journée à leur domicile ont aussi moins d'activité physique et davantage de temps d'écran qu'autrefois. Les gens qui restent chez eux, à vrai dire, brûlent désormais quelque trois cent soixante calories de moins, chaque jour, qu'ils ne le faisaient dans les années 1960[4].

Ne cherchez pas le lien entre l'obésité et ces nombreuses heures d'inertie devant les écrans : il est évident. Si vous regardez la télé dans votre fauteuil, vous ne vous dépensez pas. Il est probable, aussi, les études le prouvent, que vous mangiez quelque chose. Votre silhouette est ainsi doublement condamnée à s'élargir. Moins d'activité physique et davantage de grignotage (en général à base d'aliments hypercaloriques et sans intérêt nutritionnel), c'est le doublé gagnant pour emmagasiner les kilos. Voulez-vous encore plus décourageant ? La recherche révèle que non seulement les gens mangent devant leurs écrans, mais ils consomment aussi les aliments que le matraquage publicitaire leur propose sur ces mêmes écrans[5] !

Cela paraît simpliste, mais il est démontré que si vous restreignez le temps que vous et vos enfants passez devant les écrans, vous réduisez la part de vos activités sédentaires (ou passives) dans votre emploi du temps – et vous vous portez tous déjà mieux. Pour y parvenir, peut-être devez-vous établir des règles personnelles ou familiales du genre « Pas de télé/d'écran le matin avant le travail/l'école » ou « Pas d'écran au lit le soir ». Ou bien vous pouvez renoncer à manger devant la télévision (bonus : la durée de vie de votre canapé s'en trouvera allongée). Limiter le nombre d'heures passées chaque jour devant les écrans a des effets très bénéfiques sur la santé et le psychisme, notamment parce le temps ainsi libéré peut être consacré, en partie du moins, à la dépense physique. Une étude qui a duré huit ans et demi et porté sur deux cent quarante mille adultes a montré que les individus qui consommaient le plus de télévision avaient aussi… les taux de mortalité les plus élevés. Au pire, si vous ne pouvez absolument pas vous passer de la télévision (ou de l'iPad ou de l'ordinateur), envisagez de faire de l'exercice devant votre écran !

Maintenant il faut bouger !

La télé est donc éteinte. Parlons un peu d'activité physique. Pour faire de l'exercice et vous dépenser, les possibilités sont multiples. Vous avez peut-être remarqué que j'utilise les termes « activité » et « exercice » (physique) comme des synonymes. Les spécialistes de ces questions auront peut-être une moue dédaigneuse. D'après eux, l'activité physique c'est… eh bien, l'activité physique ! Tout ce qui fait bouger votre corps, fonctionner vos muscles, battre votre cœur un peu plus vite que la normale, c'est de l'activité physique. Vous vous mettez à transpirer en travaillant dans le jardin ? Vous êtes à bout de souffle quand vous courez après votre bambin ? Vous éprouvez une certaine fatigue après avoir fait le ménage chez vous ou grimpé les escaliers au travail ? Tout ça, c'est de l'activité physique.

Quand les spécialistes utilisent le mot *exercice*, en revanche, ils pensent en général « activité physique réalisée dans le but de faire travailler et d'entretenir le corps ». Faire de l'exercice, c'est donc par exemple aller à la salle de gym. Vous pouvez vous mettre à faire de l'exercice pour retrouver la forme ou pour maigrir. Quand vous vous entraînez pour une course ou pour une compétition, vous faites aussi de l'exercice. En d'autres termes, l'exercice est toujours une activité physique, mais toutes les activités physiques ne sont pas de l'exercice. En général, aussi, l'exercice est plus intense, plus éprouvant pour le corps que l'activité physique. Déambuler à travers le centre commercial ou faire l'amour avec votre moitié, ce sont des activités physiques, mais je connais peu de gens (sauf les crâneurs) qui disent a posteriori avoir fait de l'exercice. Quoi qu'il en soit, même si les termes « exercice » et « activité » physique ne sont pas synonymes, j'ignorerai leur différence tout au long du chapitre. Et pour une bonne raison : je ne veux pas que vous considériez l'exercice comme une chose que vous devez toujours planifier ou réaliser dans un but donné. Je veux que vous pensiez simplement à faire bouger votre corps autant que possible – quelle que soit votre façon de faire, le moment que vous choisissez et les raisons que vous vous donnez. Pour ce qui est de maigrir et de vivre en bonne santé, seule l'activité compte ; les mots pour en parler n'ont pas d'importance. Si l'exercice physique délibéré est efficace pour empêcher le retour des kilos, l'activité physique au quotidien, c'est-à-dire faire autre chose que rester sur le canapé ou au bureau toute la journée, compte aussi beaucoup. Bref : remuez-vous ! Il est essentiel que vous ne fassiez pas qu'absorber de l'énergie (sous forme de calories). Vous devez aussi dépenser une partie de cette énergie en *bougeant*[6].

La gym « quand-vous-avez-le-temps »

De combien de temps avez-vous besoin pour faire de l'exercice ? Je comprends bien que votre programme soit déjà chargé. Vous avez sans doute un emploi. Peut-être êtes-vous à l'université. Vous avez probablement des obligations envers d'autres personnes – vos enfants, vos collègues, vos amis ou vos parents âgés. Beaucoup de gens estiment que l'exercice est un luxe qu'ils ne peuvent s'offrir. Mais si je vous disais qu'une séance d'activité de trente minutes de temps en temps fait très bien l'affaire ? Pouvez-vous vous permettre de prendre cette demi-heure ?

Pour que l'exercice ait des effets bénéfiques sur le tonus et la santé, les adultes ont besoin de cent cinquante minutes, soit deux heures et demie, de dépense hebdomadaire[7]. Ils doivent aussi, si possible, pratiquer des activités aérobies (marche rapide, travail d'endurance ou course de vitesse) et des activités de renforcement musculaire (pompes, abdos). Les enfants ont besoin d'être physiquement actifs environ une heure par jour. C'est important non seulement pour leur éviter de grossir, mais pour leur développement. L'exercice contribue, par exemple, à renforcer les os pendant la croissance. Aux États-Unis, la première dame, Michelle Obama, le sait bien : sa campagne « Let's move » (Bougeons !) vise à inciter tous les enfants à se dépenser soixante minutes au minimum chaque jour[8]. Il faut espérer que l'adhésion de cinquante mille établissements scolaires à ce programme, et les cinquante millions de dollars versés par des sponsors comme Nike aideront la génération actuelle d'enfants à passer plus de temps en cours d'éducation physique et sportive qu'au cabinet médical.

Pour faire vos deux heures et demie d'exercice hebdomadaire, il vous faut trente minutes d'activité cinq jours sur les sept que compte la semaine. Si vous pensez ne pas pouvoir vous engager autant, parce que vous manquez vraiment de temps ou parce que vous n'en avez pas envie, ne vous tracassez pas ; rien ne vous oblige à adopter ce programme tout de suite. De même qu'il est intelligent, pour se fabriquer de saines habitudes alimentaires, de progresser pas à pas, l'approche la plus futée, pour ce qui est de modifier votre niveau d'activité physique, consiste à avancer de façon graduelle, en tenant compte des réalités de votre vie et de vos désirs. Si vous n'avez pas trente minutes cinq jours par semaine, peut-être avez-vous trente minutes *une ou deux fois* par semaine ? Peut-être avez-vous le temps de suivre un cours de gym de soixante minutes chaque samedi ou dimanche ? Entendez-moi bien : *toute activité physique vaut mieux que pas d'activité physique.* De plus, il est tout à fait possible qu'en vous décidant à avoir des séances d'exercice brèves mais régulières toutes les semaines, vous éprouviez peu à peu l'envie d'essayer d'en faire davantage. Certains spécialistes recommandent de marcher trois fois dix minutes par jour, cinq jours par semaine[9] : dix minutes de marche pour aller au travail, par exemple, ou dix minutes pour emmener vos enfants au parc (et dix autres pour les ramener à la maison), ou dix minutes de promenade avec le chien le matin et dix minutes en fin de journée, ou encore dix minutes de balade à l'heure du déjeuner. Vous songez peut-être qu'il paraît fastidieux de respecter un tel programme de petites marches, mais vous n'avez pas besoin d'y penser beaucoup ; un minimum de discipline vous suffira pour atteindre votre quota de deux heures et demie par semaine, et ce sans avoir vraiment le sentiment de « faire de l'exercice »[10]. Certains spécialistes recommandent l'approche inverse : vingt minutes d'activité « intensive et rigoureuse » trois jours par semaine pourraient avoir les mêmes effets bénéfiques que des doses plus nombreuses d'activité plus « calme »[11]. Par ailleurs, des études récentes donnent à penser que quatre séances d'exercice par semaine pourraient être plus bénéfiques que six, et peut-être notre organisme brûle-t-il les calories plus efficacement si nous n'avons pas une quantité hebdomadaire d'exercice trop importante et si nous ne nous y mettons pas tous les jours[12].

Les spécialistes ne sont donc pas tous d'accord sur le nombre, la durée et l'intensité des séances d'exercice qu'il convient de s'offrir chaque semaine, mais il est indiscutable que toute activité physique vaut mieux que pas d'activité physique ! Nous ne courrons pas tous le marathon, nous n'aurons pas tous des abdos en tablette de chocolat, mais nous avons tous le désir d'être capables de monter un escalier sans être essoufflés. Plus nous bougeons, mieux cela vaut pour notre santé… et plus nos tailles de pantalon diminuent.

“ Le récit de Megan, vingt-quatre ans, étudiante

Je me suis inscrite dans un club de CrossFit il y a deux ans, mais il m'a fallu près d'un an pour y aller vraiment régulièrement. Aujourd'hui, je peux dire en toute franchise que c'est un énorme plus dans ma vie. Après le lycée, j'ai cherché pendant des années un sport qui m'intéresse et qui me donne envie de m'y investir pour de bon. Et c'est ce qui s'est passé avec le CrossFit. Ce mélange d'haltérophilie, de gym et d'activités d'endurance, c'est exactement ce qui me convient ! Au début, donc, j'y allais juste une fois par semaine. Et puis un jour j'ai eu une sorte de déclic et je suis passée à trois séances bien régulières. Je crois que je me suis rendu compte que je me sentais beaucoup mieux, beaucoup plus heureuse, après la séance. C'est ça qui m'a fait évoluer. Depuis j'ai encore augmenté mon nombre de séances hebdomadaires, petit à petit, et maintenant je vais cinq ou six fois par semaine au club.

J'ai aussi découvert que faire de l'exercice et manger correctement, ça va ensemble. J'ai fini par comprendre que je ne perdrais jamais mes kilos en trop, et que je ne risquais pas de me « sentir mieux » en ayant uniquement soit une chose, soit l'autre – c'est ça, le truc. J'ai décidé que je devais faire les deux choses : bien manger *et* le CrossFit. Maintenant que j'ai un bon rythme dans mon activité physique, je me concentre davantage sur mon alimentation. Et comme le CrossFit, dans ma tête, c'est une composante de ma vie quotidienne, je n'ai plus à me forcer pour y aller. Ce n'est pas une corvée. C'est juste un truc que je fais tous les jours.

L'exercice m'aidera-t-il à maigrir ?

L'impact de votre activité physique sur votre ligne dépend de sa fréquence (combien de jours par semaine), de son intensité et du temps que vous y consacrez à chaque séance (en minutes ou en heures). Ces deux dernières années, je suis passée de vingt ou vingt-cinq kilomètres de course à pied par semaine, à près de trente-cinq. En plus, je fais de la natation près de deux heures par semaine. Combien de kilos ai-je perdu, avec tout ça ? Pas le moindre. Nada. Zéro kilo ! En augmentant mon niveau d'activité physique, je n'avais certes pas pour objectif de perdre du poids. Je voulais juste, et je veux toujours, me sentir en forme, être en bonne santé et gérer mon stress. Mais pourquoi n'ai-je pas perdu de poids ? C'est simple : plus je bouge, plus je mange. Quand on se dépense, on a faim ! Je vous fais part de cet exemple personnel non pour vous décourager, mais pour vous aider à comprendre que si l'exercice physique doit être un outil de la gestion du poids, l'exercice seul ne suffit pas pour maigrir et garder un poids stable sur le long terme. Si votre objectif est de *perdre* du poids, vous devez avoir de saines habitudes alimentaires (ou réduire vos apports caloriques) tout en *augmentant* votre niveau d'activité.

Si, avec de saines habitudes alimentaires, vous n'avez que quinze minutes d'activité physique par jour (qui vous permettront de brûler environ cent calories), vous ne verrez pas votre poids changer rapidement. Mais tout de même : si vous conservez cette routine d'exercice quotidien pendant un an, vous aurez brûlé au bout du compte quelque trente-six mille cinq cents calories – ou perdu entre quatre et cinq kilos. Pas mal, je dirais, pour un quart d'heure de dépense physique par jour ! Si vous décidez de vous inscrire dans une salle de gym, les appareils d'exercice y sont en général accompagnés (sur des affichettes) d'estimations des calories qu'ils permettent de consommer en fonction de la durée de l'effort. (Mais attention, ce ne sont que des estimations !) Si vous ne pratiquez actuellement aucune activité physique et commencez à utiliser ces appareils de façon régulière, vous pourrez apprendre à évaluer la quantité d'énergie que vous dépensez par rapport à vos apports énergétiques (aux calories que vous avalez). Mais ne vous focalisez pas sur les chiffres. Perdre du poids et mener une vie saine, ça ne doit pas ressembler à un interminable problème de maths ! Plus important encore, une fois que vous aurez établi de bonnes habitudes en matière d'alimentation et d'activité physique, vous ne devriez plus jamais vous tracasser pour tous ces chiffres : ne brûlez pas des calories pour pouvoir manger davantage ! L'essentiel, souvenez-vous, est de se dépenser et d'avoir une alimentation équilibrée et raisonnable.

Le fin mot de l'histoire, ici, c'est que l'exercice peut vous aider à perdre du poids, oui, absolument, mais vous devez aussi surveiller ce que vous mangez. Désolée, pratiquer une activité physique ne vous autorise pas à vous goinfrer. Mais méditez ceci : il est démontré que les personnes qui ont une activité physique régulière font plus attention à bien manger, et se soucient davantage de leur santé que les personnes inactives. En d'autres termes, il est probable que plus vous vous dépenserez, plus vous *voudrez* manger futé. Aller à la gym ou marcher régulièrement vous donnera sans doute envie d'aliments plus sains. Imaginez un peu ça ! Et plus vous vous exercerez régulièrement tout en mangeant futé, plus vous aurez de facilité à garder la silhouette de vos rêves. En outre, il vous sera beaucoup plus facile de vous autoriser cette belle part de gâteau au chocolat chez vos amis – sans prendre de poids – si vous savez que vous brûlez régulièrement des calories. En vous décidant à modifier votre mode de vie, à maigrir et à envisager la gestion de votre poids comme un projet à long terme, vous observerez très bientôt les effets bénéfiques de l'ajout d'une ou plusieurs tranches d'activité physique à votre programme hebdomadaire.

Autre excellent exercice pour mincir :
poser les deux mains sur le bord de la table et pousser.

Robert Quillen (1887-1948),
écrivain et humoriste

Faites travailler tout votre corps

En termes d'effets bénéfiques, l'activité physique ne nous aide pas uniquement à maigrir ou à garder un poids stable. Elle se traduit par une véritable amélioration de notre santé physique et psychique. Les personnes qui font régulièrement de l'exercice risquent moins que les autres, par exemple, de souffrir de maladies cardio-vasculaires, d'être atteintes de cancers ou de faire un accident vasculaire cérébral[13]. Une récente étude, publiée dans le prestigieux *British Medical Journal*, a même montré qu'un bon programme d'activité physique entretient mieux votre système cardio-vasculaire que les médicaments[14]. L'exercice aide aussi à lutter contre l'hypertension, le cholestérol et le diabète de type 2[15]. Il facilite la digestion après les repas, renforce les os et protège contre l'ostéoporose[16]. Il aide, sur le long terme, à la régulation des rythmes du sommeil. On lui attribue même d'avoir des effets positifs sur l'ADN[17]. Plus important encore, peut-être, les personnes qui ont une activité physique régulière voient leur espérance de vie augmenter[18].

Si tous ces bienfaits pour la santé ne vous motivent pas et si vous possédez un chromosome Y, sachez qu'une étude vient de corréler l'activité physique à la numération des spermatozoïdes[19]. Les hommes qui se dépensent régulièrement ont une numération soixante-treize pour cent supérieure à celle des hommes moins actifs. Une numération plus élevée signifie une fertilité boostée. Apparemment, donc, le corps d'un homme qui fait de l'exercice répond à ces efforts en étant mieux préparé à produire des bébés. Et c'est normal : il ne serait pas très logique, sur le plan évolutionnaire, que les inactifs vautrés devant la télé puissent se reproduire aussi facilement que leurs congénères en meilleure forme physique !

Peut-être vous attendiez-vous à ce que je vous rappelle les bienfaits de l'exercice pour le corps, mais savez-vous que l'activité physique peut aussi avoir un impact extrêmement positif sur votre moral ? Sans doute avez-vous déjà entendu parler de l'« euphorie du joggeur », et sans doute avez-vous déjà entendu des gens dire qu'ils se sentent « comme en apesanteur » après avoir fait de l'exercice. Il s'avère qu'il y a du vrai là-dedans. Les personnes qui pratiquent une activité physique régulière risquent moins de souffrir de dépression que celles qui testent leur canapé à longueur de journée[20]. L'exercice soulage l'anxiété et met de bonne humeur. On trouve des explications biologiques *et* psychologiques aux effets bénéfiques de l'exercice sur le mental. Sur le plan biologique, l'activité physique affecte le fonctionnement du cerveau en y libérant des « molécules du bien-être » (c'est-à-dire des neurotransmetteurs, dont les endorphines) qui font voir la vie en rose. Elle bride aussi les composés du système immunitaire qui peuvent avoir un impact négatif sur le psychisme. La simple augmentation de la température corporelle qui suit la séance d'activité physique, pense-t-on, a un effet apaisant qui améliore indirectement l'humeur.

Sur un plan purement psychologique, l'activité physique est un moyen très sain de se détourner des pensées et des préoccupations négatives qui plombent nos vies. J'adore la natation, parce que je n'entends plus rien et parce que personne ne peut m'ennuyer quand j'ai la tête sous l'eau ! L'activité physique stimule de sains processus psychiques de résistance au stress. Quand une personne est triste ou anxieuse, elle peut être tentée de se servir une bière ou un verre de vin. Une promenade à pied ou un jogging l'aideront davantage à se sentir mieux. L'exercice est bon, de ce côté-là, même pour les enfants : ceux qui se dépensent régulièrement ont une meilleure réponse hormonale aux situations stressantes que les enfants moins actifs[21].

L'activité physique booste aussi l'amour-propre, en particulier quand elle permet de se fixer des objectifs, puis de les atteindre. Comme elle facilite l'amaigrissement, en outre, elle vous aide indirectement à nourrir des sentiments plus positifs sur votre apparence physique. Enfin, l'activité physique peut favoriser les interactions sociales. J'apprécie beaucoup de courir avec des amis. Je n'irais pas jusqu'à dire que j'ai envie de me caler très régulièrement sur leur emploi du temps pour courir et bavarder avec eux (surtout à six heures du matin !). Quand je cours avec une copine, cependant, non seulement je fais de l'exercice, mais nous discutons aussi de tas de choses – de nos enfants, des endroits où nous faisons nos courses et du problème de l'existence de Dieu (pas forcément tout ça en un seul jogging). Je suis à peu près certaine que ces discussions font autant de bien au mental qu'une séance chez le psy – et elles sont beaucoup moins chères[22].

Manque de motivation ?

Comme le dit la première loi du mouvement de Newton, « tout corps persévère dans l'état de repos dans lequel il se trouve à moins que quelque force n'agisse sur lui ». En plus de nous expliquer le mouvement des corps célestes, cette loi exprime bien à quel point il est difficile, pour beaucoup de gens, de démarrer le moindre programme d'activité physique. Si votre corps est au repos depuis des années, où trouver la *motivation* pour bouger ? Vous avez peut-être l'impression que c'est mission impossible. Comment surmonter cette difficulté et réussir à pratiquer l'activité physique qui vous manque ? Le secret est le même que pour le processus de révision de votre régime alimentaire : il faut démarrer en douceur. Et dans les premiers temps, il est bon de ne modifier que certaines petites choses dans vos habitudes. Voici une liste de quelques activités que vous pourriez inclure à votre programme quotidien. Comme vous allez le constater, il ne faut pas forcément s'inscrire dans une salle de gym pour avoir un certain niveau d'activité physique ; il suffit de commencer par apporter quelques changements mineurs à votre mode de vie.

Dix choses à faire dès aujourd'hui pour augmenter votre niveau d'activité physique

1. Évitez l'ascenseur, empruntez les escaliers.
2. Garez votre véhicule « loin » pour marcher cinq minutes jusqu'à votre destination finale.
3. Quand vous sortez de chez vous pour ouvrir la boîte aux lettres, faites le tour du pâté de maisons pendant que vous découvrez votre courrier du jour.
4. Lancez-vous dans les tâches ménagères que vous évitez depuis un bout de temps : passer l'aspirateur, nettoyer un placard, laver les carreaux…

5. Portez vos achats, vos valises ou vos enfants en bas âge au lieu d'utiliser un caddie, un chariot à bagages ou une poussette.
6. Faites de la musculation – vingt abdos et vingt pompes – pendant que vous regardez la télé. Si ça se passe bien, recommencez.
7. Offrez-vous une pause dans votre travail (ou dans l'activité sédentaire que vous avez en cours) et sortez marcher dix minutes en écoutant de la musique ou un livre audio.
8. Lavez votre voiture vous-même. En frottant bien avec l'éponge.
9. Travaillez dans le jardin : arrachez les mauvaises herbes, plantez des fleurs, tondez la pelouse…
10. Mettez de la musique et dansez pendant que vous révisez un cours, faites la vaisselle ou jouez avec vos enfants.

Toutes ces activités, relativement brèves et faciles à mettre en œuvre, auront un impact significatif sur votre santé et votre forme. Si vous faites deux ou trois d'entre elles chaque jour, à vrai dire, vous brûlerez au moins cent calories supplémentaires. Quand vous aurez commencé à augmenter votre niveau d'activité physique avec ces petites choses, vous constaterez que vous avez davantage de motivation pour vous dépenser encore plus. Mais attention : souvenez-vous que vous devez progresser lentement. L'inscription au marathon de New York, ce n'est pas pour tout de suite !

Bien sûr, certaines personnes aiment l'exercice physique en lui-même – le fait de se dépenser, de produire des efforts. Certains jours je les comprends. Et bien des jours… pas du tout. J'adore ce que je ressens *après* avoir fait de l'exercice, mais je trouve souvent l'acte peu agréable. Malgré quoi je reste accro au jogging et à la natation. Des études ont montré qu'il peut être très stimulant de s'encourager pendant que l'on pratique une activité physique. Cela vous paraît un peu dingue, peut-être, mais si vous vous livrez à ce que les chercheurs appellent la « motivation autodéterminée » ou à l'« auto-dialogue », c'est-à-dire si vous dites à voix haute (ou pensez en votre for intérieur) des choses comme « Là je me sens bien », ou « J'ai encore de l'énergie pour continuer », ou « Non, vas-y, la fatigue ce sera pour plus tard ! », vous réussirez mieux et plus longtemps votre séance d'exercice[23]. Quant à moi, je soutiens aussi mon effort en me divertissant : j'écoute de la musique ou un livre audio, ou bien je bavarde avec la ou les personnes qui m'accompagnent. Apparemment, je ne suis pas la seule à éprouver ce besoin, car à la salle de gym je vois les gens débarquer avec toutes sortes d'appareils bien pratiques : smartphones, iPad, Kindle, etc. Certaines applis peuvent aussi être très utiles (voir notamment celles dont j'ai parlé au chapitre 3). CruiseControl sur iPhone ou RecordBeater sur Android, par exemple, permettent aux utilisateurs d'« accorder le rythme de leurs activités physiques avec leurs playlists[24] ». La musique peut bel et bien vous aider à marcher, à courir ou à pédaler plus vite ! Certains jours elle me fait même prolonger un peu mon jogging parce que j'aime la chanson en cours et je veux l'écouter jusqu'au bout.

Marcher sur le tapis d'exercice ou faire du vélo stationnaire sont deux excellents moyens de commencer à avoir une activité physique régulière (ou d'augmenter son niveau d'activité). Je connais des gens qui vont à la salle de gym avec leur tablette et regardent un programme télé ou un épisode de série quelconque pendant qu'ils pédalent. Il suffit de penser à télécharger la vidéo à l'avance, et les trente ou quarante minutes sur le vélo ou le tapis passent très vite. J'ai un voisin qui a pris l'habitude de se lever une heure plus tôt qu'il ne le faisait autrefois, tous les matins, pour marcher sur la piste d'athlétisme couverte du stade qui est près de chez lui. Il me dit qu'il écoute le *New York Times* en podcast pendant cette séance d'exercice, puis tandis qu'il se prépare pour le travail dans les vestiaires. Avec ce programme il se détend, apprend quelque chose et entame sa journée en entretenant sa forme.

Si le vélo, la course à pied, la marche ou la salle de gym ne vous séduisent pas, demandez-vous ce que vous aimeriez faire. Je suis certaine que chaque personne peut trouver une activité physique qui lui procure du plaisir. Pour vous, peut-être s'agira-t-il de jouer à un sport d'équipe, de danser ou de monter des escaliers en courant. Oui, la course en escalier est un sport de plus en plus populaire – et c'est une forme d'exercice extrêmement intense ! Si vous n'avez pas beaucoup de temps libre, essayez, par exemple, de monter et de descendre les escaliers de votre immeuble d'habitation ou de bureau, en courant, pendant un quart d'heure, en début ou en fin de journée. Avant d'avoir dit ouf, vous pourriez décider de vous joindre aux milliers de personnes qui participent chaque année à la course de l'Empire State Building – mille cinq cent soixante-seize marches à grimper à fond de train[25] !

L'idée de courir jusqu'au sommet d'un gratte-ciel ne vous branche pas ? Envisagez alors des cours de gymnastique collectifs ; c'est un excellent moyen de rencontrer des gens tout en pratiquant une activité physique. Il est prouvé que le fait de se fixer un horaire et un lieu précis pour se dépenser est tout à fait profitable. Décider de suivre un cours d'aérobic dansé et se dire deux ou trois fois par semaine « Ce soir, après le boulot, je vais à la Zumba », c'est très motivant ! Si votre forme physique n'est pas très bonne pour le moment et si vous ne connaissez pas les mouvements effectués dans ce genre de cours, vous risquez bien sûr de vous décourager facilement. Par chance, des entrepreneurs astucieux ont compris qu'il était essentiel que les personnes les plus novices et les moins en forme trouvent des salles de gym où elles peuvent se sentir à l'aise ; on voit aujourd'hui s'ouvrir des établissements qui proposent des programmes adaptés aux clients réticents ou inexpérimentés, c'est-à-dire spécialement conçus pour les mettre en confiance et les motiver même quand ils ont l'impression de ne pas trop savoir ce qu'ils fichent là. Si ce genre d'environnement vous attire davantage qu'une salle de musculation remplie de bonshommes en débardeur aux biceps saillants, faites une recherche sur le web pour découvrir ce qui existe près de chez vous[26].

« Le récit de Samantha, quarante-deux ans, consultante

Je suis maman et je travaille, donc je n'ai pas beaucoup de temps libre. Mais aujourd'hui, à quarante-deux ans, je me rends compte que j'ai besoin de faire de l'exercice pour rester en bonne santé et vivre avec les miens le plus longtemps possible. J'ai bien conscience que l'activité physique ne me vaudra pas une perte de poids phénoménale, et c'est la raison pour laquelle je surveille également mon alimentation. Mais je sais qu'il est essentiel que je pratique une activité physique pour garder la forme et rester aussi active que je pourrai le souhaiter dans les années à venir. L'exercice entretient mon cœur, par exemple, et me permet de rester souple.

L'essentiel, pour moi, c'était de trouver la *bonne* activité. Je déteste les programmes uniformisés et répétitifs où il s'agit de courir tant de kilomètres par jour ou de faire tels et tels mouvements, toujours les mêmes, dans une salle de gym. Ça fonctionne peut-être pour certains, mais pas pour moi. J'ai besoin d'aimer vraiment ce que je fais, sinon je ne m'y tiens pas. À vrai dire, il me faut une activité qui me permette d'« oublier » que je fais en réalité de l'exercice. C'est pour ça que je me suis inscrite chez Jazzercise et que j'y vais au moins trois fois par semaine.

D'une part j'adore danser, et puis les mouvements que nous faisons tout au long du cours sont un défi aussi bien pour le corps que pour l'esprit. J'en ressors à chaque fois en nage – et avec un grand sourire. Si mon emploi du temps m'oblige à sauter un cours, ça me manque *vraiment*. J'ai hâte d'y retourner et de bouger comme une dingue à travers toute la salle. Quand on a horreur de faire du sport et qu'on redoute de s'y mettre, on ne peut pas se forcer longtemps. Je dis toujours aux gens avec qui je parle de ça qu'ils doivent se trouver quelque chose qu'ils aiment, et puis s'y tenir. Voilà. Chez Jazzercise, j'ai fait la connaissance de deux femmes qui suivent aussi ce genre de cours, l'une depuis trente-sept ans, l'autre depuis vingt-cinq ans. Ça dit quelque chose, tout de même ! Elles ne seraient pas ici depuis si longtemps si ce truc n'était pas carrément génial.

Laissez votre entourage vous aider

Pendant que vous vous appliquez à augmenter petit à petit votre niveau d'activité physique, ne considérez pas que vous devez vous débrouiller uniquement par vous-même. Pour changer ses habitudes, n'importe laquelle, l'idéal est de solliciter de l'aide autour de soi. Annoncez à vos proches, à vos collègues, à qui vous voulez, que vous commencez à faire de l'exercice, et demandez-leur de prendre des nouvelles, au fil des semaines, des progrès que vous ferez dans ce domaine. Dites à votre mère, à un copain ou à votre frère que chaque fois que vous vous retrouvez, vous aimeriez qu'ils vous interrogent sur votre activité physique. Nous sommes particulièrement motivés quand nous avons cette sorte d'obligation envers autrui, car nous n'avons pas envie de reconnaître que nous avons renoncé à un objectif (annoncé) qui nous tenait à cœur. Et il ne coûte rien aux gens qui vous aiment de vous encourager à vous tenir à votre programme.

Avec mon mari, nous nous arrangeons pour avoir la possibilité, l'un et l'autre, de faire régulièrement de l'exercice. Pendant un temps, c'est moi qui ai mis les petits au lit, le soir, pour qu'il soit libre d'aller à la salle de musculation. Tout parent sait que le coucher des enfants en bas âge n'est pas forcément le moment le plus facile de la journée. Il faut prendre le bain, apaiser les angoisses, raconter une histoire. La perspective d'« échapper » à cet épisode quotidien pour se retrouver seul, sur un vélo d'exercice, avec les écouteurs du MP3 dans les oreilles, a bien motivé mon époux durant cette période. Souvent, il se charge de faire petit-déjeuner les enfants et de les habiller, le matin, pour que je puisse aller courir. Tous les parents aiment leurs enfants, mais tous les parents savent aussi que pour satisfaire aux exigences de sa profession, *et* être un bon parent, *et* faire attention à sa santé, il faut de la planification stratégique et toute l'aide que l'on peut recevoir !

L'une des meilleures solutions, pour réussir à faire régulièrement de l'exercice, est peut-être de trouver une ou plusieurs personnes avec qui pratiquer son activité. Retrouvez donc un copain ou une copine à un cours collectif, ou marchez ensemble au parc une ou deux fois par semaine. Si aucun membre de votre famille ou aucun ami n'est libre, demandez donc à quelqu'un que vous connaissez moins bien. Un collègue de travail, par exemple, ne demandera peut-être pas mieux que de s'inscrire à un cours de quelque chose, ou de jeter un œil sur la nouvelle salle de sport du quartier, avec vous. Je suis toujours agréablement surprise de voir à quel point les gens sont réceptifs, au fond, à l'idée d'avoir un ou plusieurs partenaires pour faire de l'exercice et atteindre certains objectifs dans ce domaine. Nous nous rendons bien compte, les uns comme les autres, qu'il est difficile de réussir à pratiquer une activité physique régulière, et nous sommes contents de faire équipe avec quelqu'un. J'ai noué de vrais liens d'amitié avec plusieurs femmes juste parce que nous avions décidé de nous entraîner ensemble. Et leur fréquentation ne m'aide pas seulement à me tenir à mon programme d'activité physique ; elle enrichit beaucoup ma vie.

Les technologies de communication peuvent aussi vous aider à trouver des partenaires et rejoindre un réseau de personnes qui partagent vos goûts en matière d'activité physique. À l'université Rutgers où j'enseigne, par exemple, un groupe intitulé « Workout with me » (« Entraîne-toi avec moi ») a récemment été créé sur Facebook et Twitter pour inciter les étudiants à entrer en contact les uns avec les autres et se retrouver sur les différents sites d'activités sportives du campus[27]. Les membres peuvent poster en ligne leurs programmes d'exercice personnels, ce qui est très pratique pour ceux qui manquent de partenaires et aimeraient en avoir. Ils s'encouragent les uns les autres à faire de l'exercice et ont plaisir à se fréquenter dans le cadre de ces activités.

En extérieur c'est nettement mieux

Peut-être la salle de gym vous rend-elle claustrophobe ? Et tous ces miroirs du sol au plafond ne servent qu'à vous déprimer car ils vous rappellent que vous êtes loin de vos objectifs en matière de poids et de forme ? Eh bien j'ai de bonnes nouvelles pour vous. Un nombre croissant d'études montrent que nos séances d'activité physique sont à la fois plus longues et plus régulières quand nous les pratiquons en extérieur[28]. Au grand air, oui, nous faisons travailler nos muscles différemment et nous dépensons davantage d'énergie que lorsque nous sommes sur un tapis d'exercice ou un vélo stationnaire à l'intérieur d'un local. Il est aussi prouvé que le fait de se dépenser en extérieur induit une réduction de nos hormones de stress, tandis que la lumière du soleil nous met de meilleure humeur. Dehors, enfin, c'est gratuit – pas d'abonnement à la salle de gym –, et nous n'avons pas à être embarrassés parce que nous ne comprenons pas le fonctionnement des appareils de musculation ou parce que des inconnus nous observent dans notre nouvelle tenue moulante en lycra. Le seul souci, c'est la météo. Difficile de faire de l'exercice en extérieur quand il fait trop chaud, trop froid, ou quand il pleut des cordes. Il existe cependant des tenues adaptées à tous les terrains et à tous les temps. Il y a même des équipements spécialement conçus pour la pratique nocturne. J'en ai acheté tout un paquet, ces dernières années, dont je suis très contente. Sans doute certaines personnes me trouvent-elles dingue quand elles me voient sortir courir sous la neige avec ma lampe frontale et ma veste à bandes réfléchissantes. Mes gamins, pour commencer, adorent se moquer de moi. Je leur dis qu'ils seront bien contents, plus tard – quand je serai vieille et qu'ils n'auront pas à s'occuper de moi –, que leur maman n'ait jamais cessé de se remuer les fesses pour rester en bonne santé.

Bon, la météo pose parfois de vrais problèmes, même aux adeptes les plus déterminés de l'exercice en extérieur. Et je suis toute prête à reconnaître qu'il y a beaucoup de gens nettement plus motivés que moi qui ont accompli des prouesses sportives que je ne peux même pas imaginer égaler. À propos, je pense qu'il peut être utile, pour se motiver à faire de l'exercice, de regarder du côté des professionnels. Quand je les observe je suis souvent soufflée de voir ce dont le corps humain est capable, et cela me donne envie de profiter à fond du potentiel de mon propre corps.

“ L'interview de Tara Lipinski, patineuse artistique, championne olympique et consultante sportive

Charlotte Markey : Quels conseils donneriez-vous pour qui veut pratiquer une activité physique régulière ?

Tara Lipinski : Aujourd'hui que je ne m'entraîne plus pour la compétition, je fais du sport et je reste active pour moi-même. Pour le bien que cela me procure. Je suis plus motivée certains jours que d'autres, bien sûr, et j'ai même des phases où je ne fais pas d'exercice très régulièrement. Mais j'y reviens toujours, malgré tout, parce que je me sens tellement bien, tellement en forme, après une bonne séance d'entraînement ! Quand on arrête, il peut falloir une quinzaine de jours pour reprendre le rythme, mais une fois qu'on commence à se sentir bien, c'est justement ce bon feeling qui pousse à continuer. L'activité physique, c'est vraiment quelque chose qui peut donner l'impression de se sentir plus vivant – il faut juste en prendre l'habitude. Le conseil que je donnerais, je suppose, c'est de se tenir à l'activité qu'on a choisie. Si on se donne le temps, c'est inévitable, on en ressent les effets positifs. Il est important, aussi, d'avoir certains objectifs. Des objectifs significatifs pour soi. Quand on pratique une activité physique, non seulement on se sent bien, mais on a aussi l'impression de réussir vraiment quelque chose. Et on devient assez vite accro à ce plaisir.

CM : Quand vous faisiez de la compétition, comment réussissiez-vous à rester motivée pour supporter toutes ces longues heures d'entraînement ?

TL : C'était mon quotidien. C'était la routine. Voilà tout. Et puis j'avais toujours de nouveaux objectifs à atteindre, de nouvelles figures à travailler. Le patinage est aussi un sport très physique, ce que j'adore, et j'étais toujours partante pour me préparer pour les compétitions.

CM : Pendant votre carrière professionnelle vous avez souffert de blessures à la hanche. Avez-vous quelque sage recommandation pour les gens qui souhaitent à la fois faire de l'exercice, être en bonne santé et éviter les blessures ?

TL : Je pense qu'il est important d'apprendre à connaître son corps et de savoir ce qui vous fait du bien. Je crois que j'ai appris très jeune ce que mon corps pouvait supporter et ce que j'aimais faire. J'ai aussi appris qu'il y a de « bonnes douleurs », avec lesquelles on peut continuer à travailler, et des douleurs et des blessures avec lesquelles il faut être prudent. Qu'il faut soigner.

CM : En tant qu'athlète, quel regard portiez-vous sur votre santé et sur la nutrition ? En tant que jeune femme, en outre, vous étiez beaucoup dans l'œil des médias. Vous êtes-vous jamais préoccupée de votre poids ?

TL : Le patinage est un sport où l'esthétique compte beaucoup, mais qui est aussi très éprouvant. Pour réussir, il faut être un athlète accompli. Mais j'ai grandi avec le désir d'être puissante et je savais que je ne devais pas être maigrichonne si je voulais décrocher des médailles. Quand j'ai arrêté la compétition, j'ai travaillé un moment avec un nutritionniste pour conserver de bonnes habitudes alimentaires qui devaient me permettre de poursuivre ma carrière professionnelle. Mais j'ai toujours pensé avant tout à rester en forme et en bonne santé. *Et je n'ai jamais fait de régime pour maigrir.*

Qui va lentement va sûrement

À présent que vous faites de l'exercice et trouvez des gens pour vous aider à garder la motivation, souvenez-vous que le développement de vos routines d'activité physique doit être un processus graduel. Allez-y sans forcer (et sans rien vous casser). Ne vous malmenez pas. La patience fait tout. Il vous faut prendre des habitudes que vous conserverez *toute votre vie*. Gardez bien à l'esprit que les personnes qui essaient d'en faire trop, trop vite, sont en général découragées par leur effort et finissent par ne plus rien faire du tout. Pour continuer de pratiquer votre activité physique sur le long terme, vous devez y trouver une forme ou une autre de satisfaction, et même de plaisir, et vous devez lui accorder de la valeur. Rien ne vous oblige à réellement *aimer* le type d'exercice que vous choisissez – ce n'est pas forcément passionnant de pédaler sur un vélo stationnaire –, mais peut-être appréciez-vous que cet exercice vous permette d'avoir un moment rien que pour vous ; peut-être aimez-vous le fait de pratiquer avec un ami, une collègue, une ou deux fois par semaine ; peut-être appréciez-vous les sensations physiques et les émotions que vous éprouvez après la séance. Toutes ces choses sont susceptibles de vous motiver.

Au début, évaluez le niveau d'activité physique qui était le vôtre au moment où vous avez rempli votre journal alimentaire, et voyez à quels moments de la semaine vous pourriez peut-être ajouter une séance plus ou moins longue d'exercice. Pour beaucoup d'entre nous, hélas, avoir une activité physique régulière signifie se lever de très bonne heure. Vous ne devriez pas renoncer à votre sommeil ; la plupart des adultes ont besoin de dormir au moins sept heures par nuit – non seulement pour être en bonne santé, mais encore pour garder un poids sain[29]. Par contre, vous pourriez gagner à vous coucher plus tôt, ou à réduire d'une demi-heure votre temps d'inactivité devant la télévision, le soir, pour entamer votre journée du lendemain par une demi-heure d'exercice.

Si vous n'avez pour le moment aucune activité physique et si l'idée de vous y mettre ne vous enthousiasme pas, commencez simplement par utiliser davantage votre corps pendant la journée – par bouger un peu plus en faisant ceci et cela. Ensuite, essayez d'ajouter deux sessions d'exercice de trente minutes à votre emploi du temps hebdomadaire. Promenez-vous dans votre quartier, marchez sur un tapis d'exercice, faites du vélo (d'appartement ou en extérieur). Démarrez en douceur et voyez comment vous vous sentez. Si telle semaine, pour une raison ou une autre, vous manquez une fois votre demi-heure d'exercice, essayez de faire une séance de soixante minutes *durant la même semaine*. Au bout de quelques semaines, peut-être éprouverez-vous l'envie de placer la barre un peu plus haut. Essayez alors, par exemple, de courir quelques minutes au lieu de marcher. Ou bien augmentez le réglage de la résistance (donc l'effort que vous avez à produire) de votre vélo d'appartement. Ou encore, choisissez une nouvelle activité que vous envisagez de pratiquer régulièrement et que vous jugez agréable et relaxante (et compatible avec votre emploi du temps).

Entamez pas à pas ce régime d'activité physique, tout en songeant à vous fixer des objectifs pour les prochains mois. Inscrivez-vous à une marche de cinq ou dix kilomètres, par exemple, ou décidez que dans tant de semaines vous serez capable de faire du vélo elliptique pendant tant de minutes. Exercez-vous de façon régulière, en gardant ces objectifs à l'esprit s'ils vous motivent. Quand mes enfants étaient plus petits, je n'avais pas le temps de courir ou d'aller à la piscine plus de deux fois par semaine. Je ne pouvais rien ajouter à mon programme (et ça, c'était après avoir renoncé à toute activité physique quelques années durant lesquelles j'avais eu deux bébés qui refusaient de dormir une grande partie de la nuit). Au bout d'un an et quelques, j'ai pu ajouter une troisième séance à mon planning hebdomadaire d'activité physique. L'année suivante, j'y ai ajouté une quatrième séance. Cela m'a pris du temps, donc, mais aujourd'hui je suis sans doute en meilleure forme que je ne l'ai jamais été. Je ne veux pas dire pour autant que vous devez vous aussi consacrer trois ou quatre ans à mettre au point un programme d'exercice qui vous donne satisfaction. J'espère que la majorité des gens ont des emplois du temps qui leur laissent un peu de liberté, et qu'il leur est possible de démarrer avec deux ou trois séances d'activité physique par semaine. Mais si la mise en place de ce programme doit être pour vous un « projet » à très long terme, n'y voyez aucun problème.

L'essentiel, ici, est que vous devez avoir *autant d'activité physique que possible* sans que cela constitue une surcharge stressante dans votre emploi du temps. La discipline, c'est bien, mais il est important que la pratique de l'activité physique soit plaisante et durable. Vous n'avez pas besoin de courir un marathon, ou même de consacrer énormément d'heures à l'activité physique chaque semaine pour en percevoir les effets bénéfiques sur votre corps et votre moral. Ne vous découragez pas et ne vous reprochez rien si vous ne parvenez jamais à aller plus de deux fois par semaine à la salle de gym à cause de votre emploi du temps. Visez toujours à établir de bonnes routines, qui fonctionnent bien pour vous et vous aident à rester en bonne santé.

Au bout du compte...

Si je devais choisir une option, une seule, à vous conseiller pour maigrir, je répondrais que vous devez modifier vos habitudes alimentaires. Il est plus facile d'avaler moins de calories que de se dépenser pour brûler ses calories. Cependant, vous pouvez et vous devez apporter de nombreux petits changements à votre mode de vie, dès aujourd'hui, pour augmenter votre niveau d'activité physique. Si votre objectif est de perdre des kilos ou de maîtriser votre poids sur le long terme, l'activité physique est le partenaire idéal de l'alimentation saine. Maigrir, ça ne sert pas seulement à avoir une silhouette plus mince et séduisante : cela signifie aussi être en meilleure santé et, espérons-le, vivre plus longtemps parce que l'on prend bien soin de soi.

Une dernière pensée : il est fort possible que vous *aimiez* l'exercice physique. Je me souviens d'avoir dit un jour à mon mari, il y a des années, que j'avais de la peine pour lui parce qu'il ne se dépensait pas, il n'utilisait pas son corps, et il ne savait donc pas comme on se sent extraordinairement bien après une bonne séance d'entraînement. Il lui a fallu plus de dix ans – dix ans à me regarder faire – avant de s'y mettre. Aujourd'hui il jure qu'il n'arrêtera plus jamais.

Bougez intelligent… *pour la vie*

- L'activité physique a de formidables effets bénéfiques – sur le corps comme sur l'esprit.
- Tout exercice vaut mieux que pas d'exercice.
- Augmentez (ou démarrez) votre programme d'activité physique en ajoutant à votre programme hebdomadaire, petit à petit, des séances d'entraînement qui vous donnent satisfaction.
- L'activité physique joue un grand rôle dans la gestion du poids à long terme. Et quand vous aurez perdu tous vos kilos en trop, vous ne voudrez pas les reprendre !

VII.
PHASE III
MANGEZ PLUS FUTÉ

La nourriture que vous mangez peut être la forme de médecine la plus sûre et la plus puissante, ou le poison le plus lent qui soit.

Ann Wigmore (1909-1993),
thérapeute holistique

Dans ce chapitre vous apprendrez

- Les bases de la nutrition : juste assez de choses sur les calories, les lipides (matières grasses), les glucides, le sucre, le sel, les protéines et les fibres pour bien manger, maigrir et ne pas reprendre vos kilos.
- Que certains facteurs circonstanciels peuvent jouer un rôle dans l'amaigrissement et la gestion du poids : les moments de la journée auquel vous vous nourrissez, votre sommeil, et même la vaisselle (votre assiette, oui) dans laquelle vous mangez.
- À mettre en œuvre les conseils des chapitres 3 et 5 en comprenant bien quels types d'aliments vous devriez exclure de vos habitudes alimentaires, et quels types d'aliments vous devriez y faire entrer.

Vous avez déjà fait tant de chemin – vous pouvez vous féliciter ! Vous comprenez maintenant ce que j'ai mis plus de vingt ans à piger : il n'y a pas de régime miracle, pas de solution minceur express qui tienne lorsque l'on veut maigrir *et* ne pas reprendre ses kilos. Par contre, manger pour être en bonne santé (et perdre du poids) est beaucoup plus facile qu'enchaîner les régimes ! La première fois que j'ai rencontré une nutritionniste, j'avais seize ans. Après de longues années de pratique de la danse classique – et de nombreux échecs avec les régimes – j'avais désespérément besoin des conseils de cette professionnelle. Elle m'a livré certaines informations scientifiques qui se trouvent dans ces pages, et les nutritionnistes avec lesquels j'ai mené des recherches depuis lors n'ont fait que répéter l'idée maîtresse qu'elle m'a fait découvrir : bien manger ce n'est pas forcément difficile, mais il faut savoir ce que l'on fait ! La science de la nutrition, la psychologie de l'alimentation et la physiologie de l'activité physique sont des sujets très complexes, mais vous qui lisez ce livre, vous n'avez pas besoin d'entrer dans les détails ; vous devez juste avoir connaissance de certains principes de base qui vous aideront à vous y retrouver dans le méli-mélo souvent déroutant de données sur les calories, les lipides (ou matières grasses), les glucides, le sucre, sans oublier les données sur ce qui permet ou au contraire empêche de perdre des kilos, ce à quoi nous sommes tous confrontés dans la vie quotidienne. Dans ce chapitre, vous allez donc découvrir quelques informations grâce auxquelles vous saurez encore mieux *comment* mettre en œuvre votre approche graduelle de l'amaigrissement et de la gestion du poids – dès aujourd'hui, puis demain et toute votre vie !

Déconstruire la calorie

Parlons un peu de calories. Pas seulement du nombre maximal qu'il vous faut en avaler pour rester à poids constant, mais de la nature même de la calorie. Vous avez peut-être appris au lycée, en cours de chimie, que la calorie est une unité de mesure qui décrit le potentiel énergétique d'une substance. Plus spécifiquement, la calorie de votre cours de chimie est l'unité d'énergie équivalant à la chaleur nécessaire pour augmenter d'un degré Celsius la température d'un gramme d'eau. La calorie de la nutrition, celle que nous absorbons à raison de deux mille par jour, est en réalité une *kilocalorie* qui a le pouvoir, elle, d'élever d'un degré Celsius la température d'un *kilogramme* d'eau. Je parle tout au long de ce livre de la calorie de la nutrition, la kilocalorie (que vous verrez, « kcal », sur les emballages de vos produits), mais j'utilise comme tout le monde le bon vieux mot de « calorie ». Pour ce qui est du rapport entre calories et amaigrissement (et gestion du poids), tout ce dont vous devez vous souvenir, c'est que lorsque vous avalez davantage de calories que vous n'en dépensez, vous prenez du poids. Pour le dire simplement, si vous voulez maigrir il vous faut réduire le nombre de calories que vous consommez et en brûler davantage en faisant de l'exercice.

Avaler moins et brûler plus de calories – facile, n'est-ce pas ? Mais les calories peuvent être sournoises. Si vous souhaitez maigrir et bien gérer votre poids, vous devez d'abord avoir une idée générale des calories que vous consommez en mangeant, et des calories que vous brûlez grâce à votre activité physique, tout au long d'une semaine type (souvenez-vous du journal alimentaire du chapitre 3). Plus tard, une fois que vous aurez cette vision d'ensemble et que vous aurez modifié en conséquence vos habitudes alimentaires et votre niveau d'activité physique, vous n'aurez plus à compter les calories. La quantité de calories que vous brûlez, chaque jour, sans tenir compte de vos activités physiques mais heures de sommeil comprises, c'est votre métabolisme de base (ou simplement « métabolisme » ; voir le chapitre 2 pour d'autres précisions sur le sujet). Chez la plupart des individus, les mécanismes physiologiques fondamentaux de l'organisme – respiration, régulation de la température corporelle, battements du cœur et digestion – nécessitent à eux seuls entre mille et deux mille calories par jour (les hommes plutôt davantage que les femmes). Outre les calories du métabolisme de base, votre corps consomme des calories pour toutes vos activités physiques. De manière générale, l'individu amorphe (du genre qui lézarde devant la télévision) utilise l'équivalent de trente pour cent de son métabolisme de base, en plus de celui-ci, pour l'activité musculaire requise par les mouvements minimaux qu'il consent à exécuter (tendre le bras vers la télécommande, par exemple, ou aller chercher un pot de glace au congélo). La personne qui a une activité physique modérée (qui marche et fait de l'exercice de façon à peu près régulière) consomme l'équivalent de quatre-vingts pour cent de son métabolisme de base en plus de celui-ci. En additionnant les calories de votre métabolisme de base, les calories de tous vos mouvements et de toutes vos activités physiques, plus un petit pourcentage de calories requises pour un phénomène physiologique que l'on appelle la thermogenèse alimentaire (ou l'action dynamique spécifique), vous obtenez votre *dépense énergétique totale* (DET). Et votre dépense énergétique totale, c'est donc le nombre de calories que vous devez avaler pour coller exactement aux calories que vous brûlez chaque jour.

Pour connaître la quantité de calories que vous pouvez vous permettre de manger pour rester à poids constant, il vous suffit de calculer votre métabolisme de base et votre DET. Il existe de nombreux sites web, et des applis pour smartphone, qui vous proposent de réaliser ces calculs. Leurs estimations sont raisonnablement fiables, mais gardez toujours à l'esprit que ce ne sont que des estimations[1]. Lisez aussi les informations en petits caractères qui accompagnent nombre de calculateurs de dépense énergétique. Souvent, ils ne prennent en compte que les calories que vous brûlez si vous n'avez aucune activité physique de la journée (c'est-à-dire si vous restez assis, dormez, passez un moment devant l'ordinateur...). En outre, si vous voulez perdre du poids et si l'un de ces calculateurs vous suggère de consommer *davantage* de calories que vous ne le faites déjà, il y a des chances pour que l'estimation soit erronée et que vous ayez un métabolisme relativement « lent » – tant mieux pour vous.

Avant de vous lancer dans un programme de réduction massive des calories contenues dans votre assiette, souvenez-vous de ce que nous avons vu au chapitre 5 : supprimer régulièrement cent petites calories par jour peut se traduire, sur une année, par une baisse de poids de quatre à cinq kilos[2]. Cent calories, ce n'est même pas ce que vous avalez avec un grand verre de jus de fruits industriel, avec un sachet de chips ou avec une barre de céréales. En même temps, gardez à l'esprit que l'inverse est aussi valable : ajoutez cent calories à votre diète quotidienne et dans un an vous devrez peut-être porter des pantalons plus larges d'une taille. En outre les études indiquent que nous avons tendance à manger le même volume (poids) de nourriture de jour en jour. Mais le volume de la nourriture n'est pas un indicateur fiable de son « volume » calorique. En d'autres termes il existe de nombreux aliments (voir surtout les fruits et les légumes) qui ont des poids similaires à bien des aliments beaucoup moins sains, alors que leur teneur en calories est inférieure. Si vous remplacez votre en-cas habituel de l'après-midi (un paquet de chips) par un aliment de volume similaire mais moins calorique (une pomme ou un sachet de pop-corn nature), vous éprouverez en toute probabilité la même impression de satiété *et* vous vous épargnerez des calories. Un troc plus que satisfaisant, si vous voulez mon opinion.

Vous remarquerez que mon approche de la gestion du poids ne vous dicte rien quant aux quantités de calories que vous devriez ou non consommer régulièrement. S'il est important de savoir de quoi il retourne quand on parle de calories, comme il est important de prendre l'habitude de faire de bons choix en matière d'alimentation, il n'est pas nécessaire de tenir un « décompte des calories » quotidien pour maigrir et gérer son poids. Je n'ai pas envie de vous voir faire des additions et des calculs chaque fois que vous vous mettez à table, et je vous recommande plutôt ceci : si vous voulez perdre du poids, mangez moins et mieux que vous ne le faites actuellement – voilà tout. Certes, il faut que vous commenciez pas savoir ce que vous mangez actuellement pour savoir comment réduire et améliorer le contenu de votre assiette.

Mais vous connaissez maintenant la méthode à suivre. Après avoir suivi mes conseils des chapitres 3 et 5, vous ne devez avoir aucune difficulté à réduire votre apport calorique quotidien d'*au moins* cent calories. (Rien qu'en modifiant certaines de vos habitudes, donc, en matière de boissons et de grignotages.) Si vous suivez mes conseils et réduisez peu à peu votre consommation de calories, vous n'avez pas besoin d'additionner vos apports caloriques au fil de la journée et au fil des semaines. Découvrez petit à petit des boissons, des en-cas, des friandises et des plats, pour vos repas, que vous appréciez et dont vous savez qu'ils sont sains et contiennent un nombre raisonnable de calories – et apprenez à vous tenir la plupart du temps à cet éventail d'aliments. Vous n'en souffrirez pas, bien au contraire, et vos nouveaux choix devenant de nouvelles *habitudes*, vous aurez de plus en plus de facilités à faire vos courses et vous n'aurez plus besoin de vous pencher sur les étiquettes des informations nutritionnelles. Surveiller à tout bout de champ les calories que l'on avale, ce n'est pas une bonne façon de procéder pour ce qui est de gérer son poids sur le long terme. Encore une fois, manger doit être un plaisir, pas un interminable exercice de maths.

“ L'interview de Peggy Policastroy, diététicienne au département des Sciences de la nutrition de l'université Rutgers

Charlotte Markey : Aux personnes qui ont le souhait, pour perdre du poids, de « surveiller » ou de « compter » telle ou telle valeur nutritionnelle dans leur alimentation – les glucides, les calories, le sucre, les lipides –, quelle valeur conseillez-vous de suivre en particulier, et pourquoi ?

Peggy Policastro : Tous les constituants de l'alimentation sont utiles, mais en quantités raisonnables. Même les matières grasses – les lipides – sont nécessaires, car elles nous permettent de nous sentir « nourris » pendant de longues heures. Si nous excluons un nutriment de notre diète, il nous manque, c'est quasi inévitable, et nous finissons par nous remettre à le manger – et à le manger avec excès ! Cela dit, la meilleure solution, sur le long terme, pour perdre du poids, c'est de réduire son apport calorique.

CM : Toutes les calories se valent-elles ? Certaines calories, celles des lipides par exemple, sont-elles pires que d'autres ?

PP : Oui, une calorie est une calorie. Certaines calories ont mauvaise réputation, mais nos organismes traitent toutes les calories de la même façon. Les calories sont décomposées par l'organisme en glucose et en acides gras libres qui « nourrissent » notre cerveau et nos muscles. Une calorie de lipides n'est pas vraiment différente, pour ce qui est de la régulation du poids, d'une calorie de glucides. Certains chercheurs travaillent à comprendre comment l'organisme exploite les glucides par rapport aux lipides par rapport aux sucres, et ainsi de suite, mais aucune étude de longue durée n'a prouvé que les calories d'un certain type de nutriments aient plus ou moins d'impact, en termes de gain ou de perte de poids, que les calories d'un autre type de nutriment. À vrai dire, les premiers nutritionnistes savaient déjà cela dès la fin du XIXe et au début du XXe siècle.

CM : Pourquoi les régimes low-carb, ou pauvres en glucides, ont-ils tant de succès ?

EB : Avant l'apparition du régime Atkins – et d'autres méthodes low-carb –, quand vous suiviez un régime vous deviez supprimer certains produits comme la viande rouge ou la crème glacée de votre alimentation. Et puis le régime Atkins a proclamé qu'il était possible de manger de ces choses-là, pas de problème, et de perdre quand même du poids ! C'était l'excuse que beaucoup de gens cherchaient pour s'offrir des aliments qu'ils culpabilisaient jusqu'alors de manger. Mais la conséquence du succès des méthodes Atkins et compagnie, c'est aussi que les glucides ont été diabolisés. Quand on cesse de manger des glucides, on a toutes les chances de perdre du poids assez rapidement, au début, pour la simple raison que les glucides retiennent les liquides. Mais perdre en vitesse deux ou trois kilos de poids en eau, ce n'est pas la même chose que de perdre un certain nombre de « vrais » kilos de façon durable. Les modes changent, dans les domaines des régimes comme ailleurs, mais il est clair qu'il n'existe pas de solution miracle pour maigrir. Si vous voulez perdre du poids, vous devez manger moins, c'est-à-dire réduire votre apport calorique, et augmenter votre niveau d'activité physique, c'est-à-dire dépenser plus de calories.

CM : Pourquoi parle-t-on autant du sucre, aujourd'hui ? On entend dire à tout bout de champ que le sucre et le sucre artificiel (les édulcorants) sont mauvais pour la santé. Est-ce vrai ?

PP : Le problème des édulcorants, à mon sens, c'est que comme nous savons qu'ils ne contiennent pas de calories, nous perdons aussi la capacité, semble-t-il, à maîtriser notre consommation de calories. Autrement dit, nous prenons l'habitude d'avoir des aliments « adoucis » qui ne contiennent pas de calories, et quand nous nous retrouvons confrontés au vrai sucre, qui contient *beaucoup* de calories, nous ne savons plus nous contrôler.

Bien sûr, la modération est essentielle pour tous les aliments que nous consommons. Même les boissons gazeuses sans calorie, adoucies aux édulcorants, doivent être consommées avec modération. Et elles ne sont pas aussi saines, c'est certain, que l'eau ou le lait écrémé. Il ne faut pas que les aliments artificiellement adoucis remplacent les aliments qui sont meilleurs pour notre santé sur le plan nutritionnel.

CM : Que pensez-vous des divers régimes et programmes minceur qui ont aujourd'hui la cote ?

PP : Si l'apport calorique global diminue, c'est clair, on perd du poids. Le jeûne n'est pas une bonne idée, même si certains programmes le recommandent. Il est normal de plus ou moins manger selon les jours, mais sauter des repas ou restreindre sévèrement notre apport calorique nous rend léthargiques et nous fatigue. Il est impossible d'être actif sans manger. C'est comme essayer de faire rouler une voiture sans essence. De manière générale, je conseille de prendre un vrai petit déjeuner tous les matins, de manger cinq fruits et légumes par jour, d'essayer de faire de l'exercice tous les jours, et de limiter le temps passé devant les écrans. C'est un « programme minceur » qui peut paraître terne, ou simpliste, mais grâce auquel on est à même de bien gérer son poids.

CM : Avez-vous quelque sage conseil, pour finir, à faire passer aux personnes qui essaient de perdre du poids et de ne pas reprendre ?

PP : Les recommandations que je donne à toutes les personnes qui veulent maigrir ne paraissent pas très excitantes, mais elles fonctionnent. Les livres de régime se succèdent dans les librairies, et la plupart d'entre eux ont une durée de vie assez brève, parce que leurs soi-disant « programmes » ne fonctionnent pas. Pour être en bonne santé, maigrir et garder un poids sain, il faut changer ses habitudes. Il est aussi nécessaire de comprendre *pourquoi* on mange. Certains facteurs comme la facilité à se procurer et à préparer les aliments, les routines de la vie quotidienne, les émotions aussi, jouent un rôle important dans les choix que nous faisons pour notre alimentation. Si nous arrêtions tous de manger quand nous sommes rassasiés, en outre, et si nous respections tous certaines règles de nutrition de base, nous ne serions pas face à l'épidémie d'obésité qui frappe aujourd'hui le monde.

Le point sur les lipides

Dans les années quatre-vingt-dix, les aliments pauvres en matières grasses, ou même privés de matières grasses, ont commencé à rencontrer un succès croissant. Toutes sortes de produits, de la vinaigrette au pain, sont apparus sur le marché, étiquetés « allégés », « sans corps gras » ou « *light* ». Beaucoup de gens les ont adoptés, puisqu'ils pouvaient les consommer sans culpabilité. Le développement de ces produits a aussi fait naître un phénomène que le journaliste Michael Pollan a baptisé l'« effet SnackWell's »[3]. SnackWell's est une marque de gâteaux, de cookies et autres friandises sans aucune valeur nutritionnelle, ou presque, qui a connu un grand succès en exploitant le filon marketing des aliments pauvres en matières grasses. L'effet SnackWell's, c'est la tendance que nous avons, parfois, à manger davantage un aliment dont nous savons qu'il est pauvre en lipides (ou qui n'est pas, pour une autre raison, source de culpabilité) que nous ne mangerions le même aliment dans sa version « normale ». Cependant, imaginons que vous dégustiez deux cookies de la marque SnackWell's, à cent cinquante calories chacun, parce qu'ils sont estampillés « *light* ». Pour votre ligne, vous feriez bien mieux de manger un seul vraie cookie, avec ses matières grasses, à deux cents calories. Sans oublier qu'il vous procurerait davantage de plaisir ! « Pauvre en matières grasses » ou « allégé », cela ne signifie pas « sans calorie ». Souvenez-vous que la teneur en lipides des aliments n'est pas aussi importante, pour ce qui est de perdre du poids, que leur teneur en calories. C'est l'excès de calories qui vous fait prendre des kilos !

Si la teneur en lipides des aliments compte moins que leurs calories, pourquoi les lipides – ou les « matières grasses », ou le « gras », peu importe le terme ici – sont-ils considérés comme néfastes ? Les lipides, simplement, contiennent davantage de calories que les autres nutriments (les glucides ou les protéines). Le truc, aussi, c'est que les aliments gras nous procurent un réel sentiment de satisfaction. La recherche indique que nos circuits imprimés biologiques sont conçus pour convoiter les lipides. Jadis, il y a des milliers ou des dizaines de milliers d'années, il était logique que les humains aient très faim d'aliments riches en matières grasses, car la nourriture manquait souvent. Dans un environnement où vous ne saviez pas toujours très bien quand vous auriez droit à votre prochain repas – et de quoi il se composerait –, il était logique que vous cherchiez à avoir la satisfaction de manger des aliments hypercaloriques. Mais faisons un bond à travers le temps jusqu'à l'environnement alimentaire moderne : il ne ressemble absolument pas à celui de nos ancêtres préhistoriques. Ni même, d'ailleurs, à celui de nos grands-parents. Aujourd'hui, les aliments riches (trop riches) en matières grasses sont partout : pizzas, frites, charcuterie, hamburgers, beurre, et même cette belle mousse crémeuse sur votre *caffè latte* du matin. Tous les produits transformés (industriels) ou frits sont susceptibles d'avoir une teneur en gras particulièrement élevée. Et vous savez à quel point il est facile de consommer trop de calories quand vous mangez des aliments riches en gras. Qui se contente, je veux dire, d'une seule part de pizza ou d'une petite poignée de frites ? Mais souvenez-vous : ce ne sont pas les matières grasses elles-mêmes qui vous font prendre des kilos ; le problème, c'est que les matières grasses sont hypercaloriques.

Il est également important de comprendre qu'il existe différents types de matières grasses, et qu'il est bon pour votre organisme d'en inclure une certaine quantité dans votre diète. Vous avez peut-être entendu dire, par exemple, que les fruits à coque (les noix, par exemple) ou les avocats contiennent du « bon gras ». Ils renferment en effet des acides gras insaturés qui n'ont pas le même effet sur votre niveau de cholestérol et sur votre cœur que les acides gras saturés. Ces derniers, au contraire, font grimper votre cholestérol sanguin ; limiter votre consommation d'aliments riches en acides gras saturés (la viande, le lait *entier*, les produits laitiers) peut faire baisser votre cholestérol sanguin. La consommation de matières grasses est aussi associée à divers problèmes de santé, dont les maladies cardiaques et certains cancers[4].

Pour résumer : il faut faire attention aux lipides ou matières grasses que vous consommez, surtout pour ce qui est des acides gras saturés. Mais votre organisme a besoin de matières grasses ! Et ce ne sont pas les matières grasses, en elles-mêmes, qui vous font grossir. Si vous avalez vos deux mille calories par jour et que deux cents d'entre elles viennent des lipides, votre poids ne changera pas si vous passez à quatre cents calories de lipides en maintenant un total de deux mille calories. Voilà pourquoi certaines personnes restent maigrichonnes alors qu'elles dégustent régulièrement des produits gras : nombre d'entre eux ont une teneur élevée en acides gras insaturés, et si l'apport calorique global de ces personnes reste modéré, leur poids n'augmente pas.

Sucre et sel : les sournois

La quasi-totalité des aliments transformés (les aliments qui ne sont pas des produits naturels comme les fruits, les légumes ou les œufs) contiennent du sucre et du sel *ajoutés*. Jetez un œil sur les emballages des produits de votre caddie : pain, céréales, plats préparés, condiments, soupes, fruits et légumes en boîte, conserves de toutes sortes. Et attention, car bien souvent le sucre et le sel n'y sont pas nommés « sucre » et « sel » : ils ont beaucoup d'autres noms ! Le sel peut, par exemple, s'appeler chlorure de sodium. Comme il sert d'agent conservateur pour de nombreux aliments, comme il leur donne aussi meilleur goût, il est *partout*. Une seule tranche de pain de mie contient couramment entre cent et deux cents milligrammes de sel. L'industrie de l'amaigrissement vous gave elle aussi de sel : bien des plateaux-repas Weight Watchers en contiennent près de neuf cents milligrammes. L'Organisation mondiale de la santé nous recommande de limiter notre consommation quotidienne de sel à quatre grammes par jour (soit l'équivalent d'une cuiller à café ; les cardiologues américains préconisent même de descendre à deux virgule quatre grammes[5]). Or, la plupart des gens en absorbent chaque jour *deux à trois fois plus*. Donc ce n'est pas une mauvaise idée de réduire votre consommation de sel, en particulier si vous êtes en surpoids et/ou si vous avez déjà atteint la quarantaine. Le sel lui-même ne fait pas grossir, mais il contribue à la rétention de l'eau par l'organisme et, souvent, à la constipation – deux symptômes pas forcément agréables. Sachant les effets négatifs du sel sur la santé, en tout état de cause, il est nécessaire que vous preniez conscience du problème et que vous surveilliez – réduisiez – sa consommation.

Sur les emballages des produits que nous mettons dans notre caddie, le sucre peut être appelé « fructose », « jus de canne à sucre », « dextrose », « concentré de jus de fruits », etc. : ses noms se comptent par dizaines. Comme le sel, il donne meilleur goût aux aliments. Nous sommes tous tellement habitués aux aliments sucrés, désormais, que nous n'aimons plus le pain, la soupe ou les céréales s'ils ne sont pas sucrés. Les fabricants le savent et chargent leurs produits de sel et de sucre pour les rendre appétissants. N'oubliez pas que leur objectif n'est pas de nous aider à vivre en bonne santé, mais de nous faire acheter leurs marchandises. De récentes études indiquent même que nous commençons tous, consommateurs des pays industrialisés, à éprouver un besoin excessif – maladif – de ces préparations sucrées ou salées, et que nous sommes susceptibles d'y devenir « accros ». Plus nous y sommes exposés, plus nous les désirons[6].

Depuis quelques années, heureusement, la prise de conscience s'impose. Le sucre est encore plus diabolisé que le sel. La recherche a montré que nos organismes le métabolisent plus rapidement que tout autre composé alimentaire. Oui, la consommation de sucre est *particulièrement néfaste* pour votre ligne et pour votre santé[7] ! Le sucre est directement lié à l'augmentation des taux de diabète observée depuis plusieurs décennies. Des chercheurs affirment même que ce n'est pas l'obésité qui est responsable de l'explosion de certaines maladies : le coupable, c'est le sucre – l'augmentation de nos apports en sucre[8]. Une étude contradictoire a conclu que le lien entre consommation de friandises sucrées et certaines maladies qui affectent les obèses (hypertension, niveaux élevés de cholestérol, etc.) n'était pas parfaitement clair. Mais les auteurs de ce travail ont aussi souligné que les obèses ayant tendance à limiter leur consommation de friandises (car ils souhaitent maigrir), cette réduction de leur consommation en sucre pouvait expliquer les résultats de l'étude[9]. En tout état de cause, si vous adoptez des habitudes alimentaires qui vous permettent de réduire votre consommation de sucre, cela ne peut avoir que des conséquences positives sur votre ligne et sur votre santé. Selon les nutritionnistes, nous ne devrions tirer que dix pour cent de nos calories journalières du sucre. Concrètement, cela équivaut à treize cuillers à café de sucre environ. Hélas, la plupart des gens en consomment beaucoup, beaucoup plus : comme pour le sel, entre deux et trois fois plus que la quantité recommandée ! Évidemment, nous n'avalons pas tout ce sucre en nous enfilant des cuillerées de sucre en poudre dans la bouche. La plus grande partie de notre excès de sucre provient de tous les aliments industriels, liquides et solides, que nous consommons : ils contiennent beaucoup plus de sucre – « caché » sous une multitude de noms, donc – que nous n'en avons conscience.

Faut-il éviter le sucre et le sel, alors ? La réponse à cette question est facile : *consommez-en, mais avec beaucoup de modération*. Plus facile à dire qu'à faire, j'en conviens, mais c'est nécessaire. Limiter vos apports en sucre et en sel, à vrai dire, c'est sans doute ce que vous pouvez faire de mieux pour votre santé. Lisez attentivement les informations nutritionnelles des aliments industriels que vous achetez et prenez l'habitude de sélectionner ceux qui ont les plus faibles teneurs en sucre et en sel. Faites particulièrement attention aux céréales et autres « produits de base » qui peuvent être lourdement sucrés.

Quelle est cependant l'attitude la plus intelligente à adopter ? Vous connaissez la réponse. Renoncez autant que possible aux aliments industriels et optez pour des aliments naturels que vous cuisinez vous-même ! Cette modification de votre diète vous aidera non seulement à perdre du poids, mais à vivre en meilleure santé.

Les glucides : oui ou non ?

Aujourd'hui, un certain nombre de restaurants refusent de servir du pain avant le repas car ils se proposent de faire manger plus sainement leur clientèle. Même les Français, réputés pour être les plus grands connaisseurs mondiaux de pain et de pâtisseries, consomment moins de pain qu'auparavant[10] ! Depuis quand le pain est-il devenu « malsain » ?

Il a commencé à avoir mauvaise réputation quand le livre *La Révolution diététique du Dr Atkins* a provoqué, eh bien… une révolution. Le Dr Atkins a commencé à écrire dès le début des années 1970 sur l'amaigrissement, la gestion du poids et les glucides (que l'on appelait autrefois « hydrates de carbone », et qui sont toujours nommés « carbohydrates » en anglais, d'où le « carb » des régimes low-carb). Mais ses idées ont gagné en popularité deux décennies plus tard, et en particulier au début des années 2000. Rares sont les amateurs de régime touchés par cette « révolution » à ne pas avoir essayé la méthode low-carb ou pauvre en glucides. Celle-ci a pour principe qu'il faut éliminer les glucides de l'alimentation car les lipides et les protéines sont plus longs à digérer et plus satisfaisants à manger. Éliminer les glucides, cela signifie aussi éliminer les aliments qui retiennent l'eau : au début du régime cette mesure radicale se traduit par une rapide baisse de poids. Quand le corps est privé de glucides, qui constituent sa principale source d'énergie facile d'accès, il se met en quête d'autres ressources et puise alors dans ses réserves de graisses. La personne qui suit un régime low-carb perd du gras, et aussi du poids. En général, les régimes « à la Atkins » démarrent avec l'élimination complète des aliments riches en glucides (lesquels ne se limitent pas au pain et aux céréales ; les pommes de terre et certains fruits sont notamment exclus). Dans un deuxième temps, les aliments bannis sont petit à petit réintégrés dans la diète. L'idée, donc, c'est de renoncer aux glucides pour brûler sa graisse, puis, lorsque ce résultat est atteint, de s'autoriser de nouveau à consommer des glucides. Pas besoin de se pencher sur la biochimie complexe de la transformation des aliments par l'organisme pour voir que la logique de cette méthode est bancale. Lorsque vous recommencez à manger des glucides, votre corps ne peut que recommencer à stocker des graisses. Il est évident que la pratique consistant à tirer un trait sur certains aliments pendant un temps, puis à les réintroduire dans son assiette, ne peut se traduire par une perte de poids *durable*. De fait, la science a démontré que les méthodes low-carb ne risquent pas davantage de vous faire maigrir que d'autres pseudo-solutions comme les régimes basses calories ou le régime paléo (dont les résultats sont plutôt minables sur le long terme)[11].

Malgré leur inefficacité, les régimes pauvres en glucides ou zéro glucide continuent pourtant d'avoir du succès. Ce n'est guère surprenant : une méthode qui vous autorise à dévorer bacon et cheeseburger (sans pain !) ne peut que séduire les personnes attirées par les régimes, mais qui en ont marre, avec les autres méthodes, de n'avoir droit qu'à des salades et de devoir se passer de tout ce qui est un tant soit peu graisseux. De plus, il est facile d'intérioriser une règle simple comme « Ne mangez pas de glucides » – et nous avons tous soif d'instructions claires et directes –, en particulier quand nous tentons de perdre du poids. Enfin, les chips et autres solutions de grignotage étant bannies des régimes sans glucides, leurs adeptes ont forcément tendance à moins manger entre les repas. Vous comprenez maintenant pourquoi certaines personnes qui adoptent un régime pauvre ou neutre en glucides pour maigrir voient *au début* leurs efforts couronnés de succès[12]. Et vous savez aussi que tout le monde a envie, un jour ou l'autre, d'un morceau de pain, d'une assiette de spaghettis ou d'une pâtisserie. Les glucides ont un pouvoir de séduction qu'il est difficile d'ignorer ad vitam æternam. Il arrive forcément un moment où les adeptes des régimes low-carb mangent ce dont ils ne peuvent plus se passer… et le régime échoue.

Les chercheurs de la célèbre Mayo Clinic nous recommandent de tirer entre quarante-cinq et soixante-cinq pour cent de nos calories des glucides[13]. Les glucides rassasient et sont une précieuse source d'énergie. Bien sûr, il y a glucides et glucides. Le pain blanc est généralement pauvre sur le plan nutritionnel (à moins qu'il ne soit enrichi en ceci et cela) et contient des glucides raffinés qui sont décomposés sans délai par l'organisme – et métabolisés aussi vite que le sucre. Une pâtisserie aura sans doute une haute teneur en glucides, mais elle sera aussi très riche en lipides. En revanche, les céréales complètes sont en général très nutritives, notamment grâce à leurs fibres qui ralentissent le processus de digestion, et ont toutes les chances de bien vous rassasier[14]. Pour manger intelligemment côté glucides, optez pour le riz brun, l'avoine et le pain multicéréales. De nombreux fruits et légumes ont aussi une haute teneur en glucides complexes et en nutriments, et compléteront magnifiquement, si vous ne les consommez déjà, vos nouvelles habitudes alimentaires : citons, par exemple, les pommes, les brocolis, les poires, les épinards et les courgettes. (Mais *tous* les fruits et *tous* les légumes ont quelque chose de bon pour votre ligne et votre santé.) Pour résumer : n'éprouvez aucune culpabilité à manger des glucides. Ils ne sont pas mauvais par nature et ils apportent une superbe source d'énergie à votre corps. Néanmoins, le principe de modération et le désir de prendre de bonnes habitudes doivent continuer de guider vos choix.

Les protéines et les fibres

Rares sont les personnes qui s'interrogent sur la quantité de protéines qu'elles ingèrent de jour en jour. Mais, bonne nouvelle, nos besoins moyens en protéines (c'est-à-dire adaptés à quatre-vingt-dix-sept virgule cinq pour cent des individus en bonne santé) s'élèvent à environ cinquante-six grammes par jour pour les hommes et quarante-six grammes par jour pour les femmes. Or, cent grammes de blanc de poulet contiennent trente grammes de protéines. Il n'est donc pas très difficile d'atteindre son quota. La plupart des nutritionnistes estiment cependant qu'il est bon, pour la régulation du poids, de booster notre apport en protéines jusqu'à lui faire représenter vingt pour cent de notre apport calorique total. Pour la plupart d'entre nous, cela signifie augmenter notre consommation de protéines de vingt-cinq grammes. Les aliments riches en protéines sont également importants car ils contiennent une grande variété de nutriments (vitamine B, magnésium, etc.).

Les protéines sont essentielles pour maintenir un poids équilibré car les aliments très protéinés rassasient vite et bien[15]. Si vous voulez éviter de trop manger, vous avez intérêt à enrichir votre diète avec de multiples sources de protéines. Les haricots et les pois sont parfaits sur ce plan. Les produits à base de soja, les noix et les graines constituent aussi de remarquables choix (mais faites attention à la teneur élevée en « bon gras » des noix et des graines, donc ne vous en goinfrez pas). Il est recommandé de manger du poisson et/ou des fruits de mer une fois par semaine, et de ce côté le saumon vient en tête des classements nutritionnels[16]. Bien sûr, il y a aussi les produits courants que sont la volaille et les œufs. Voici une petite liste de sources de protéines futées qui vous aideront à maîtriser votre poids.

CHOIX DE PROTÉINES FUTÉES

Aliment	**Teneur en protéines (g)**
Blanc de poulet (100 g)	30
Thon blanc en boîte (100 g)	23
Saumon (100 g)	21
Filet de cabillaud (100 g)	19
1 coupelle de cheddar râpé	16
2 œufs	12
1 barre protéinée	10
1 grand verre de lait écrémé	8
1 coupelle de haricots noirs cuits	8
1 coupelle de pois cuits	8
1 yaourt à la grecque (125 g)	6
Tartine de Nutella sur pain complet	4

Note : Les teneurs en protéines de ce tableau sont des estimations. Les valeurs réelles varieront suivant la marque des aliments ou la taille des produits frais.

Les fibres sont également excellentes pour la santé. D'après les nutritionnistes, les femmes devraient en consommer quotidiennement entre vingt et un et vingt-cinq grammes (plutôt vingt et un pour les femmes de plus de cinquante ans) et les hommes entre trente et trente-cinq grammes (plutôt trente pour les hommes de plus de cinquante ans)[17]. Avalez-vous une telle quantité de fibres tous les jours ? Si vous pouvez répondre oui à cette question, tant mieux pour vous ! Les fibres alimentaires ont de nombreux effets bénéfiques sur la santé : elles normalisent le transit intestinal (qui s'en plaindrait ?), facilitent la digestion, régulent le glucose sanguin, entretiennent le cœur, font baisser le cholestérol et diminuent le risque de diabète[18]. Et ce n'est pas tout ! La consommation de fibres aide aussi à maigrir et à maîtriser son poids. Les fibres sont des substances qui ne sont pas digérées ou absorbées par l'organisme – elles traversent le corps relativement intactes –, et des substances *volumineuses* qui prennent souvent un certain temps à être consommées (imaginez le temps qu'il vous faut pour avaler un concombre entier par rapport à un morceau de pain blanc). Manger des fibres signifie donc absorber moins de calories. Les aliments riches en fibres ont aussi tendance à vous rassasier plus vite et plus longtemps (une fois encore, parce qu'ils sont volumineux)[19]. Si vous avez sérieusement l'intention de vivre en bonne santé et de maigrir, vous devez ajouter des aliments riches en fibres à vos repas : pommes, artichauts, orge, haricots, choux de Bruxelles, carottes, agrumes, noix, avoine, pois, prunes, framboises, son et farines complètes. Sont considérés comme sources « futées » de fibres, de manière générale, les aliments qui contiennent au moins trois grammes de fibres par portion. Ceux qui en comptent cinq grammes ou davantage sont d'« excellentes » sources de fibres. Si vous ne consommez pas assez de fibres, utilisez les recommandations du chapitre 5 pour modifier graduellement votre diète, de semaine en semaine, et y inclure des aliments riches en fibres. Et comme je le dis souvent : allez-y, essayez donc de manger *trop* de fruits et de légumes ! Les fruits et les légumes vous apportent beaucoup de nutriments et beaucoup de fibres, mais peu de calories, et vous ne risquerez jamais de les consommer de façon exagérée.

CHOIX DE FIBRES FUTÉES

Aliment	**Teneur en fibres (g)**
Une portion de pois cuits	16
Une portion de haricots noirs cuits	15
Une coupelle de framboises	8
Une portion de pousses de soja cuites	6
Une assiette de spaghettis au blé complet	6
Une portion de choux de Bruxelles	6
Une portion de brocolis	5,5
Une poire	5
Un artichaut entier, cuit	4,5
Une coupelle de riz cargo (complet) cuit	4
Une poignée d'amandes	4
Une orange	3

Note : Les teneurs en fibres de ce tableau sont des estimations. Les valeurs réelles varieront suivant la taille des produits.

Le petit déjeuner : le repas le plus important de la journée ?

Nos années de fac sont merveilleuses pour ce qui est d'accumuler des connaissances, mais pas toujours idéales pour ce qui est de manger sainement. Quand j'étais étudiante, je me réveillais moins d'une heure avant mon premier cours (même s'il commençait à treize heures), je m'habillais en vitesse et je prenais un « brunch » sur le pouce à la cafétéria. Je me souviens que j'étais fière de moi parce que mes longues nuits de sommeil me permettaient de sauter un repas de la journée sans avoir faim. Je prenais en général deux repas par jour, parfois entrecoupés de petits en-cas. Je ne croyais pas à ce conte de bonne femme qui voulait que le petit déjeuner fût « le repas le plus important de la journée ».

Il m'a fallu attendre d'être enceinte de mon premier enfant, et obligée de manger pour refouler les nausées matinales, pour me mettre à petit-déjeuner régulièrement. (On pourrait penser le contraire, mais le fait de manger apaise bel et bien les nausées du début de la grossesse.) Aujourd'hui je ne pourrais pas imaginer sauter ce repas. Certes, mon emploi du temps est beaucoup plus régulier que lorsque j'étais étudiante (je ne me souviens pas de la dernière fois où j'ai eu le loisir de dormir jusqu'à huit heures – ne parlons même pas de midi). Il m'est donc non seulement possible, mais nécessaire, de prendre un vrai petit déjeuner le matin. J'ai aussi et surtout appris que je me sens beaucoup mieux, et que j'ai beaucoup plus de facilités à garder un poids stable grâce à ce premier repas de la journée. Et les études montrent que je ne suis pas seule dans ce cas.

Pour commencer, le petit déjeuner a un impact positif sur votre capacité de concentration. Les enfants qui petit-déjeunent réussissent mieux contrôles et tests d'aptitude que les enfants qui se passent de ce repas[20]. Même si nous n'avons pas forcément faim quand nous sautons le petit déjeuner, nous sommes beaucoup plus distraits que nous n'en avons conscience. Il est même démontré que le fait de se priver de petit déjeuner a des conséquences sur notre capacité à retrouver certaines informations dans notre mémoire[21]. Mais cela paraît logique, non ? Quand vous avez l'estomac qui gronde, vous avez plus de mal à vous souvenir du nom de la capitale du Tibet lors d'un examen, de l'endroit où vous avez laissé vos clés ou de votre prochain rendez-vous.

Outre ses effets bénéfiques sur la cognition, le petit déjeuner, s'il est consommé régulièrement, est bon pour la gestion du poids. Simplement dit, les gens qui petit-déjeunent maîtrisent mieux leur poids que ceux qui sautent ce repas. C'est peut-être parce que le fait de manger en début de journée induit des choix alimentaires plus sains jusqu'au soir. Le fond du problème, semble-t-il, c'est que plus on attend d'avoir faim pour se nourrir, plus on a tendance à faire de *mauvais* choix alimentaires. Si l'idée d'avaler quoi que ce soit au réveil vous rebute (c'est le cas pour certaines personnes), il n'y a pas de mal à attendre une heure, ou même deux, pour petit-déjeuner. L'essentiel, souvenez-vous, est de ne pas démarrer la journée le ventre vide[22].

Le sommeil est le meilleur soin de beauté qui soit

Si vous dormez, vous ne mangez pas. D'accord, il y a des somnambules qui grignotent en dormant, mais la majorité d'entre nous dormons sans absorber de calories[23]. Ce n'est pas une mauvaise raison de se mettre au lit. Plus important, peut-être, nous avons besoin de vraies nuits de sommeil parce que nos corps fonctionnent mieux quand nous sommes bien reposés. Il est nécessaire de dormir suffisamment, de manière générale, pour vivre en bonne santé… et pour conserver un poids sain.

Mais « suffisamment », cela signifie combien de temps ? On estime qu'un adulte a besoin de sept à neuf heures de sommeil par nuit[24]. Et malheureusement, plus du quart des adultes ne dorment pas assez. Que se passe-t-il quand votre sommeil est insuffisant ? Vous êtes plus vulnérable face à tout un éventail de problèmes de santé, dont les maladies cardio-vasculaires, la dépression et l'obésité. Il peut paraître étrange que le manque de sommeil ait une influence sur la corpulence, mais la recherche montre que la fatigue nous incite à manger davantage d'aliments de mauvaise qualité, et hypercaloriques, que lorsque nous avons suffisamment dormi. Quand nous sommes fatigués, en effet, les zones du cerveau qui traitent la sensation de faim répondent plus favorablement aux aliments gras et sucrés. Certains travaux indiquent même que le cortex préfrontal – la partie du cerveau qui nous permet d'être organisés, méthodiques et judicieux – est moins performant quand la fatigue est là. Une mauvaise nuit de sommeil est donc deux fois mauvaise : nous avons alors fortement envie d'aliments malsains susceptibles de nous satisfaire et de nous fournir de l'énergie très vite, et nous sommes moins aptes à maîtriser cette envie[25]. Précision aussi étonnante que terrifiante : il suffit de manquer de sommeil *une seule nuit* pour que ces troubles commencent à se manifester.

Moins de calories pour votre argent

Dans un célèbre documentaire qu'il a réalisé en 2004, *Super Size Me*, Morgan Spurlock critique l'industrie du fast-food (et McDonald's en particulier) pour le rôle qu'elle joue dans l'épidémie d'obésité actuelle. Comme le titre du film le donne à penser, il se focalise sur la taille excessive, sinon délirante, des portions que nous consommons au XXIe siècle. Chez McDonald, par exemple, le steak du hamburger servi à l'ouverture de la chaîne en 1955 pesait quarante-cinq grammes. Aujourd'hui, le plus gros burger de la marque aux États-Unis, c'est deux cent vingt-cinq grammes de viande ! La portion de frites, quant à elle, est passée de soixante-dix grammes à deux cents grammes et davantage pour les plus grandes tailles, ce qui représente cinquante frites et plus à avaler[26] !

Mais les chaînes de fast-food ne sont pas les seules coupables. La quasi-totalité des produits industriels que nous mangeons aujourd'hui se présentent en portions plus volumineuses qu'il y a vingt ans. Les boîtes de céréales sont plus grandes. Les pizzas sont plus larges. Les gobelets des boissons sont plus hauts, plus gros[27]. Et qu'arrive-t-il quand nos portions deviennent plus volumineuses ? Vous connaissez la réponse à cette question : nous devenons plus volumineux ! Nous les apprécions pourtant, ces portions toujours plus généreuses, parce que nous avons le sentiment d'en avoir davantage pour notre argent. L'industrie alimentaire le sait bien. Prenez, par exemple, cette formule « pop-corn et boisson » ridiculement chère que vous achetez quand vous allez voir un film. Au cinéma que j'ai l'habitude de fréquenter, le « petit » gobelet de soda (trente-cinq centilitres) coûte quatre dollars. Le « moyen » a l'air nettement plus costaud (cinquante centilitres) et coûte quatre dollars cinquante. Le « grand » est gigantesque (près de soixante-dix centilitres de boisson sucrée !) et coûte cinq dollars. Sur le plan financier, il est assez logique de commander le grand gobelet : vous avez deux fois plus de produit pour seulement un dollar de plus. Pour votre santé, en revanche, il n'est pas très intelligent de choisir une telle quantité de boisson gazeuse. De temps en temps, j'achète la plus petite taille de pop-corn proposée et je demande à la personne qui me sert de ne pas remplir complètement le pot, car même le « petit » modèle, à mon sens, c'est beaucoup de pop-corn pour une seule personne. En général je dois aussi préciser que je paierai le prix indiqué, oui, pas de problème, je veux juste ne pas manger trop de pop-corn – et en général mes propos me valent des regards bizarres. Je reconnais qu'il est un peu étrange de dépenser quatre dollars et demi pour du pop-corn et de ne même pas accepter la quantité de produit prévue pour cette somme. Mais si vous voulez trouver un équilibre entre plaisir de manger du pop-corn et nécessité de faire attention à votre poids, il vaut la peine de perdre l'équivalent d'un dollar de pop-corn pour ne pas vous gaver. Si nous voulons éviter que nos silhouettes s'élargissent, nous devons commencer par accorder de la valeur à notre santé plutôt que consommer toujours plus de calories pour notre argent.

Si ces « généreuses » portions de nourriture sont mauvaises pour notre santé, c'est en partie parce que… nous mangeons la nourriture qui est devant nous. Je parie que si vous avez acheté un pot de pop-corn « moyen » lors de votre dernière sortie au cinéma, vous l'avez terminé. Et l'autre soir, quand vous n'aviez pas envie de préparer à manger et avez commandé une pizza livrée à domicile, vous l'avez avalée *entièrement*, jusqu'au dernier petit morceau d'olive noire. Mais, voyez-vous, il est possible de tirer partie de ce penchant pour le bien de votre santé. Le pop-corn et la pizza n'ont pas l'exclusivité de notre gourmandise. Il s'avère que lorsque nous sommes en présence de portions généreuses d'aliments *sains* (genre fruits et légumes, eh oui), nous en mangeons *aussi* davantage. Nous pouvons donc augmenter notre consommation de fruits, de légumes et d'autres aliments bons pour notre ligne et notre santé en nous organisant, simplement, pour en avoir davantage autour de nous[28]. Il vaut donc le coup d'ajouter un deuxième légume au menu du dîner, ou de mettre encore plus de feuilles de laitue dans le saladier, si vous voulez manger ces aliments en plus grande quantité (et réduire votre consommation de choses moins saines). Je sais que l'équation peut paraître simpliste, mais c'est bien de cela qu'il s'agit : pour manger intelligent, il vous suffit d'apporter quelques changements simples à vos habitudes.

La table des gens intelligents

Vous arrive-t-il d'écarquiller les yeux, au restaurant, en découvrant la taille des portions qui vous sont servies ? Non seulement les assiettes sont immenses, mais elles sont aussi remplies d'aliments que vous doutez fort, aussi délicieux aient-ils l'air, de réussir à terminer. Et pourtant, sans trop savoir comment, vous les engloutissez jusqu'à la dernière bouchée ! Si nous vidons ainsi nos assiettes, c'est parce que nous avons « appris » à nous voir proposer des portions trop volumineuses par rapport à nos besoins – et nous mangeons donc ce qui est devant nous. Mais la présentation de la nourriture, je veux dire la vaisselle dans laquelle elle est servie, influence aussi nos comportements. C'est simple : plus l'assiette est grande, plus votre portion de nourriture paraît réduite, et vice versa. Ce petit phénomène visuel a-t-il des conséquences sur la quantité de nourriture que vous consommez ? Et comment !

Le Food and Brand Lab de Brian Wansink, à l'université Cornell, a réalisé certaines des études les plus remarquables qui se puissent concevoir sur les éléments de notre environnement quotidien qui influencent nos comportements alimentaires. (Un grand nombre de ses travaux sont consignés dans son livre *Conditionnés pour trop manger*[29].) Étude après étude, Wansink et ses collègues ont systématiquement observé que les assiettes de grande taille font percevoir la quantité de nourriture qui s'y trouve plus petite qu'elle ne l'est en réalité – et incitent en conséquence les gens à manger davantage. La couleur de l'assiette joue elle aussi un rôle : le contraste des couleurs (ou l'absence de contraste) entre la vaisselle et les aliments nous donne plus ou moins d'appétit. Si, par exemple, vous servez de la purée de pommes de terre sur une assiette blanche, vous aurez tendance à en consommer une plus grande quantité que si l'assiette est rouge. Quand les teintes de la vaisselle et des aliments sont proches, les portions augmentent. Si vous souhaitez booster votre consommation de légumes verts, vous pourriez avoir intérêt à opter pour des assiettes vertes. Si vous tentez de limiter votre consommation de spaghettis carbonara, de pain ou de pommes de terre, songez à mettre des assiettes colorées sur votre table. À vrai dire, même la couleur de votre table, de votre nappe ou de vos sets de table, s'ils offrent un contraste avec celle de votre vaisselle, peut se traduire par une diminution de dix pour cent de la taille de vos portions[30] !

Ces découvertes sont valables pour les enfants comme pour les adultes. Quand les enfants utilisent des assiettes de taille « adulte », ils se servent davantage et ils consomment davantage de nourriture. Si votre objectif est de réussir à faire manger vos bambins (certains enfants sont difficiles et il faut travailler dur pour qu'ils se nourrissent suffisamment), donnez-leur de grandes assiettes. Si au contraire vous voulez réduire leurs portions, gardez les assiettes de bébé à portée de main[31].

La nourriture compte beaucoup dans un régime alimentaire équilibré.

Fran Lebowitz, écrivain, satiriste

Entourez-vous d'aliments intelligents

Je comprends que vous ayez parfois tellement à faire, et la tête pleine de tant de choses, que vous n'avez pas forcément les idées claires pour ce qui est de bien vous nourrir. Certains jours vous n'avez peut-être tout simplement pas le temps ou l'énergie de prendre les décisions les plus judicieuses. Vous éprouvez peut-être ce que j'appelle la « fatigue des choix alimentaires » : vous avez trop de choix à faire, tous les jours, pour votre alimentation, et vous manquez de ressources pour traiter les multiples possibilités qui s'offrent à vous.

Il peut valoir le coup de se souvenir que c'est plutôt une chance d'avoir un tel problème ! L'excès de choix dans le domaine alimentaire est un « souci » typique de nos pays industrialisés, très riches, que des centaines de millions de personnes dans le tiers-monde seraient sans doute heureuses de connaître. Mais il est clair que cette prise de conscience ne suffira pas à vous motiver pour maigrir et maîtriser votre poids. Au quotidien, vous devez continuer à naviguer entre les caddies bourrés de marchandises, les cafetiers et les pâtissiers, les distributeurs de boissons et de friandises, les fast-foods, les enseignes de livraison de pizzas, les millions de restaurants et de points de vente de nourriture qui font partie de votre monde. La solution, la voici : vous devez modifier votre environnement alimentaire *personnel.* Vous devez prendre votre « univers alimentaire » entre vos mains, et décider d'avoir l'habitude de faire de bons choix.

Si vous voulez faire de bons choix la plupart du temps, il faut que vous vous entouriez de bons aliments la plupart du temps. Achetez des produits que vous aimez, qui vous donnent envie de manger et qui sont sains. Attention toutefois : si vous ramenez chez vous des aliments certes sains mais que vous n'aimez pas réellement, vous ne les mangerez pas, ou pas longtemps, et le livreur de pizzas sonnera bientôt à la porte. La meilleure décision que vous pouvez sans doute prendre pour commencer à vous organiser un environnement alimentaire sain et réaliste, c'est celle qui consiste à *prévoir* ce que vous allez manger. Avant d'aller au supermarché, faites une liste d'achats. Imaginez à l'avance petits déjeuners, déjeuners et dîners pour la semaine. Faites la liste des options de grignotage, des friandises et desserts qui vous font saliver – tout en étant relativement sains –, et gardez-les à portée de main. Regardez dans vos placards et dans votre frigo avant d'aller faire vos courses. Préparez votre déjeuner du lendemain la veille au soir : vous aurez de meilleures chances de vous tenir à ce repas si vous l'imaginez d'avance (et cela vous laissera plus de temps pour petit-déjeuner le matin). Le tableau ci-contre présente quelques suggestions de produits qu'il est bon d'avoir dans ses placards ou au frigo.

En plus d'avoir tous ces bons produits autour de vous, vous avez intérêt à vous entourer de gens aussi futés que vous dans le domaine alimentaire. Je ne vous suggère pas, bien sûr, de tirer un trait sur ceux de vos amis qui ne mangent pas sainement ; ce serait un peu extrême. Mais vous auriez intérêt à vous associer aussi à des personnes qui partagent vos valeurs en matière de nutrition. Quand on fréquente des gens qui font attention à leur santé et mangent sainement, on a plus de facilités à faire de même. Vous voulez rencontrer des amateurs de bons petits plats ? Essayez, par exemple, de vous inscrire à un cours de cuisine dans votre quartier.

DIX ALIMENTS FUTÉS (ET SATISFAISANTS) À TOUJOURS AVOIR CHEZ SOI

Aliment	Pourquoi	Comment
Amandes	Riches en fibres et protéines. Solution de grignotage dense sur le plan nutritionnel, qui rassasie bien et se mange facilement n'importe où.	Optez peut-être pour les emballages en petites portions de cent calories (une quinzaine d'amandes), pour maîtriser votre consommation.
Bretzels	À manger à la place des chips quand l'envie de grignoter vous tient. Assez pauvres en calories.	
Fèves edamame (surgelées)	Impérissables. Riches en fibres et en protéines (mais pauvres en calories).	À décongeler au micro-ondes et à manger comme en-cas ou accompagnement.
Framboises, myrtilles ou autres baies surgelées	Vous pouvez les conserver des semaines (ou même des mois) !	À mixer en smoothie. À ajouter à un yaourt maigre, sur de la glace ou du sorbet, pour un en-cas ou pour le dessert.
Fromage à effilocher Ficello	Excellente source de calcium. Soixante-six calories par bâtonnet	Bon en-cas pour toute la famille (quel gamin n'aime pas le Ficello ?).
Haricots verts (surgelés)	Pauvres en calories (moins de cent pour une grosse portion). Denses sur le plan nutritionnel. Riches en fibres.	Peuvent se cuire au micro-ondes ou même au four, avec un peu d'huile d'olive par exemple.
Pommes	Elles se conservent longtemps.	À croquer comme en-cas. À cuire au four avec de la cannelle. (À tremper dans du Nutella !)
Pop-corn	Friandise salée ou sucrée qui remplace bien les chips comme coupe-faim.	Peut se trouver en sachets de petite taille (de cent calories par exemple).
Sorbet	Se conserve des mois au congélateur. Solution de grignotage, de dessert, pour apaiser un besoin pressant de sucre. Relativement pauvre en gras et en calories.	
Yaourt (à la grecque ou allégé ou maigre)	Riche en protéines (surtout le grec) et en calcium. Facile à transporter.	Conditionné en pots de trente à cent cinquante calories.

Remarque : Il s'agit ici d'aliments qu'il est pratique d'avoir chez soi pour se préparer un repas ou un petit en-cas bon pour la santé. Ils ne sont pas forcément parfaits (les fruits et légumes *frais*, par exemple, sont préférables à leurs équivalents surgelés), mais ils vous aideront à établir et à conserver de bonnes habitudes alimentaires.

Gardez à l'esprit que même si votre maison est pleine à craquer d'aliments sains, et même si vous comptez beaucoup de « bons » mangeurs parmi vos amis, vous vivez dans un monde où les McDonald's, Starbucks, KFC, et autres Pizza Hut sont à tous les coins de rue. Non seulement il est très difficile d'éviter à cent pour cent les produits malsains de l'industrie alimentaire, mais il ne serait pas forcément raisonnable d'avoir un tel objectif. Je sais à quel point il est facile de replonger dans les « mauvaises » habitudes – un Latte Grande par-ci, une soirée pizzas par-là, de la glace au dessert. Et puis comme ces mauvaises habitudes peuvent être agréables ! Le chapitre 8 se penche sur les mesures à prendre pour revenir dans le droit chemin après un dérapage – en gardant à l'esprit qu'il faut savoir prendre du recul par rapport à ce problème : un samedi soir de fête arrosé de trop nombreux martinis, ce n'est pas un dérapage. C'est la vie ! Faites preuve de patience et d'indulgence envers vous-même. Et remettez-vous vos objectifs en tête, quand c'est nécessaire, pour continuer à aller dans la bonne direction. Manger *parfaitement*, cela n'existe pas. Dans ce domaine nous avons tous, toujours, des choses à apprendre.

Mangez intelligent… *pour la vie*

- Apprenez à connaître les informations nutritionnelles de vos aliments courants, et améliorez votre diète graduellement.
- Pour perdre du poids, l'idéal est de réduire vos apports caloriques. Mais il est aussi essentiel que vous surveilliez votre consommation de sel, de sucre, de glucides, de fibres et de protéines.
- Certains facteurs influencent considérablement votre capacité à manger intelligent : ne sautez pas le petit déjeuner, dormez suffisamment pour être en forme, ne succombez pas aux portions « maxi » et entourez-vous d'aliments sains.
- Vous n'avez pas nécessairement besoin de réviser de fond en comble votre régime alimentaire, mais vous devez manger moins et mieux pour maigrir et maîtriser votre poids sur le long terme.

VIII.

REDÉMARREZ INTELLIGENT

Nous mangeons tous. Quel gâchis ce serait de mal manger !

Anna Thomas,
auteur de livres de cuisine

Dans ce chapitre vous apprendrez

- Comment réagir quand les circonstances de la vie risquent de faire capoter vos efforts pour bien manger et pratiquer une activité physique régulière.
- Pourquoi les résolutions du nouvel an et les régimes « Je commence lundi » échouent, et en quoi notre approche intelligente est parfaite pour redémarrer en cas de dérapage.
- Comment stress, dépression et comportements alimentaires peuvent être liés.
- Que si nous tirons un trait sur la culpabilité et redémarrons intelligent quand c'est nécessaire, nous vivons en meilleure santé et plus heureux.

Je « déraille » toujours en décembre. Et en vacances, aussi, le plus souvent. À l'approche de Noël je suis en général sous pression avec tout le travail que je dois boucler pour la fin de l'année et les préparatifs des fêtes. Comme il fait froid et que les journées sont courtes, il m'est difficile de sortir courir autant que je le voudrais. À vrai dire j'écris ce chapitre allongée sur le canapé dans un état semi-comateux, le ventre gorgé de sucre, le lendemain de Noël. Nous avons fait de bons gros repas, nous avons bu trop de vin, nous avons abusé des cookies et des gâteaux faits maison. Je suis fatiguée, pas très motivée, j'ai peut-être même un peu la gueule de bois. Quand je suis dans cet état, je comprends totalement les gens qui prennent la résolution, souvent année après année, de « maigrir pour de bon » et de « retrouver la forme » avec le nouvel an. Juste après Noël je suis tentée, moi aussi, de me fixer de tels objectifs. Mais je ne le fais pas.

Ce n'est pas sans raison que j'ai intitulé ce chapitre « Redémarrez intelligent ». Pour ce qui est de déraper, la question n'est pas de savoir *si*, mais *quand* cela va vous arriver. Les circonstances de la vie nous obligent tous, à certains moments, à tirer un trait sur nos bons comportements alimentaires et sur notre programme d'exercice physique régulier. Quinze jours de vacances en Italie, les fêtes de fin d'année, sinon une période de maladie, une blessure, suffisent à fiche en l'air les habitudes que vous avez patiemment établies. Peut-être déménagez-vous pour vous installer dans une nouvelle ville… dont vos nouveaux collègues vous font découvrir la (riche) cuisine. Peut-être n'avez-vous plus assez la pêche, l'hiver venu, pour marcher ou faire votre jogging sous la neige. Ce sont les aléas de la vie, voilà tout ; ils ne doivent pas nous faire culpabiliser. Et si vous *acceptiez*, simplement, que pendant certaines semaines ou même certains mois de l'année, vos comportements alimentaires et votre niveau d'activité physique soient moins bons que le reste du temps ? Et si vous cessiez d'osciller entre le « bon » et le « mauvais », dans ces domaines, pour vous dire que vous êtes en quelque sorte « entre deux » la plupart du temps ? Ne trouveriez-vous pas une sorte de soulagement dans cette vision des choses ? Peut-être pourriez-vous alors profiter plus pleinement de ces vacances en Italie – et même avaler plein de *gelato* –, puis vous remettre à manger plus léger et reprendre la gym, une fois de retour à la maison, sans avoir le sentiment d'avoir failli à vos obligations.

Je veux ici vous encourager à cesser de gaspiller de l'énergie à culpabiliser quand vous « foirez » et mangez mal ou trop. Vous avez déjà tant appris et fait tellement de chemin – ce n'est pas le moment de renoncer ! Bien sûr, il est important de vous rendre compte que vous dérapez et que vous avez de nouveau de mauvaises pratiques : vous grignotez de façon excessive, forcez sur les cocktails, ne mangez pas assez de fruits et légumes. Peut-être vos pantalons sont-ils redevenus étroits et vous manquez de peps en ce moment. Ne vous accablez pas. Ne perdez pas confiance. Cela nous arrive à tous de temps en temps ! Ce qu'il faut, simplement, c'est redémarrer. Et pour cela, relisez les chapitres 3 et 5. Pesez-vous et calculez votre IMC. Notez pendant une semaine tout ce que vous mangez – et vos activités physiques. Puis attelez-vous à améliorer de nouveau vos habitudes. À ce moment-là, peut-être n'avez-vous aucune peine à vous remettre sur les rails ; vous l'avez déjà fait une fois, les fois suivantes sont donc plus faciles. Mais peut-être avez-vous l'impression de repartir de zéro et d'avoir bien du mal à manger sainement et à vous dépenser. En ce cas, un supplément d'information vous sera utile.

Ce chapitre existe pour vous permettre de comprendre certains facteurs susceptibles de vous conduire à renoncer aux habitudes que vous avez prises pour manger sainement et faire de l'exercice. Il vous apprendra à gérer vos dérapages et à revenir à notre approche intelligente. Il vous aidera aussi à mieux comprendre, en définitive, vos motivations personnelles dans les domaines de l'alimentation et de l'activité physique. Quand vous vous connaîtrez mieux et saisirez les inévitables défis auxquels nous sommes tous confrontés pour ce qui est de nous alimenter sainement et de nous dépenser, il vous sera plus facile d'établir et de *maintenir* de bonnes habitudes pour le restant de votre vie.

Les gens se font tellement de soucis au sujet
de ce qu'ils mangent entre Noël et le nouvel an !
Ils devraient plutôt se faire du souci au sujet
de ce qu'ils mangent entre le nouvel an et Noël.

Anonyme

L'incantation magique « Je commence lundi »

Le problème : Vous avez trop mangé pour une raison ou une autre. Maintenant vous avez l'impression de peser des tonnes, vous vous dégoûtez et vous voulez une solution – vite. Vous décidez d'entamer un régime strict lundi. Ou bien le 1er janvier approche et vous vous promettez de vous inscrire à un club de gym pour y aller tous les jours.

La réalité : Combien de fois avez-vous déjà dit, combien de fois certaines de vos connaissances ont-elles déjà dit « Je commence lundi » pour ce qui était d'entamer un régime ou de faire de l'exercice ? Je suis à peu près certaine, en tout état de cause, que ces connaissances ou vous-même n'avez pas démarré le *samedi* précédant ce lundi fatidique. Les week-ends, nous nous les gardons en général pour nous détendre, nous distraire, nous faire plaisir après la semaine de travail – pas pour nous contraindre à changer nos habitudes. Le lundi, par contre, il faut se mettre au boulot. Le lundi c'est le jour du début de la « vraie vie ». Hmm... Sauf que le lundi, à vrai dire, n'est pas forcément le meilleur jour pour entamer un régime. Faire bombance le week-end en vous promettant de rattraper ça lundi (et le reste de la semaine), c'est une attitude qui a toutes les chances de vous valoir un *gain net* de poids, pas des kilos en moins. Pourquoi ? Parce qu'en attendant l'aube salvatrice du lundi, il est probable que vous mangez tout ce dont vous avez envie. Vous festoyez, là, dans le moment présent, parce que vous savez que la famine vous guette. En réalité, vous grossissez de cinq cents grammes (ou même d'un kilo, sinon davantage) en « préparation » de votre future tentative de régime pour perdre ces mêmes cinq cents grammes (ou ce kilo ou davantage) ! Alors *non* : n'attendez pas. Commencez aujourd'hui. Vous devez veiller autant de jours de la semaine et autant de semaines de l'année que possible à bien manger.

Année après année, d'innombrables adultes prennent la ferme résolution, au nouvel an, de perdre des kilos et de se remettre en forme. Problème, c'est une résolution qu'ils prennent justement… année après année. Et c'est bien la preuve que les régimes du nouvel an durent rarement douze mois[1] ! À vrai dire, le quart des adultes ne tiennent *pas plus d'une semaine* leurs résolutions de nouvel an[2]. Et si vous fréquentez les clubs de gym et de musculation, vous savez que les inscriptions s'y multiplient à partir de début janvier… pour refluer nettement dès février.

Avec mon mari, lui aussi psychologue, nous avons essayé de quantifier les velléités annuelles de la population américaine à entamer des régimes[3]. Nous avons réalisé cette étude en examinant les requêtes des internautes sur le sujet (via Google, par exemple). Sans surprise, nous avons observé un pic d'intérêt pour les régimes au mois de janvier, puis une chute graduelle du nombre de recherches au fil de l'année, avant un nouveau pic au mois de janvier suivant. Nous avons par contre été étonnés de découvrir que les recherches sur les régimes étaient associées à d'autres mots-clés tels que « taux d'obésité », « taux de mortalité + diabète », « maladies cardiaques » et « accidents vasculaires cérébraux » – tous problèmes de santé dont l'évolution et l'issue dépendent fortement de la corpulence et des habitudes alimentaires des individus. Notre étude, il faut le reconnaître, ne permet pas d'établir de lien probant entre les régimes et l'obésité ou certaines maladies spécifiques. Mais elle montre clairement que les villes et les régions du pays où les gens prennent la décision, au nouvel an, d'entamer un régime, sont aussi les villes et les régions où les gens meurent le plus du diabète, de maladies cardiaques et d'accidents vasculaires cérébraux. Et cette corrélation ne donne pas vraiment à penser que la décision d'entamer un régime au nouvel an se traduit par une amélioration de la santé !

La solution : Si les résolutions de nouvel an et les « Je commence lundi » ne fonctionnent pas, que faire ? Faut-il seulement se donner la peine d'essayer de maigrir et d'être en forme ? La réponse, bien entendu, est oui !

Si de nombreuses personnes échouent à modifier leurs comportements en matière d'alimentation et d'activité physique, c'est parce qu'elles n'ont pas la bonne approche – pas parce qu'il est impossible de changer ces comportements. Et la solution, pour qui veut maigrir et ne pas regrossir, consiste pour une part à cesser de penser en termes de « bons jours » et de « mauvais jours », de « jours sains » et de « jours de relâche », de samedis et de lundis. Gérer sainement son poids, cela veut dire avoir en tête *tous les jours* à faire de son mieux pour bien manger et bien se dépenser. Cela veut dire aussi, les jours de dérapage, ne pas attendre lundi ou le 1er janvier pour se rattraper. Quand vous avez des comportements qui vous paraissent insatisfaisants ou risquent de vous faire grossir, reprenez vos bonnes habitudes dès que possible – ce dimanche après-midi, ce mercredi soir, ce 1er mars.

Comment faire ? Demandez de l'aide à un copain, une collègue, un membre de votre famille. Souvenez-vous que nous changeons plus facilement nos habitudes si nous sommes soutenus dans nos efforts[4]. Annoncez à votre entourage, très clairement, ce que vous voulez faire pour gérer votre poids. Vous n'avez pas nécessairement besoin de poster sur votre page Facebook que vous envisagez de remplacer vos céréales sucrées industrielles par des flocons d'avoine bio au petit déjeuner, mais vous pouvez en parler à votre conjoint, à quelqu'un de confiance. Il est prouvé que si vous dites à des personnes de votre entourage que vous prévoyez d'apporter certains changements à vos habitudes pour vivre en meilleure santé – et si vous demandez leur soutien à ces personnes –, vous augmentez vos chances de mener ces changements à bien[5].

Ce n'est pas parce que vous serez maigre
que vous aurez trouvé la clé du bonheur.
Les gens minces peuvent être malheureux comme tout.

Abby Ellin, *The New York Times*

Manger selon ses humeurs

Le problème : Je ne sais pas pour vous, mais moi, quand je suis fatiguée, j'ai faim. Et quand je suis triste, j'ai faim. Et quand je suis heureuse, oui, j'ai faim ! Les seuls moments où je n'ai pas envie de manger, en fait, c'est quand je suis malade et quand je fais du sport. Quand je dors, aussi. Pour beaucoup d'entre nous, nos humeurs ont une influence assez directe sur notre consommation de nourriture. Jusqu'à un certain point ce n'est pas un problème. Si vous avez de la joie à revendre parce que vous avez eu de l'avancement au boulot, vous devriez sortir fêter ça avec un bon dîner. Si vous avez passé une vraiment sale journée, une cuillerée supplémentaire de Ben & Jerry's vous aidera à vous sentir mieux. Cela devient ennuyeux, en revanche, si vos émotions vous gouvernent trop souvent et finissent par perturber vos bonnes habitudes alimentaires. Vous ne pourrez peut-être jamais contrôler complètement l'influence de vos humeurs sur ce que vous avez envie d'avaler, mais si vous réussissez à mieux comprendre le lien qui unit vos états d'âme à votre alimentation, vous aurez plus de facilités à gérer votre poids sur le long terme.

La réalité : Depuis longtemps déjà, les scientifiques regardent comment les émotions négatives nous poussent à manger. Il nous arrive à tous d'éprouver le besoin, parfois irrésistible, de nous offrir un aliment qui nous fait du bien, un « aliment-réconfort ». Les chercheurs parlent à ce sujet de « faim émotionnelle », et ils essaient de comprendre ce mécanisme non seulement parce que nous avons tendance à trop manger, voire à nous goinfrer, quand nous sommes malheureux ou perturbés, mais aussi parce que nous choisissons essentiellement, dans ces moments-là, des aliments gras et hypercaloriques[6]. Nous consommons bel et bien davantage de chocolat quand nous sommes déprimés, par exemple (c'est valable pour les hommes comme pour les femmes), que lorsque nous nous sentons joyeux et sereins[7]. Comme n'importe quel aliment-réconfort, hélas, ce chocolat ne nous apporte pas le soulagement ou le bien-être souhaité, surtout quand la culpabilité nous assaille à l'idée d'avoir entamé la tablette. Mais c'est ainsi :

quand nous sommes chiffonnés, nous faisons souvent de mauvais choix alimentaires. Des chercheurs ont souligné que les personnes malheureuses et en proie à la faim émotionnelle ont même des difficultés à se rendre compte que certains aliments sont malsains (par exemple riches en matières grasses) – et qu'elles consomment donc ces aliments malsains de façon excessive sous le coup de leurs émotions pénibles[8]. Bref, la faim émotionnelle bat en brèche les efforts que nous produisons pour maigrir, et nous fait même courir le risque de devenir obèses[9] !

Si la recherche a longtemps étudié l'impact des émotions *négatives* sur nos comportements alimentaires, elle a élargi son champ d'analyse à l'ensemble de nos émotions, et... il s'avère que je ne suis pas la seule à aimer manger quand je suis heureuse. De fait, nous avons tout aussi tendance à trop manger quand nous sommes au septième ciel que lorsque nous sommes au fond du gouffre[10]. Mais pas forcément les mêmes produits. Si la tristesse peut nous donner une folle envie de chocolat, la joie, elle, nous fait plutôt convoiter chips et autres trucs salés à grignoter[11]. Eh oui, le bonheur peut faire tomber vos inhibitions face au paquet de Lay's ! Tout le monde ne mange pas comme je le fais sous le coup d'une émotion, mais les personnes les plus concernées par la faim émotionnelle mangent davantage en réaction à *toutes* leurs émotions (vraiment pas de chance pour moi)[12].

La solution : Comment savoir si vous risquez de succomber à la faim émotionnelle, et que faire en ce cas ? Le Test du mangeur émotionnel est un outil utilisé par les chercheurs pour évaluer la propension des individus à manger quand ils éprouvent anxiété, colère, dépit, etc.[13]. Remplissez le tableau ci-dessous et suivez ses instructions pour calculer votre score. Vous saurez alors si vous avez tendance à manger au gré de vos humeurs.

Indiquez si les émotions citées vous donnent envie de manger, et le cas échéant dans quelle mesure, en cochant les cases correspondantes.

De toute évidence, nous n'avons aucune envie de nous priver de nos émotions (même les émotions négatives sont utiles). Il n'est pas non plus question de nous passer des aliments, des nutriments

TEST DU MANGEUR ÉMOTIONNEL

Votre appétit... → quand vous éprouvez... ↓	**Aucune envie de manger**	**Une petite envie de manger**	**Une envie modérée de manger**	**Une forte envie de manger**	**Une envie irrésistible de manger**
Rancœur					
Découragement					
Hésitation					
Accablement					
Dépit					
Excitation					
Entêtement					
Mélancolie					
Nervosité					
Tristesse					
Agitation					
Irritation					
Jalousie					
Inquiétude					
Frustration					
Solitude					
Fureur					
Agacement					
Confusion					
Nervosité					
Colère					
Culpabilité					
Ennui					
Anxiété					
Énervement					

Pour déterminer si vous appartenez au groupe des mangeurs émotionnels, additionnez vos points : zéro point pour avoir coché la case « Aucune envie de manger », un point pour « Une petite envie de manger », deux points pour « Une envie modérée de manger », trois points pour « Une forte envie de manger » et quatre points pour « Une envie irrésistible de manger ». Votre score peut aller de zéro à cent points. Les chercheurs n'ont pas déterminé de score qui marquerait le seuil clinique de l'entrée dans la catégorie des mangeurs émotionnels, mais plus votre score est élevé, plus vous avez de chances de faire partie de cette catégorie. Plus spécifiquement, les études révèlent que les scores moyens des personnes qui ne semblent *pas* ressentir la faim émotionnelle se situent dans une fourchette de seize à vingt-cinq points ; on considère donc en général que les scores supérieurs à vingt-cinq points caractérisent les mangeurs émotionnels[14].

dont notre organisme a besoin. Mais si vous savez, parce que vous venez de le découvrir ou parce que vous vous en doutiez, que la faim émotionnelle risque de vous pousser à dévorer une plaquette de chocolat chaque fois que vous avez la larme à l'œil, vous pouvez faire plusieurs choses pour remédier à ce problème. Prenez bien conscience, tout d'abord, que vous avez tendance à chercher du réconfort dans la nourriture, et armez-vous pour vous en détourner et chercher ce réconfort *ailleurs* : auprès de vos amis ou de votre famille, en faisant de l'exercice, en lisant un bon livre, en prenant un bain, en promenant le chien. Demandez-vous ce qui vous donne satisfaction – en dehors de la nourriture, donc. Qu'est-ce qui vous donne l'impression de vous offrir un petit plaisir ? Veillez bien à vous demander, quand vous vous voyez tendre la main vers le paquet de biscuits ou de chips : « Ai-je vraiment faim ? Ai-je réellement envie de cet aliment ? Y a-t-il autre chose que je puisse faire, tout de suite, pour compenser ? Quelle activité pourrait me combler autant que ces chips ? »

Les personnes concernées par la faim émotionnelle doivent restreindre leur accès aux aliments vers lesquels elles sont enclines à se tourner quand elles sont en proie à leurs émotions. En d'autres termes, si vous n'avez pas vos aliments-réconfort chez vous, vous aurez plus de mal à les manger quand la joie ou la tristesse vous pousseront vers eux. (Et si vous prenez la voiture ou marchez un quart d'heure sous la pluie pour vous rendre à la boutique qui vend l'aliment en question, c'est peut-être que vous en avez *vraiment* besoin.) En tout état de cause, il y a bien des aliments que vous n'avez absolument aucune raison de *stocker* chez vous : les chips, les bonbons, les biscuits, les pots de glace, pour ne citer qu'eux. Si vous savez que vous ne pouvez pas vous contrôler quand ils sont là, à portée de main, en particulier quand une émotion ou une autre vous donne irrésistiblement faim, ne les achetez pas ! Ce n'est pas que vous ne devez *jamais* déguster vos aliments-réconfort, mais il faut vous les réserver pour certaines occasions particulières ou pour les moments où vous ne pouvez vraiment pas vous en passer. (Et dans ces moments-là, consommez-les avec modération.) Allez-y, offrez-vous une jolie coupe de glace avec votre famille le vendredi soir pour fêter la fin de la semaine. Achetez votre pâtisserie préférée en rentrant du boulot à la fin d'une longue et pénible journée. Mais pensez toujours à manger intelligent et demandez-vous ce que vous recherchez vraiment : est-ce la pâtisserie en elle-même qui vous fait tant plaisir, ou avez-vous juste besoin de réconfort ?

La recherche montre que nos penchants pour tels et tels aliments-réconfort sont, en partie du moins, des préférences acquises[15]. Nous avons *appris*, à certains moments de notre vie, à envisager le pot de glace comme un plaisir, une source de bien-être. En théorie, n'importe quel aliment peut être un aliment-réconfort. Les habitants des pays occidentaux tendent, par exemple, à apaiser leurs peines avec le chocolat, mais dans les régions du monde où le chocolat est moins courant (plus cher), les gens désirent d'autres types de friandises. La liste de nos aliments-réconfort varie donc avec notre environnement alimentaire. Or, nous ne pouvons peut-être pas changer notre environnement alimentaire général (c'est-à-dire la culture dans laquelle nous vivons), mais nous pouvons changer l'environnement alimentaire de notre foyer et modifier les aliments que nous souhaitons « passionnément » manger sous le coup d'une émotion – pour adopter, bien sûr, des aliments sains et peu caloriques[16].

La fatigue psychique

Le problème : Combien de décisions prenez-vous tous les jours ? Vous n'y pensez sans doute pas souvent, mais chaque journée qui passe exige d'innombrables choix routiniers, depuis les vêtements que vous enfilez le matin au trajet que vous empruntez pour rentrer à la maison le soir, et de nombreuses décisions plus difficiles – comment gronder un enfant désobéissant, comment vous réconcilier avec un collègue désagréable. Tout cela vous fatigue. Et par-dessus le marché vous devez quand même continuer de faire de bons choix, des choix intelligents, pour votre alimentation !

La réalité : C'est une simple affaire de bon sens, mais les études le confirment : il est moralement lassant, sinon épuisant, de surveiller tout le temps ce que vous mangez. C'est une des raisons pour lesquelles je ne vous recommande pas de compter longtemps les calories, ou quoi que ce soit d'autre, de vos aliments : les choix que vous faites pour vous nourrir sainement ne doivent pas ajouter à votre fatigue. De nombreux scientifiques se sont penchés sur l'énergie mentale (parfois qualifiée de « bande passante mentale ») de personnes qui suivaient un régime – en la comparant à celle de personnes qui n'étaient pas au régime. Les résultats de tous ces travaux sont sans appel. Les personnes qui font des régimes sont *distraites* par leur régime : elles ont davantage de difficulté à apprendre de nouvelles informations, elles résolvent moins bien certains problèmes et… elles sont moins capables de se maîtriser ! (Manquer de sang-froid pendant un régime – c'est assez ironique, non ?) Des chercheurs ont même examiné l'impact de la consommation d'une tablette de chocolat sur le psychisme : il est apparu que les participants de l'étude qui n'étaient *pas* au régime savouraient le chocolat sans y penser plus que cela. Mais les participants qui suivaient un régime se sont révélés tellement perturbés, déroutés par le fait de manger ce chocolat, qu'ils n'avaient plus les idées claires. Leurs cerveaux étaient parasités par des questions du genre « Pourquoi est-ce que je mange ce truc, au fond ? » ou « Qu'est-ce que je vais devoir manger plus tard pour compenser cet écart ? »[17]. En somme, si vous fixez votre énergie mentale sur votre alimentation (pour la surveiller de trop près), vous limitez votre capacité à penser à d'autres choses, potentiellement plus importantes.

La solution : Après votre semaine d'évaluation préliminaire (à l'aide de votre journal alimentaire), il est inutile que vous gardiez l'œil sur tout ce que vous mangez. Pour réussir à maigrir, vous devez prendre de bonnes *habitudes*, c'est l'essentiel, en sélectionnant des aliments que vous pouvez envisager de consommer sur le long terme. Agissez d'abord sur vos choix de boissons, d'en-cas, de friandises, puis sur les repas (en travaillant *une chose à la fois* comme nous l'avons vu au chapitre 5). Fixez-vous une liste d'aliments « à privilégier ». Établissez quelques menus de petits déjeuners et de déjeuners qui seront à la fois sains et satisfaisants pour vous. L'excès de choix perturbe la capacité à choisir : limiter le nombre de vos options vous aidera également à prendre de bonnes décisions. Vous souhaiterez peut-être élargir autant que possible votre éventail de recettes pour le dîner (qui est souvent un repas convivial), mais cela ne vous empêche pas de prendre des habitudes qui vous permettront de bien manger et de maintenir durablement le poids qui vous convient.

La préparation d'un « programme perso » de certains aliments que vous êtes susceptible de consommer régulièrement aux différents moments de la journée est une excellente solution pour prendre l'habitude de faire de bons choix. Il vous suffit de passer environ une heure sur le web, une seule fois, pour trouver des idées de nouveaux aliments, de recettes et de repas qui vous plairont. Essayez d'inclure systématiquement au moins un légume ou un fruit (un légume *et* un fruit, dans l'idéal) dans votre dîner. Évitez autant que possible les produits industriels et les aliments qui n'ont aucun intérêt nutritionnel. Modérez la taille de vos portions. Ne mangez pas debout ou en regardant la télévision. Adoptez des comportements qui vous aideront à garder un poids sain sur le long terme. Et puis ne faites pas de la nourriture une obsession, ne vous stressez pas pour cette question, sinon vous ajouterez à votre fatigue psychique et finirez par être *moins à même* de bien manger.

Développer son goût pour les aliments sains

Le problème : Pour avoir beaucoup travaillé, dans le cadre de mes activités communautaires, avec des maternelles et des primaires, je sais que les enfants comprennent très vite que les « mauvais aliments » sont savoureux. Demandez aux gamins de cinq ans quel est leur nourriture préférée : ils vous répondront sans doute les frites, la glace ou les bonbons. Mais bien sûr, cette liste de produits « de choix » n'est guère différente de celle des adultes de vingt-cinq ou quarante ans ! Nous aimons tous les pommes, d'accord, mais si nous avons le choix entre une pomme et une coupe de glace, la glace est souvent privilégiée quel que soit notre âge. Alors comment prendre l'habitude de bien manger quand on préfère les aliments malsains aux aliments sains ?

La réalité : Dans nos pays, nous mangeons de la pomme de terre plus que tout autre légume, surtout sous forme de frites et de chips[18]. Parmi nos autres aliments de choix, on trouve les céréales, le pain, les boissons non alcoolisées et l'eau en bouteille. Il n'y a rien de mal à aimer les céréales et le pain… mais tout dépend des céréales et du pain que vous choisissez. Nous consommons trop de pain blanc, ou à la farine de blé raffinée, donc riche en sucre et en calories. En outre, nous savons tous que les céréales sucrées ont meilleur goût que les céréales sans sucre – et il suffit de parcourir le rayon « petit déjeuner » de n'importe quel supermarché pour voir que nous ne lésinons pas sur l'achat de ces produits[19]. Envie d'un soda avec vos céréales ? Pas *sur* les céréales, bien sûr, mais vu les résultats des grands groupes comme Coca-Cola et Pepsi, il est clair que nous sommes également bien faibles face à ces boissons qui ne veulent rien de bon à notre santé[20].

La solution : Il n'y a rien de répréhensible à aimer les aliments malsains et à se les autoriser de temps en temps. Mais si vous voulez stabiliser votre poids après avoir maigri, vous allez devoir trouver des aliments sains, relativement pauvres en calories et denses sur le plan nutritionnel, qui vous plaisent. Un bon truc pour garder facilement de bonnes habitudes alimentaires : remplacez certains de vos aliments préférés, mais malsains, par des solutions plus saines qui vous plaisent aussi – par exemple celles du tableau ci-après. Il est important de vous fixer sur des aliments *qui vous font envie*, sinon vous retomberez vite dans de mauvaises habitudes. Pensez également à la taille de vos portions, comme toujours, ainsi qu'à leur présentation. Au petit déjeuner, par exemple, si vous mangez une ou deux tartines de pain avec de la confiture, du Nutella ou autre chose : au lieu d'avoir une seule grande tranche de pain, essayez de vous couper deux tranches qui, bout à bout, seront moins longues que la tranche unique. Vous aurez deux tartines, vous aurez l'impression de manger autant, sinon davantage, car vous mangerez « deux fois », et vous consommerez moins de calories au final. Veillez aussi à prendre l'habitude d'acheter des boîtes de céréales aussi saines que possible, c'est-à-dire essentiellement *à faible teneur en sucre*. Au déjeuner, remplacez la salade arrosée de vinaigrette industrielle par une salade d'épinards légèrement assaisonnée au citron : beaucoup de nutriments essentiels, peu de calories. Ou bien essayez un burger végétarien, avec du pain au blé complet, plutôt qu'un sandwich (ou pis : qu'un hamburger classique). Le pain au blé complet contient moins de calories, davantage de nutriments, et le contenu végétarien du burger vous rassasiera davantage, croyez-moi, que le steak industriel de fast-food. Utilisez de la moutarde au lieu de la mayonnaise et du ketchup, chaque fois que c'est possible, là encore pour limiter les calories. Au dîner, cuisez vos pommes de terre au four, dans le plat du poulet par exemple, au lieu de les frire. Remplacez le pain, à côté de l'assiette, par un légume vert dans l'assiette. Le pain est riche en calories et n'apporte pas grand-chose au repas en termes de nutriments utiles. Cuisinez à l'huile d'olive plutôt qu'au beurre. Remplacez vos pots de crème glacée habituels par des sorbets.

J'ai passé en revue, au chapitre 5, d'autres modifications simples que vous pouvez apporter à votre diète personnelle. Il existe aussi de nombreux livres et sites web conçus pour vous aider à adopter de nouveaux aliments, de nouveaux menus, en douceur. L'idée, au fond, consiste à changer vos habitudes pour cesser d'acheter – et au bout du compte cesser de *désirer* – certains des aliments les moins sains que notre environnement actuel nous pousse à acheter. Les petits changements que j'ai cités peuvent paraître excessivement simples, mais croyez-moi, ils s'additionneront, sur la durée, pour vous permettre de maigrir et de stabiliser votre poids !

Souvenez-vous : n'apportez que des changements *graduels* à votre diète. C'est nécessaire pour prendre de nouvelles habitudes sans se faire mal, et pour les conserver sans difficultés ! Vous ne devez pas trop vous compliquer la vie. Vous n'avez pas forcément besoin, par exemple, de presser vos oranges pour boire du jus d'orange : mangez simplement une orange. Vous n'avez pas besoin de cuire vous-même votre pain : achetez du pain complet. Les fruits et légumes frais sont idéaux, mais les fruits et légumes surgelés conviennent déjà très bien si une razzia à la boutique de surgelés vous permet de manger des fruits et des légumes tous les jours. Pour changer durablement votre alimentation, tenez-vous-en à un programme *simple* et qui vous permet de vous créer de nouvelles habitudes sans souffrir. Agir simplement, c'est agir durablement[21].

DIX « SUPER-ALIMENTS » NUTRITIFS, PAUVRES EN CALORIES, QUI RASSASIENT

Flocons d'avoine	Pauvres en acides gras saturés et en sel Riches en fibres, en phosphore et en sélénium Riches en glucides complexes qui rassasient pour un apport calorique relativement faible (environ deux cents calories par bol)
Banane	Riche en fibres et en potassium Facile à trimballer avec soi pour grignoter (environ cent calories pour une banane moyenne)
Œuf	Avec ses six grammes de protéines, l'œuf est l'une des sources de protéines les plus économiques Excellent au petit déjeuner, au déjeuner ou au dîner, par exemple en omelette avec des légumes (environ soixante-dix calories par œuf et moins de cholestérol que la plupart des autres sources de protéines)
Pommes de terre cuites au four	Préférez les patates nouvelles ou douces Riches en potassium et en vitamine A Très rassasiantes, environ cent cinquante calories par portion. Attention cependant à l'accompagnement (beurre, crème...)
Quinoa	Riche en protéines, en fibre et en fer Contient aussi de la vitamine E, du zinc, du magnésium et du sélénium Glucide sans gluten qui vous rassasiera pour environ deux cents calories par portion (quinoa cuit) Solution parfaite de remplacement aux pâtes et au riz !
Salade	Privilégiez les espèces sombres, plus nutritives (la romaine et les épinards par exemple) Agrémentez d'aliments pauvres en calories comme les champignons, le concombre, ou les baies Riche en fibres (et volume élevé dans l'assiette par rapport à sa teneur en calories) Vous rassasiera davantage que bien des aliments Les salades vertes sont très pauvres en calories Attention à modérer l'assaisonnement pour ne pas faire exploser les calories
Saumon	Riche en acides gras oméga-3 (qui protègent le cœur, c'est démontré) Pauvre en calories (deux cent trente pour cent grammes) et en acides gras saturés Riche en protéines et en fer Idéal pour remplacer d'autres sources de protéines (la viande notamment)
Smoothies	Préparez-les avec du lait demi-écrémé (ou écrémé, ou du lait de soja ou d'amande), des fruits congelés ou frais, ajoutez un peu de yaourt maigre ou de sorbet pour en adoucir le goût Bonnes sources de calcium et de vitamine D Les framboises, myrtilles et autres baies peuvent constituer une excellente source d'antioxydants et de nutriments essentiels Riches en fibres Selon les ingrédients, environ deux cents calories dans un grand verre
Soupe de haricots	Privilégiez les haricots noirs, en particulier, pour un déjeuner ou un dîner riche en protéines et en fibres (environ cent vingt calories par portion)
Yaourt à la grecque	Riche en protéines (six à douze grammes par pot) Pauvre en matières grasses et en calories (cinquante à cent cinquante calories par pot) Riche en calcium et en potassium et plus pauvre en sucre qu'un yaourt normal Contient parfois des probiotiques bons pour la digestion

Note : Les valeurs nutritionnelles de ce tableau sont des estimations. Les valeurs réelles varieront suivant les marques et les tailles des produits.

Et pour garder la motivation ?

Le problème : Vous avez décidé de perdre du poids et de retrouver la forme – super ! Vous avez suivi la méthode en trois phases proposée dans ce livre, vous mangez mieux et vous allez mieux. En ce moment, cependant, vous avez l'impression de ne plus avoir autant de motivation qu'auparavant pour conserver une alimentation saine. C'est ennuyeux, car si vous n'avez pas encore bien ancré vos nouvelles habitudes, vous risquez de perdre de vue vos objectifs – maigrir et maîtriser votre poids sur le long terme – et de faire marche arrière. C'est un problème qu'il faut résoudre tout de suite. Votre santé, votre bien-être et votre ligne en dépendent !

La réalité : La plupart des gens qui font un régime amaigrissant, quelle que soit la formule choisie, renoncent au bout de quelques semaines, quelques mois tout au plus. Tous les kilos perdus reviennent, et ils s'accompagnent souvent de quelques kilos supplémentaires. Prendre de bonnes habitudes – et les conserver –, c'est difficile pour tout le monde. Mais le livre que vous avez entre les mains n'est pas un livre de régime. Il vous propose de mener une vie saine et de conserver un poids sain sans avoir l'impression de vous faire du mal ou de surmonter des difficultés titanesques. Vous n'avez même pas l'obligation de manger à la perfection. Vous devez juste garder la motivation pour redémarrer intelligent quand c'est nécessaire.

La solution : Si vous sentez que vous manquez de motivation pour faire attention à votre santé ou pour manger sainement, ne pensez plus « ma santé » et « la gestion de mon poids ». Concentrez-vous sur autre chose. Fixez votre attention sur une préoccupation superficielle mais qui vous motive bel et bien : ce rêve que vous aviez, par exemple, souvenez-vous, de pouvoir un jour reporter le jean trop étroit que vous avez relégué au fond de votre placard. Nous aimons penser que nous ne sommes pas des individus frivoles et que nous sommes motivés par les objectifs les plus nobles. Mais chercheriez-vous à avoir une alimentation saine si celle-ci devait vous faire grossir ? Probablement pas. Lorsque nous changeons nos habitudes alimentaires et tentons de maigrir, en réalité, nous avons souvent davantage envie de modifier (d'améliorer) notre apparence physique que d'agir pour le bien de notre santé[22]. Une remarquable étude a clairement montré qu'expliquer que la consommation de fruits et de légumes a des effets bénéfiques sur l'organisme n'incite pas les gens à manger plus de fruits et de légumes[23]. Par contre, s'ils s'entendent dire que les fruits et les légumes les rendront plus séduisants (leur donneront par exemple meilleur teint), ils s'y mettent bel et bien ! Tant mieux, car il n'y a peut-être rien de plus important, pour maigrir et maîtriser son poids, que de manger beaucoup de fruits et de légumes. Et autant je veux vous inciter à avoir une alimentation saine pour vivre en bonne santé (je reviens sur le sujet au chapitre 10), autant je suis d'accord pour dire que si la perspective d'augmenter votre pouvoir de séduction vous encourage à avaler davantage de bananes et de brocolis, eh bien c'est parfait, ne renoncez pas à cette motivation-là.

Il existe une autre solution, qui va peut-être vous étonner, à ce problème de motivation : et si vous aviez la possibilité de *gagner de l'argent* parce que vous vous tenez à vos nouvelles habitudes alimentaires ? Des chercheurs de la Mayo Clinic ont mené une étude, sur une longue période, pendant laquelle ils ont donné chaque mois vingt dollars à ceux de leurs participants qui réussissaient à atteindre certains objectifs d'amaigrissement. En revanche, les participants qui flanchaient devaient *débourser* vingt dollars. Résultat : la perspective de gagner de l'argent tout en maigrissant stimule bel et bien certaines personnes. Quand il y a une carotte financière à la clé, celles-ci parviennent encore mieux à perdre du poids que lorsqu'elles n'ont aucune récompense à attendre[24].

Comment faire des efforts pour maigrir *et* gagner de l'argent si vous ne participez pas vous-même à une étude de ce type ? Eh bien peut-être pouvez-vous convenir, avec un ami ou une collègue, de vous donner mutuellement une petite somme, à la fin de chaque quinzaine ou de chaque mois, selon que vous aurez ou non atteint vos objectifs de perte de poids. Autre solution, pourquoi ne pas convenir avec vous-même de vous offrir une récompense les mois où vous tenez vos objectifs : un vêtement, une séance chez le coiffeur, un article de sport, quelque chose qui vous fait plaisir ? L'argent (sous forme de billets ou de satisfaction tangible) est un facteur de motivation très puissant. En outre, si vous pensez au coût bien réel de l'obésité et des maladies associées au surpoids, que pèse ce petit extra que vous vous octroyez pour vous récompenser ? Songez aussi aux milliards de dollars dépensés chaque mois dans l'industrie des compléments alimentaires et autres produits de régime – toutes ces barres de céréales allégées, ces jus et ces potions qui valent rarement le moindre kilo en moins à leurs acheteurs[25]. Il vaut bien mieux vous rémunérer vous-même, en vous offrant quelque chose qui vous fait du bien, que gaspiller votre argent en articles inefficaces et très coûteux (et souvent pointés du doigt par les autorités médicales et sanitaires) !

Autre solution à laquelle on ne pense pas forcément pour garder la motivation : plutôt que de viser à maigrir, concentrez-vous sur l'idée de *ne pas prendre de poids*[26]. Quand nous décidons de perdre trois kilos, cinq kilos, dix kilos ou même davantage, nous sommes très motivés, au moins au début, car nous prévoyons de nous sentir mieux, d'impressionner notre entourage, de passer bientôt à une plus petite taille de vêtements, etc. Mais nous risquons aussi d'être découragés par la perspective de nous engager dans un nouveau programme d'amaigrissement… pour échouer, peut-être, au bout du compte. Il n'est pas forcément mauvais, par conséquent, de réviser ses objectifs à la baisse. Tant pis si vous ne perdez pas un seul kilo tout de suite : contentez-vous de ne pas en prendre. Les études montrent que cette approche est moins stressante pour notre psychisme et nous permet de rester déterminés à gérer notre poids sur le long terme. Sachant, enfin, que la plupart des gens prennent du poids avec l'âge (les quelques centaines de grammes qui « s'incrustent » dans nos silhouettes année après année), il est clair que le fait de rester à poids constant peut être un objectif en soi.

Recentrez-vous : quand on est distrait on risque de trop manger

Le problème : Avez-vous un peu perdu vos objectifs de vue ? Le moment est-il venu de vous recentrer ? Commencez avec cet exercice facile : pendant toute une journée, faites attention à tous les moments où vous mangez quelque chose. Vous constaterez sans doute que vous bavardez avec quelqu'un, que vous tapez à l'ordinateur ou que vous êtes debout dans la cuisine… et que vous grignotez un truc sans y penser. Manger de cette façon, « distraitement », conduit non seulement à faire de mauvais choix alimentaires, mais aussi et surtout à *trop* manger (faites-moi confiance : je viens d'avaler trois bonbons à la réglisse en tapant ce paragraphe et je ne m'en suis rendu compte qu'au moment où j'ai terminé – le troisième bonbon, pas le paragraphe).

La réalité : Les études indiquent que nous surestimons la quantité de nourriture dont nous avons besoin pour nous sentir rassasiés. La sagesse populaire selon laquelle l'estomac a besoin d'un moment pour prévenir le cerveau qu'il est plein est corroborée par la science : l'estomac met en effet une vingtaine de minutes à signaler qu'il contient assez de nourriture. Voilà pourquoi après un festin ou un repas de Noël, il vous faut un moment pour vous rendre compte que vous avez la panse trop pleine et que vous vous sentez presque mal. Quand vous avez repris du rôti pour la troisième fois vous n'aviez pas l'impression d'avoir tant mangé que ça, mais quand votre cerveau capte enfin ce qui se passe, vous sentez que vous avez dépassé les bornes et il est temps de défaire le premier bouton de votre pantalon[27].

Autre souci : si vous mangez *vite*, vous risquez d'avoir une indigestion et de souffrir de reflux gastro-œsophagiens (de « brûlures d'estomac »). D'accord, vous êtes peut-être à la bourre, mais c'est toujours une mauvaise idée d'avaler votre repas debout devant l'évier, à votre bureau ou dans la voiture en trois bouchées. Cette façon de manger sur le pouce, sans accorder vraiment d'attention à vos aliments, perturbe la capacité de votre organisme à se savoir rassasié, et vous avez aussi toutes les chances de vous suralimenter (et donc de prendre du poids) sans vous en rendre compte. Certains chercheurs se demandent même si nos logements modernes, où cuisine, séjour et « salle à manger » sont souvent dans un même espace, ne contribuent pas à nous faire trop manger, donc à nous rendre obèses. Ce n'est qu'une hypothèse, mais il n'est pas totalement incohérent de penser que le fait de ne plus avoir de pièces réservées aux repas – des pièces qui nous incitent à nous installer pour nous nourrir, à faire du repas une activité en soi (au lieu de manger, par exemple, devant la télévision) – puisse jouer un certain rôle dans les difficultés que nous avons à gérer notre poids[28].

La solution : Mangez *lentement*, en savourant vos aliments, en ayant bien conscience que vous vous nourrissez. Des chercheurs ont demandé à des femmes en bonne santé dans quelle mesure elles avaient l'impression d'être rassasiées quand elles mangeaient avec une certaine précipitation et, à l'inverse, quand elles prenaient le temps de profiter de leurs repas – un jour sur deux. Résultat : les jours où elles mangeaient en vitesse, les femmes disaient consommer plus de nourriture que d'habitude, moins apprécier leurs aliments et se sentir moins rassasiées[29]. Une autre étude s'est penchée sur le lien entre corpulence et durée des repas : il est apparu que les personnes les plus corpulentes étaient aussi celles qui se nourrissaient le plus vite[30]. Vous voyez, la solution consiste donc à ralentir le rythme des repas et à ne pas attendre la sensation de rassasiement pour arrêter de manger. Vous devez prendre le temps d'apprécier vos aliments… et ne pas oublier que vous aurez toujours la possibilité de grignoter quelque chose, ou de faire un autre repas, plus tard, si vous avez encore faim.

Je sais bien que vous n'en avez pas toujours le loisir, mais chaque fois que c'est possible, asseyez-vous et accordez-vous un vrai moment pour profiter de votre repas. Parlez avec des gens pendant que vous mangez (enfin pas la bouche pleine). Posez votre fourchette de temps en temps, faites des pauses, retenez-vous d'engloutir la nourriture comme si vous vouliez vous faire exploser l'estomac[31]. Il est très bon pour l'estomac comme pour la ligne de s'appliquer lucidement à apprécier ses repas et à ralentir un peu l'allure.

Allez-y franco sur les légumes. Changez la psychologie de votre assiette, pour considérer la viande comme un accompagnement, et les légumes comme le plat de résistance.

Bobby Flay, cuisinier et restaurateur

Évitez autant que possible la nourriture industrielle

Le problème : Votre emploi du temps est tellement chargé ! Et vous devez aussi vous adapter aux programmes de vos collègues, de vos proches, aux emplois du temps de vos enfants... C'est tellement plus facile, parfois, n'est-ce pas, de passer au fast-food, de vous faire livrer une pizza ou de mettre une barquette dans le micro-ondes. Et puis la vie paraît souvent trop chargée pour nous laisser le loisir de prévoir ce que nous allons manger. Et puis... Stop ! Ne vous laissez pas avoir par l'idée que les circonstances de la vie, sinon le monde entier, gouvernent votre alimentation. C'est *vous* qui décidez ! Vous pouvez parfaitement vous créer un environnement alimentaire sain. D'autant que vous savez que c'est essentiel pour maîtriser votre poids.

La réalité : Le coût moyen d'un menu de fast-food est de sept euros. Il ne faut que trois à quatre euros pour un repas (pour une personne) préparé chez soi[32]. En outre, il y a en moyenne deux fois plus de calories dans un menu de fast-food que dans un repas similaire fait maison. Le fast-food vous vaut donc à la fois une plus grosse dépense financière et un apport calorique plus important. Tirez-en les conclusions qui s'imposent. Je ne dis pas que vous devriez complètement renoncer aux aliments tout prêts, surtout ceux que vous aimez particulièrement, d'autant qu'il vous est sans doute impossible de ne pas manger de temps en temps sur le pouce. Mais essayez quand même de préparer vos aliments vous-même la plupart du temps. Ne cédez pas le contrôle de vos repas aux grandes enseignes de la restauration rapide et de l'alimentation transformée. Comme l'a écrit le journaliste Michael Pollan, auteur du *Manifeste pour réhabiliter les vrais aliments* : « Mangez de vrais aliments. Avec modération. Des plantes, surtout. Et cuisinez-les vous-même. »

La solution : Vous pouvez vous construire un environnement alimentaire sain en prenant de bonnes habitudes et en définissant quelques règles générales pour vous-même et pour votre famille. Une des meilleures habitudes que vous pouvez viser à établir consiste à éviter complètement, ou autant que possible, les enseignes de restauration rapide et les boutiques d'aliments industriels – pour manger chez vous. En cuisinant à domicile, vous évitez bien des produits mauvais pour votre santé et pour votre ligne. Vous pouvez surtout faire des choix plus sains : celui des légumes, par exemple, que nous avons souvent davantage de mal à inclure dans nos habitudes alimentaires que d'autres bons aliments comme les fruits. Pour vous faciliter la transition, ne vous lancez pas dès le départ dans des expériences trop complexes avec vos choix de légumes (et avec vos préparations à base de légumes). Achetez des légumes que vous aimez et qui sont faciles à manger : des mini-carottes, de la salade emballée, ou même des légumes surgelés. Les légumes ayant une teneur élevée en fibres et en eau, ils rassasient vite et bien et permettent de réduire la quantité de calories consommées dans un repas – un autre point positif pour ce qui est de perdre du poids[33]. Comme je l'ai dit au chapitre 5, il est impossible que vous mangiez trop de fruits et de légumes, mais je vous mets au défi d'essayer !

Quelles autres règles vous fixer ? Passez en revue les « bons » aliments que vous avez déjà sélectionnés en remplacement de « mauvais » aliments. Avez-vous une certaine latitude pour améliorer davantage les choses de ce côté-là – en particulier, peut-être, si vous regardez du côté des aliments industriels que vous consommez encore ? Il reste sans doute un certain nombre de produits pas très sains dans votre alimentation, notamment côté boissons – des produits, en outre, si vous y songez, que vous n'aimez même pas tant que ça. Remplacez-les par de bonnes choses ou cessez juste de les acheter. Si votre colocataire, votre moitié ou vos enfants aiment beaucoup ces mauvais produits, proposez-leur une ou deux options de remplacement. Une fois encore, l'idée n'est pas de vous priver de produits qui vous font plaisir, mais de prendre de bonnes habitudes et de travailler, petit à petit, à améliorer votre environnement alimentaire.

Le moment est bien choisi pour vous rappeler que vous ne devriez manger que lorsque vous avez effectivement faim. Je comprends qu'il est parfois difficile de résister à la vitrine d'une pâtisserie, difficile de résister à telle friandise industrielle dont vous venez de voir la publicité (une publicité précisément conçue pour vous faire saliver), mais avant d'acheter ce gâteau ou cette friandise, posez-vous la question : « J'ai vraiment faim ou je cède juste à la tentation d'un aliment-réconfort ? » Il m'arrive de m'apercevoir que je n'ai aucun plaisir à manger parce qu'au fond je n'ai pas faim – mais je continue de mâcher parce que je suis fatiguée ou parce que, après tout, j'ai commencé, alors autant finir. Pourtant je me sens beaucoup mieux quand j'attends que la faim vienne et quand je m'offre à ce moment-là un truc sain à grignoter (que j'ai à portée de main) ou un repas complet. En ce moment j'achète des tonnes de yaourts à la grecque et de yaourts maigres. Ma fille et moi nous en raffolons pour nos repas, nos en-cas, nos desserts. Ma nouvelle règle alimentaire ? « Mange un yaourt et vois ensuite si tu as encore faim. »

Les gens intelligents résistent aux modes

Le problème : Où que vous posiez les yeux, vous voyez des publicités, des images de silhouettes parfaites, des produits, des programmes minceur qui vous poussent à entamer un régime. Et puisque vous avez envie de perdre du poids (qui ne le souhaite pas ?), ces pubs, ces images, ces produits et ces programmes minceur ont quelque chose de très, très séduisant. Même moi qui connais la musique et consacre ma vie professionnelle à étudier les comportements alimentaires et l'image du corps, je me surprends parfois à regarder avec un certain intérêt cette nouvelle pilule ou cette nouvelle potion qui me promet de perdre des kilos sans efforts. Comme ce serait simple, n'est-ce pas, s'il nous suffisait de gober un comprimé, sans jamais nous soucier de ce que nous mangeons par ailleurs, pour avoir des corps de top-models !

La réalité : Vous savez que les régimes ne marchent pas. Peut-être donnent-ils certains résultats pendant quelques semaines, ou même quelques mois, mais on revient vite à la case départ – au poids que l'on avait avant d'entamer le régime –, et puis on prend quelques kilos en plus[34]. Si vous voulez être de mauvais poil, dans un état semi-dépressif et avoir faim tout le temps, faites un régime. Si vous voulez être en bonne santé, perdre des kilos, garder ensuite le même poids pour toujours et avoir le sourire, veillez à manger avec modération, apportez des changements graduels à vos habitudes alimentaires et faites preuve d'un peu de zèle et de persévérance[35].

MES INCANTATIONS
POUR RÉSISTER AUX RÉGIMES TENDANCE

Je me projette sur le long terme

Je ne peux rien faire de plus important pour moi-même
que protéger ma santé

Les aliments nourrissent mon corps – et mon esprit

Qui maigrit lentement maigrit sûrement

Manger est un plaisir

La modération est essentielle
(la majeure partie du temps)

J'adopte des comportements, en matière
d'alimentation et d'activité physique,
que je pense pouvoir conserver toute ma vie

La solution : Tout au long de ce livre, vous avez appris à lutter contre les régimes tendance. Vous comprenez bien, maintenant, sur le plan intellectuel, ce qu'il faut faire et ne pas faire… mais la gestion du poids est aussi affaire d'émotions. Vous allez donc devoir vous rappeler à l'ordre de temps en temps. C'est normal. Vous aurez des dérapages, des moments de découragement, des doutes. Ne vous lancez pas pour autant dans un nouveau régime qui ne vous vaudra qu'une nouvelle déception et des kilos en plus. Souvenez-vous que vous faites maintenant partie des gens intelligents qui ne font pas de régime et que vous avez toutes les armes nécessaires pour faire des choix futés. Les « incantations » de la page précédente vous seront peut-être utiles. Choisissez celles qui vous conviennent le mieux, ou imprimez-les toutes pour les afficher quelque part – et répétez-les-vous pour résister à l'envie de cliquer sur le bandeau publicitaire de ce régime tendance apparu sur le marché à l'approche du nouvel an.

Restez intelligent… *pour la vie*

- Dans ce chapitre vous avez passé en revue les circonstances qui peuvent vous compliquer la tâche pour ce qui est de bien manger et de faire de l'exercice régulièrement. Maintenant, vous savez comment réagir le cas échéant !
- Vous comprenez maintenant qu'il est normal de « déraper » de temps en temps, mais qu'il ne faut pas attendre le lundi pour repartir sur le droit chemin.
- Vous avez appris que vos humeurs peuvent influencer vos comportements alimentaires, et vous savez désormais quoi faire pour résister à l'envie de manger sous le coup de vos émotions.
- Vous comprenez comment garder la motivation sur le long terme et comment redémarrer quand c'est nécessaire.

IX.

PARTAGEZ VOTRE RÉUSSITE ET ENCOURAGEZ VOS PROCHES

Nous pouvons nous engager à promouvoir la consommation de légumes, de fruits et de céréales complètes à tous les repas. Nous pouvons réduire les portions et mettre l'accent sur la qualité plutôt que sur la quantité. Nous pouvons contribuer à inventer une culture – imaginez un peu – où nos enfants nous réclameront des aliments sains au lieu d'y résister.

Michelle Obama

Dans ce chapitre vous apprendrez

- À faire équipe avec les personnes dont vous avez envie de prendre soin (et qui prennent soin de vous) pour établir des stratégies communes de saine gestion du poids.
- À aider vos enfants et votre partenaire à améliorer leurs habitudes alimentaires.
- Comment votre médecin peut vous aider, vous et vos proches, à gérer votre poids.

En conclusion de mon cours « Psychologie de l'alimentation », je dis à mes étudiants : « Vous ne pourrez pas désapprendre ce que vous savez maintenant. Vous avez changé, vous n'êtes plus les mêmes personnes. » Puis je leur demande ce qu'ils prévoient de faire de toutes les informations dont nous avons parlé ensemble. Le plus souvent, ils répondent qu'ils ne mangeront plus au fast-food et s'efforceront d'éviter les aliments industriels, surtout les plus caloriques. Ils disent qu'ils n'oublieront jamais que les mauvais comportements alimentaires mettent notre santé en danger et font grossir. Ils jugent aussi qu'ils ont une vision plus réaliste qu'auparavant du corps (le leur et celui d'autrui), et par conséquent des attentes plus raisonnables. Plus important encore, peut-être, ils affirment *qu'ils ne feront plus jamais de régime.*

Je suis ravie d'entendre tout cela, bien sûr, mais je ne peux pas m'empêcher de les aiguillonner un peu plus. Au risque de donner l'impression que je cherche à faire du prosélytisme, je leur dis qu'ils doivent maintenant diffuser autour d'eux tout ce qu'ils ont appris sur la psychologie de l'alimentation et la gestion du poids. Ils doivent en parler à leurs parents, à leurs proches, à leurs amis, et un jour ils devront en parler à leurs enfants. Je leur dis qu'ils doivent contribuer à bâtir un environnement alimentaire sain pour tout le monde – un environnement dans lequel il sera plus facile de ne pas entamer de régime, de faire de l'exercice régulièrement et de rester en bonne santé.

J'espère, maintenant que vous êtes presque au bout de ce livre, que vous aurez vous aussi envie de parler de tout cela aux personnes de votre entourage, aux personnes que vous aimez, pour qu'elles vivent en bonne santé. Votre réussite personnelle, vous devez non seulement vous en réjouir, mais aussi la *partager* ! Vous avez fait des efforts pour maigrir et apprendre à gérer votre poids, à vivre en meilleure santé. Bien des gens de votre connaissance, sans doute, cherchent à en faire autant mais n'y parviennent pas (probablement parce qu'ils croient encore aux régimes amincissants). De plus, nous sommes en pleine crise globale de l'obésité et nous devons y trouver une solution tous ensemble. Pour cela, chacun d'entre nous doit adopter un style de vie plus sain – et dire à son entourage tout le bien qu'il en tire.

Nourrissez sainement vos enfants

Avant de devenir mère, j'étais persuadée que lorsque mon mari et moi aurions des enfants, nous serions parfaitement déterminés à instaurer d'excellentes habitudes alimentaires dans notre foyer. Nous n'avions jamais mangé de façon particulièrement malsaine, mais durant nos premières années de vie commune, quand nous devions nous débrouiller avec nos maigres revenus d'étudiants (inférieurs au seuil de pauvreté), nous avions du mal à acheter de bons aliments et à préparer des repas de qualité. Je pensais donc qu'avec nos gamins et une meilleure situation financière, nous mangerions tous les jours sainement. Mais bien sûr, comme la plupart des parents le reconnaîtront, la vie que l'on imagine avoir avec des enfants à venir et la vie que l'on mène réellement quand les enfants sont là sont deux choses différentes. Accéder au rôle de parent, c'est prendre une leçon d'humilité. J'ai découvert bien vite que tout ce que j'avais appris dans mes recherches sur la vie de famille et l'alimentation ne s'appliquait pas toujours très facilement au quotidien. L'expérience vécue m'a permis de saisir à quel point il peut être difficile de bien nourrir ses enfants. On ne peut pas toujours forcer un bambin, par exemple, à avaler les aliments qu'on voudrait lui voir manger.

Il n'empêche, si nous voulons faire baisser les chiffres de l'obésité auxquels nous sommes confrontés aujourd'hui, il est essentiel que nous fassions le maximum pour la nouvelle génération. Nous devons nourrir sainement nos enfants et leur enseigner qu'il faut avoir une alimentation de qualité, équilibrée, pour échapper au double péril du surpoids et des régimes amaigrissants. Heureusement, les études sur le sujet ne manquent pas et nous disposons aujourd'hui d'informations fiables, précieuses, et qu'il faut connaître car beaucoup d'entre elles contredisent nos présupposés. Une des principales leçons que nous pouvons tirer de ces travaux – une des plus faciles à mettre en application, aussi –, c'est qu'il faut encourager les enfants à prêter attention aux signaux biologiques de la faim et de la satiété, afin de ne pas les faire manger s'ils n'ont pas faim et de ne pas les priver s'ils ont encore réellement de l'appétit[1]. Les enfants doivent apprendre à écouter leur corps et comprendre ce que signifie avoir faim ou être rassasié. Si nous mangions tous uniquement quand nous avons faim, et si nous savions nous arrêter quand nous avons le ventre plein, la crise de l'obésité qui frappe nos sociétés n'existerait pas. Avant même d'entrer à la maternelle, hélas, bien des enfants perdent la capacité de savoir s'ils ont de l'appétit ou non, parce que leur environnement formate leurs comportements alimentaires[2]. Ils grandissent en prenant les habitudes que leur imposent leurs parents, leurs enseignants, les rythmes de la journée, et ils deviennent de moins en moins attentifs aux signaux de leur corps. Nous devons pourtant leur donner davantage d'autonomie pour qu'ils sachent décider par eux-mêmes quand ils souhaitent manger et quelle quantité de nourriture ils ont besoin d'avaler.

Nous sommes nombreux à avoir grandi dans des maisonnées où nos parents nous donnaient l'ordre de « vider nos assiettes », au dîner, avant que le dessert puisse nous être éventuellement autorisé. Devinez quoi ? De multiples études montrent que cette stratégie est inefficace ! Exiger des enfants qu'ils consomment des aliments indésirables à leurs yeux (des brocolis, par exemple) avant qu'ils aient le droit d'avaler les aliments qu'ils convoitent (de la glace), ce n'est pas leur enseigner qu'ils doivent aimer ou souhaiter manger des brocolis, mais les pousser à accorder encore plus de valeur à la glace[3]. Il vaut mieux leur dire qu'ils ne sont pas obligés de manger l'intégralité de leur assiette tout en les encourageant (sans les contraindre) à manger aussi des choses saines comme les fruits et les légumes. Si le dîner que vous leur proposez comporte beaucoup de fruits et de légumes, il est tout à fait probable qu'ils finiront par manger des fruits et des légumes ! Bien sûr, tous les parents savent que les meilleurs encouragements n'incitent pas forcément nos chers petits à savourer les choux de Bruxelles que nous mettons dans leur assiette. Mais il est clair qu'imposer la consommation de choux de Bruxelles et restreindre les desserts a sans doute pour conséquence de rendre les desserts d'autant plus désirables[4]. (Cela fonctionne de la même façon, bien sûr, pour les adultes.) Veillez plutôt à toujours offrir aux enfants un maximum d'options goûteuses et saines, laissez-les en plus de cela manger les aliments qu'ils aiment (avec modération), et appliquez-vous, de manière générale, à créer un environnement alimentaire qui leur permettra de prendre petit à petit de bonnes habitudes. Les gens s'étonnent souvent d'apprendre que je n'oblige pas mes enfants à manger de ceci ou de cela, et qu'ils font souvent des choix avec lesquels je ne suis pas nécessairement d'accord. Mais grâce à ce que les études scientifiques nous ont révélé sur le sujet, je sais que j'ai de meilleures chances de les aider à adopter de saines habitudes alimentaires, sur le long terme, si je ne les pousse pas de façon excessive dans la bonne direction. Je ne peux pas les empêcher de préférer les frites aux haricots verts, mais je peux continuer de leur servir des haricots verts – et les encourager à les goûter.

Les adultes aident aussi leurs enfants à se bâtir des environnements alimentaires sains s'ils sont eux-mêmes des modèles de bonnes habitudes. Dans nos sociétés, les enfants sont inévitablement exposés aux frites, aux sodas, aux bonbons et aux glaces. Mais cela ne veut pas dire que vous devez les inclure à leur diète. N'en faites pas des « fruits défendus », strictement parlant, mais ne les leur fournissez pas pour autant vous-même. Les psychologues parlent à ce sujet de « contrôle indirect » : vous tenez la plupart des cochonneries à l'écart de la maison pour qu'elles n'entrent pas dans la consommation régulière de vos enfants, mais vous ne les interdisez pas stricto sensu[5]. Quand je parle d'alimentation saine devant des parents et des enfants, je ne dis pas « cochonneries », mais « aliments occasionnels » : *à l'occasion*, oui, vous pouvez manger (avec modération) ces produits. En revanche, les aliments sains (les fruits et les légumes) sont qualifiés d'« aliments quotidiens » car nous devons en manger tous les jours. Nos corps sont un peu comme des voitures qui ont besoin d'essence pour rouler : ils ont besoin d'aliments quotidiens pour fonctionner. Aussi savoureux soient-ils, les « aliments occasionnels » ne remplissent pas le réservoir.

Il est également important que les parents donnent l'exemple dans le domaine de la gestion du poids. S'ils encouragent leurs enfants à manger sainement mais suivent, de leur côté, un régime tendance comme le régime Atkins, ils émettent des signaux contradictoires. Agir de cette façon, c'est enseigner à ses enfants qu'ils doivent non seulement craindre certains types d'aliments, mais aussi être obsédés par les calories qu'ils avalent et le poids qu'ils pèsent – au lieu de penser simplement à vivre en bonne santé. Les régimes étant voués à l'échec, les enfants en déduisent par-dessus le marché qu'il est « normal » d'enchaîner les périodes de prise de poids et les périodes d'amaigrissement. En même temps, la passivité n'est pas une bonne solution non plus pour ce qui est de donner de bonnes habitudes alimentaires aux enfants. Si maman se plaint qu'elle est grosse, si papa évoque en soupirant l'époque où ils étaient tous deux en meilleure forme physique (et avaient des silhouettes plus fines), et s'ils commandent des pizzas pour passer la soirée devant *Danse avec les stars* (faut-il rappeler que regarder des gens se dandiner dans un programme de téléréalité, ce n'est pas la même chose que faire soi-même de l'exercice ?), eh bien… les enfants ont toutes les chances de les imiter quand ils seront eux-mêmes adultes. Nous devons donner l'exemple en matière de comportements alimentaires et jouer un rôle *actif* dans l'éducation de nos enfants si nous voulons qu'ils mangent bien et vivent en bonne santé.

J'ai beau être psychologue de métier et spécialiste de l'alimentation, mon fils me répète : « J'aime pas les légumes de toute façon. » Quel conseil la recherche me donne-t-elle, *nous* donne-t-elle, pour faire face ? Incluez des légumes, encore et toujours, dans vos repas. Invitez vos enfants à les goûter. Donnez l'exemple en montrant que vous consommez vous-même ces aliments. Et n'hésitez pas à reconnaître qu'il faut apprendre, c'est vrai, petit à petit, à aimer certains produits. Bien des aliments et boissons ne donnent pas immédiatement satisfaction[6]. Pensez, par exemple, au café et à la bière : la plupart des adultes en boivent, mais café et bière ont en général un « sale goût » la première fois qu'on les consomme. Nombreux sont les produits, à vrai dire, auquel notre palais doit s'adapter, et la recherche montre que huit à dix expositions, ou occasions de goûter, à un nouvel aliment peuvent être nécessaires pour qu'il commence à être réellement apprécié. Contraindre les enfants à avaler certains produits, ce n'est pas efficace ; cela peut même les en détourner complètement sur le long terme[7]. Les habitudes alimentaires – celles de nos enfants comme les nôtres – doivent être considérées comme un processus toujours inachevé. Continuez de servir de bons aliments, proposez-les dans des recettes aussi variées que possible et laissez vos enfants vous regarder les savourer. La meilleure façon d'aller dans le bon sens, parfois, est d'avancer graduellement, avec des améliorations mineures – et en évitant les pires produits comme la pizza livrée à domicile et les trucs de fast-food.

N'oubliez pas que pour ce qui est de bien nourrir vos enfants, vous partez avec un gros handicap. D'abord, il n'est pas évident d'expliquer à un bambin de cinq ans qu'il faut bien manger aujourd'hui pour ne pas avoir de diabète ou de cancer dans vingt ans ; les enfants vivent dans le présent[8]. Ensuite et surtout, même si une certaine prise de conscience commence à s'imposer, aujourd'hui, quant à la nécessité d'enseigner aux jeunes générations à manger sainement et à faire de l'exercice, la route est encore longue et ardue pour les parents. Leurs enfants vivent dans un environnement alimentaire qui les incite à désirer des produits malsains. Ils sont sans cesse exposés à des publicités pour des aliments industriels dont la consommation excessive ne peut que les faire grossir et leur ruiner la santé – et ces publicités les poussent de toutes les façons possibles à l'excès ! Mais tout n'est pas perdu. La recherche montre que lorsque l'environnement alimentaire des enfants s'améliore – c'est-à-dire quand ils se voient servir des repas sains à la maison, à l'école, chez grand-mère –, leurs habitudes se réforment dans le bon sens. Il est prouvé, par exemple, que si les cantines servent des repas de qualité, les enfants augmentent leur consommation de fruits et de légumes[9]. Bref, il est difficile de faire sainement manger nos enfants mais cela n'a rien d'impossible. Il faut continuer de travailler en ce sens.

La société s'est émue que les fabricants de cigarettes prennent nos enfants pour cible dans leurs publicités, mais nous restons les bras croisés face à l'industrie alimentaire qui agit exactement de la même façon. Et il ne serait pas faux d'affirmer que les conséquences de la malbouffe sur la santé publique sont pires que celles du tabac.

Kelly Brownell, professeur d'administration publique, de psychologie et de neurosciences, université Duke

Des moments à partager

La pyramide alimentaire avec laquelle la plupart d'entre nous avons grandi a fait son temps. À sa base, on y trouvait les glucides – qui sont une bonne source d'énergie, mais dont les valeurs nutritionnelles sont très variables (pain blanc et pain complet sont bien différents de ce côté-là, par exemple). De même, l'ancienne pyramide ne faisait aucune distinction entre les différents types de protéines – alors qu'un poisson maigre et un hamburger bien gras ne sont vraiment pas équivalents. Les spécialistes ont donc modifié la pyramide pour qu'elle rende compte de la différence entre les « bons » et les « mauvais » types de glucides, de protéines, de lipides… Mais avec cette réforme elle est devenue très compliquée – difficilement compréhensible. Il y a quelques années, les autorités ont décidé de réagir et de proposer au public des recommandations simplifiées sur les aliments et les nutriments qui doivent entrer, de manière équilibrée, dans la composition de tout repas de qualité[10]. Aux États-Unis, le gouvernement fédéral a lancé un programme intitulé *Food Plate* qu'il expose sur le site www.ChooseMyPlate.gov[11]. En France, des conseils équivalents, avec de nombreuses informations sur la nutrition et la préparation des repas se trouvent sur le site www.mangerbouger.fr.

L'action du gouvernement a commencé à avoir quelques répercussions positives dans les écoles (mes propres enfants m'en parlent en sortant de classe), mais cela ne suffit pas – loin de là. En France, les chiffres de l'obésité continuent de progresser de façon alarmante. Chaque année, faut-il le rappeler, l'industrie alimentaire dépense des milliards pour faire la promotion de ses produits auprès des écoliers[12]. Cet argent sert essentiellement à la publicité pour les céréales, pour les enseignes de restauration rapide et pour une multitude de produits salés et sucrés que les enfants (comme les adultes) consomment de façon excessive[13]. Et, mauvaise nouvelle pour la santé publique, ces publicités sont d'une efficacité redoutable[14]. Une étude a montré que lorsque les produits alimentaires sont « vendus » par des stars du showbiz ou des athlètes (Kinder par Jo-Wilfried Tsonga, Pepsi par Beyoncé Knowles), les enfants s'en goinfrent même davantage[15]. Où sont les spots publicitaires présentant des célébrités qui vanteraient les mérites des fruits et des légumes ? (Mais où trouver le budget pour ce genre de campagne ?) Mieux encore, où sont les célébrités prêtes à se porter volontaires pour parler des bienfaits d'une alimentation de qualité ? Même si les gouvernements sont davantage sous pression qu'autrefois pour faire passer de bons messages éducatifs auprès des enfants et des adolescents, l'industrie alimentaire préférera toujours gagner de l'argent que faire preuve de sens civique pour protéger la ligne et la santé du public[16].

Le tableau, néanmoins, n'est pas complètement noir. Certaines compagnies prennent des mesures qui vont dans la bonne direction. La chaîne McDonald's s'est engagée à ne pas promouvoir certains de ses produits les plus malsains auprès des enfants ; elle propose aussi désormais des fruits et des légumes, des salades[17]. Les boîtes de céréales de petit déjeuner destinées aux enfants renferment moins de sel et de sucre, et davantage de fibres, qu'il y a quelques années[18]. Il reste tout de même du boulot : quatre-vingt-dix-sept pour cent des repas vendus aux enfants dans les grandes chaînes de restauration rapide sont encore terriblement malsains[19].

Mon fils de huit ans a été choqué, l'autre jour, quand je lui ai expliqué que les industriels de l'alimentation se fichaient à peu près complètement, en général, que leurs produits soient bons ou mauvais pour la santé – et qu'ils pensaient avant tout à vendre, à faire des bénéfices. Il supposait innocemment qu'on n'avait « pas le droit » de commercialiser des céréales, des hamburgers et des donuts sans aucune valeur nutritionnelle. Il connaît bien la différence entre les « aliments quotidiens » et les « aliments occasionnels », mais il lui paraissait inconcevable que des aliments potentiellement dangereux pour la santé soient autorisés à être mis sur le marché. Le problème avec cette idée d'aliment « dangereux », bien sûr, c'est que l'on ne meurt pas sur-le-champ, on ne tombe même pas malade, si l'on mange *une fois* un produit malsain. Qu'importe la quantité de chocolat que vous dévorez devant la télé, vous n'avez quasiment aucun risque de mourir d'une overdose de chocolat comme vous pouvez succomber à une overdose d'héroïne. La nourriture produit des dégâts (et livre ses bienfaits) *lentement*, au fil des mois et des années. Mais gardons espoir ! Les messages adressés aux enfants et aux jeunes par les autorités depuis quelques années semblent tout de même les encourager à faire davantage d'exercice, à manger plus de fruits et de légumes et à consommer moins de sucre[20].

Une raison supplémentaire d'aider les enfants à bien manger

Des chercheurs de l'université de Bristol, au Royaume-Uni, ont découvert que le risque de devenir obèse pourrait apparaître plus tôt dans la vie que nous ne le supposions, et que les conséquences de l'obésité pourraient être plus diverses et profondes que la communauté médicale ne l'imaginait.

Les travaux du Dr Kate Northstone et de ses collègues ont montré qu'il existe un lien entre le QI des enfants et les aliments qu'ils consomment[21]. Après avoir suivi et testé près de quatre mille garçons et filles aux âges de trois, quatre, cinq et huit ans et demi, les chercheurs ont constaté que l'alimentation des enfants à trois ans influence le QI qu'ils auront un peu plus de cinq ans plus tard. Les enfants qui mangent davantage d'aliments transformés (riches en sucre et en gras) ont des QI inférieurs à ceux des enfants qui mangent plus sainement (par exemple des fruits et des légumes). Les chercheurs ayant tenu compte de nombreux facteurs susceptibles d'expliquer ce rapport entre diète et intelligence, il semble bel et bien que notre alimentation affecte non seulement le développement de nos corps, mais aussi celui de nos cerveaux – et ce dès nos plus jeunes années. Ces travaux nous rappellent une fois encore que même si nos enfants ne sont pas très enthousiastes à l'idée de trouver des légumes sur la table au dîner, il est important de continuer à les leur proposer et d'en encourager la consommation. Ces brocolis ne sont pas seulement bons pour leur santé, ils pourraient aussi leur faire avoir de meilleures notes !

Encouragez doucement vos proches

En plus de vous occuper de vos enfants, vous pouvez faire beaucoup pour aider les adultes de votre entourage à améliorer leur santé. Il existe un lien avéré entre notre propre poids et ceux de nos conjoints, de nos proches : soutenir ces derniers pour qu'ils restent sveltes et vivent en bonne santé peut donc aussi nous permettre, par ricochet, de garder la forme[22]. Tout le monde y gagne !

Quand nous sommes engagés dans une relation sentimentale, nous avons tendance à comparer notre corpulence à celle de notre partenaire[23]. Si notre corpulence est supérieure à la sienne (relativement à nos tailles), nous sommes plus préoccupés par notre corps et par notre poids[24]. Quand nous sommes en *surpoids*, de par notre indice de masse corporelle, mais pas notre partenaire, la vue de son corps nous rappelle notre propre excès de poids, et là encore nous sommes très soucieux[25]. Au lieu de nous comparer à nos partenaires, nous gagnerions pourtant bien plus à leur proposer de faire équipe pour manger sainement et gérer nos poids ensemble. Et si cela n'est pas possible, pour une raison ou une autre, avec notre partenaire, pourquoi ne pas essayer avec un ami ou un membre de notre famille ?

Bien sûr, il n'y a guère mieux pour perdre un copain ou hérisser un conjoint que de lui faire remarquer que son alimentation est sans doute hypercalorique et pas forcément très saine. Si vous vous faites du souci pour la santé d'un proche à cause de sa corpulence, ou si un ami ou un membre de votre famille a de lui-même manifesté de l'inquiétude devant vous au sujet de son poids, vous devez marcher sur des œufs pendant la conversation qui doit suivre. Nous sommes tous sensibles aux critiques, vulnérables quand il s'agit de parler de notre physique, et la nourriture est une affaire très personnelle. Il peut donc être risqué d'entamer un dialogue sur ces questions avec les gens auxquels nous tenons.

Le meilleur conseil que je peux vous donner est simple : ne leur dites jamais qu'ils sont gros. Parlez plutôt de santé. Dire à votre petit ami qu'il est gros, ça ne l'incitera assurément pas à perdre du poids. La plupart des gens se rendent très bien compte de leur corpulence – et ils savent, le cas échéant, qu'ils sont en surpoids[26]. Dire à une personne que vous aimeriez aider qu'elle est grosse, cela ne peut que la blesser et la mettre dans l'embarras. Elle en concevra de la colère et du ressentiment envers vous. Dites-lui, donc, que vous vous préoccupez pour sa *santé*. Souvenez-vous aussi que les mots que vous employez comptent beaucoup[27]. Faites preuve de prévenance et, si elle accepte ce que vous lui proposez, évaluez ensemble vos corpulences en suivant les instructions du chapitre 3 (pesez-vous, mesurez-vous, calculez votre IMC, ou utilisez une appli qui propose cette fonction). Souvenez-vous : quand vous dites à une personne qu'elle est grosse, vous passez pour quelqu'un de « méchant » et de superficiel, et vous coupez vous-même court à la conversation que vous voudriez entamer. Parler de santé et de l'importance de prendre soin de son corps pour vivre longtemps, en revanche, c'est être un ami ou un conjoint attentionné et dévoué.

Gardez à l'esprit que vos amis et vos proches qui souhaitent perdre du poids ont sans doute déjà essayé un ou plusieurs régimes pour y parvenir. Sans succès, en toute probabilité. Il leur est donc facile de se décourager. Ensuite n'oubliez pas que vous aussi, avant de découvrir l'approche de ce livre, vous avez connu les mêmes problèmes ! Ce qui aide vraiment les gens, c'est de les encourager, de les motiver, de leur dire : « Tu peux y arriver ! » Même les plus petits conseils peuvent avoir de l'effet. Par exemple, confiez des « bons trucs » à vos amis. Vos propres enfants viennent de se découvrir une passion pour les fèves edamame : « Un légume ! Tu te rends compte ? Super riche en protéines et en fibres, en plus ! » En revanche, ne lancez jamais des choses comme « Ah bon ? T'as *encore* faim, là ? » ou « Tu crois vraiment que tu devrais manger ce truc ? ». Vous avez toutes les chances de braquer les gens contre vous. Ces questions, vous le savez, nous les posons éventuellement à nos enfants. Mais croyez-le ou non, je constate dans mes recherches que bon nombre de personnes les posent très souvent à leurs *conjoints*. Ce n'est pas la bonne solution. Si vous voulez aider un de vos proches, votre moitié, quelqu'un que vous aimez à maigrir et à gérer son poids, évitez les critiques et proposez-lui avec douceur de travailler avec vous à adopter des comportements sains.

Vous pourriez même envisager de changer *ensemble* un aspect de vos modes de vie. À votre conjoint, par exemple, suggérer qu'il serait bon que vous commenciez tous les deux à vous exercer davantage. Peut-être pour faire du vélo le week-end ou marcher un moment dehors tous les soirs après le dîner ? Nous avons davantage de plaisir et de facilité à modifier nos habitudes – pour nous mettre à la gym comme pour revoir le contenu de notre petit déjeuner – si quelqu'un le fait avec nous, en même temps que nous. Mon mari et moi nous jonglons sans arrêt avec nos emplois du temps pour nous donner à chacun l'espace dont nous avons besoin pour pratiquer nos activités physiques. Nous ne courons pas très souvent ensemble, au bout du compte, mais le simple fait d'avoir quelqu'un qui encourage et aide à trouver le temps de réaliser ce que l'on a envie de faire, facilite grandement la tâche pour garder la motivation. Aider vos proches – et vous-même – à rester en forme, ce n'est pas forcément toujours pratique ; cela peut obliger, en plus des encouragements que l'on donne, à passer plus souvent à l'épicerie, à acheter du matériel d'exercice ou à faire d'autres « corvées ». Mais au final, on vit aussi bien des années en plus en compagnie des gens que l'on aime.

Bien sûr, tout individu doit avoir le sentiment d'être autonome et de faire ce qu'il veut de son corps – y compris le remplir des aliments qu'il désire. S'il est bon d'encourager les personnes auxquelles vous tenez à s'informer et à prendre soin de leur poids et de leur santé, il ne faut pas les priver du sentiment qu'elles sont maîtresses de leur vie. Vous ne devriez pas attendre d'un proche, déjà, qu'il fasse quelque chose que vous refusez vous-même de faire. Ensuite, s'il peut paraître plus facile de lui *dire* qu'il aurait intérêt à faire, il est bien plus efficace de le lui *montrer*. Depuis plus d'une décennie, j'applique ce principe dans ma propre vie. Je sais que beaucoup, beaucoup de gens ont des difficultés à gérer leur poids, et je ne les juge pas. J'essaie de ne pas non plus donner de conseils à ceux qui n'en demandent pas, car je comprends que les décisions que nous prenons pour notre alimentation et pour notre corps sont très personnelles – intimes. N'empêche, je veux désespérément que les gens que j'aime soient en bonne santé et... j'ai envie, bien sûr, qu'ils suivent les conseils que j'expose dans ce livre. Je fais régulièrement de l'exercice, j'essaie de manger sainement – chez moi comme au restaurant avec ma famille ou avec des amis –, et si une personne que j'aime semble souffrir d'avoir des kilos en trop, je m'efforce pour l'inspirer par l'exemple. C'est sans doute ce que nous pouvons faire de mieux : montrer aux gens, simplement, ce qui fonctionne.

« Le récit de Monica, soixante-deux ans, retraitée

Quand j'ai rencontré mon mari, il faisait beaucoup de vélo. Je veux dire, c'était sa grande passion ! Il s'offrait des virées de plusieurs heures tous les week-ends et il participait à des tas d'événements – des épreuves de cent ou deux cents kilomètres. Moi, je n'étais pas montée sur un vélo depuis quelque chose comme vingt ans. Je n'étais même pas sûre de pouvoir enfourcher l'engin ! Et puis, sans trop réfléchir, j'ai acheté un vélo sophistiqué, tout l'équipement qui allait avec, et je me suis lancée. Croyez-moi, on a raison de dire que le vélo ça ne s'oublie pas !

Maintenant nous faisons des sorties ensemble la plupart des week-ends, et en semaine quand nous avons le temps. Nous choisissons un circuit qui nous permet de pédaler tout en découvrant de jolis paysages, nous faisons une pause à mi-parcours et nous adorons, vraiment, passer tout ce temps dehors. En plus, bien sûr, cette activité nous aide tous les deux à rester en forme. Nous sommes contents de brûler des calories ! Nous ne rajeunissons pas, évidemment, et nous pensons qu'il est plus important que jamais de prendre soin de notre santé et de garder un poids constant. Accomplir ça à deux, en équipe, ça fait toute la différence.

Ayez une relation intelligente avec votre médecin

Pour vivre en bonne santé, appuyez-vous sur votre médecin généraliste. Il est également logique d'encourager vos proches à travailler avec leurs médecins pour maigrir et gérer leur poids. Parler de ces questions à un professionnel, c'est non seulement avoir un soutien psychologique supplémentaire, mais aussi obtenir des conseils médicaux très précieux. D'après votre corpulence et les examens qu'il vous prescrira, votre généraliste pourra vous dire si votre poids est susceptible d'affecter votre santé ; il évaluera notamment vos risques face au cancer, l'état de vos artères, votre tension et vos niveaux de cholestérol. Si vous vous inquiétez pour une raison particulière et si le médecin ne vous demande pas d'analyses sanguines ou d'autres examens, n'hésitez pas à en discuter avec lui. Selon votre âge, votre sexe et vos antécédents médicaux (ou ceux de vos proches), il pourrait juger nécessaire de réaliser un bilan de santé complet. En plus de vous donner certains conseils pour maîtriser votre poids et manger sainement, il décidera aussi peut-être de vous revoir à intervalles réguliers pour suivre l'évolution de votre corpulence. Les généralistes sont enfin là pour vous orienter vers des spécialistes – diététiciens ou psychologues, par exemple – qui vous aideront encore davantage.

Gardez toutefois à l'esprit que la plupart des généralistes ne sont pas psys ou thérapeutes. Beaucoup, en outre, n'ont reçu qu'une formation de base à la nutrition[28]. Même s'il ne le reconnaît pas, enfin, votre médecin peut être embarrassé à l'idée de parler de votre poids – c'est en général parce qu'il est quelque peu désemparé face au problème. Les généralistes, comme tous les professionnels de santé, savent très bien qu'il n'existe pas de « pilule magique » (en dépit de ce que certains industriels affirment) avec laquelle leurs patients pourraient maigrir sans efforts. Ils sont incapables de vous délivrer une ordonnance pour réduire votre corpulence. Les aspects émotionnels, comportementaux, personnels de la gestion de votre poids, c'est quelque chose que vous devez vous-même prendre en main[29].

“ L'interview du Dr Karen Rendulich, pédiatre. La majorité de ses patients – des enfants et des adolescents – viennent de quartiers pauvres, multiculturels, et une bonne partie d'entre eux sont en surpoids sinon obèses.

Charlotte Markey : Depuis que vous exercez, avez-vous vu les chiffres des personnes en surpoids et obèses évoluer ?

Karen Rendulich : Juste avant que je commence à travailler comme pédiatre pour les services de santé de Philadelphie, ceux-ci ont mis sur pied des programmes destinés à aider les enfants à garder un poids sain. C'était il y a quatorze ans et à l'époque ces programmes étaient à la pointe, car le taux d'obésité parmi nos patients était très élevé, mais la société reconnaissait mal le problème. J'ai vu les chiffres de l'obésité diminuer modestement, depuis lors, mais ce qui me paraît plus important, c'est que j'ai vu la *prise de conscience* de ce qu'est l'obésité, et de ses conséquences sur la santé, évoluer considérablement. Les parents sont beaucoup mieux disposés qu'autrefois à entendre que leur enfant est en surpoids, et ils commencent à comprendre pour de bon que le poids joue un rôle important dans la santé.

CM : En tant que pédiatre, comment parlez-vous de l'alimentation et des questions de poids avec vos jeunes patients ou leurs parents ?

KR : Quand je vois un enfant pour un bilan de santé annuel, je commence par le mesurer et le peser. Avec ces chiffres, je peux montrer aux parents, et à l'enfant s'il est assez âgé, ce qu'est un poids sain pour une taille donnée et où l'enfant se situe par rapport à la courbe normale. J'essaie alors d'expliquer comment l'enfant est susceptible de se développer s'il me paraît courir le risque d'être bientôt en surpoids ou de devenir obèse. Je fais aussi le lien entre ce problème et le contexte familial et les antécédents médicaux de l'enfant. Je veille toujours à expliquer que si nous nous préoccupons du poids des enfants, ce n'est pas parce que nous voulons qu'ils se ressemblent tous, mais parce que le surpoids met leur santé en danger – parce qu'il les expose, par exemple, aux maladies cardiaques et au diabète. Si la maman est diabétique, j'explique que l'enfant risque de connaître le même sort s'il ne mange pas sainement et ne fait pas d'exercice. Ici, cependant, nous ne prescrivons jamais de « régime » aux enfants. Nous leur expliquons qu'il est important de changer certains aspects de leur mode de vie, et qu'il faut du temps pour agir sur les habitudes qui influencent le poids et la santé. Nous recommandons aux enfants d'apporter un changement à la fois à leurs habitudes, c'est-à-dire de progresser graduellement et toujours selon les objectifs qu'ils souhaitent eux-mêmes se donner. Nous avons aussi une nutritionniste, dans l'équipe, qui peut rencontrer les enfants et les familles.

CM : Les adultes qui ont des difficultés à maigrir et à gérer leur poids sont légion. Comment persuadez-vous les enfants et leurs parents d'investir du temps et de l'énergie dans cette tâche ?

KR : Je propose aux enfants d'imaginer ce qu'ils pourraient faire s'ils avaient le corps moins volumineux, s'ils étaient moins lourds. En général ils répondent qu'ils pourraient courir plus vite, prendre davantage de plaisir dans les cours d'éducation physique, et même être plus beaux. J'essaie de les aider à se trouver d'autres raisons, notamment pour le bien de leur santé, de perdre du poids. Encore une fois, je ne dis jamais explicitement à un enfant qu'il devrait maigrir. Bien souvent, en fait, nous convenons avec l'enfant que son objectif est juste de ne pas *grossir* davantage d'ici son prochain rendez-vous. Heureusement pour eux, les enfants sont en pleine croissance. S'ils grandissent de quatre ou cinq centimètres entre deux consultations sans que leur poids change, il est tout à fait possible qu'ils parviennent à leur taille adulte en ayant un poids normal. Notre nutritionniste fait aussi un bilan alimentaire des dernières vingt-quatre heures de l'enfant, en lui demandant précisément ce qu'il a mangé depuis la veille – repas, grignotages, boissons, etc. Ce bilan permet bien souvent de mettre au jour de mauvais comportements alimentaires. L'enfant prend son petit déjeuner chez lui, par exemple, et puis il remange dès arrivé à l'école parce que le repas est distribué gratuitement. Ou bien on lui donne un en-cas, sinon un repas complet, pendant les études de fin de journée.

CM : Quel est le principal facteur qui rend ces enfants trop gros ou obèses ? Et comment essayez-vous d'y remédier ?

KR : Quand les enfants sont en surpoids, les parents sont aussi souvent en surpoids ou obèses. C'est toute la famille qui a de mauvaises habitudes alimentaires. Je leur propose certaines solutions faciles à appliquer. L'un des premiers objectifs que je leur suggère est de réduire leur consommation de boissons sucrées. Nous expliquons aux parents que les enfants devraient boire essentiellement de l'eau et du lait demi-écrémé ou écrémé.

Nous faisons aussi une prise de sang aux enfants, car les analyses révèlent bien souvent que les conséquences du surpoids ou de l'obésité sur leur santé sont déjà là. Parfois même chez des bambins de cinq ans ! Nous savons qu'il faut dire très clairement aux parents que leurs jeunes enfants sont en danger et qu'il est fondamental de changer leurs habitudes alimentaires très tôt. Dès l'âge de cinq, six ou sept ans. Les conséquences de l'obésité, par exemple un niveau de cholestérol élevé, sont réversibles pendant l'adolescence, mais plus tôt les enfants commencent à prendre de bonnes habitudes, plus vite leur santé est susceptible de s'améliorer. Une fois que les mauvaises habitudes sont ancrées, malheureusement – en général au seuil de l'adolescence –, il faut beaucoup plus de discipline et de travail pour les changer.

Comme nous constatons que de nombreux patients et leurs familles ont besoin d'informations pour affronter ces problèmes, nous leur demandons s'ils souhaitent revenir assez rapidement en rendez-vous, pour parler davantage avec moi ou avec notre nutritionniste. Parfois, les enfants veulent revenir toutes les quelques semaines. Nous les encourageons de toute façon à consulter la nutritionniste et notre équipe de conseil aussi souvent qu'ils le souhaitent.

CM : À votre avis, quel rôle les médecins généralistes et les pédiatres peuvent-ils jouer pour éduquer le public au sujet de l'obésité ? Et comment peuvent-ils agir contre ce fléau ?

KR : Je pense que les professionnels de santé peuvent jouer un rôle déterminant. La plupart des généralistes connaissent assez peu de choses sur la nutrition et la gestion du poids, c'est vrai, mais ils en apprennent davantage, aujourd'hui, dans le cadre de la formation continue obligatoire. J'ai bon espoir de voir la situation s'améliorer. Si les médecins font des efforts pour aider leurs patients à s'alimenter correctement, nous irons dans la bonne direction pour ce qui est de résoudre ce problème majeur de santé publique qu'est l'obésité.

Mangez intelligent – pour de bon

À présent que vous connaissez les conclusions des études réalisées depuis plusieurs décennies dans de nombreux domaines – science de la nutrition, psychologie, médecine, sociologie, marketing et santé publique –, vous comprenez ce qu'il faut faire pour bien manger et conserver un poids sain. Vous avez tous les outils nécessaires pour faire équipe avec vos enfants, vos conjoints, vos amis, vos médecins – et poursuivre le voyage. Vous avez conscience que la gestion du poids n'est pas une activité temporaire, de seulement quelques semaines ou quelques mois ; vous savez qu'il s'agit d'établir de bonnes habitudes qui vous serviront sur le long terme. Et vous savez que ce n'est pas difficile ! Il vous suffit, au fond, de jauger vos habitudes actuelles et d'établir pour vous-même, peu à peu, de nouvelles règles – supprimer les livraisons de pizzas à domicile, résister au dessert certains soirs de semaine ou en finir avec les boissons industrielles gorgées de sucre.

J'ai décidé d'écrire ce livre car je crois que ces questions sont très importantes et souvent mal comprises. Je vois des gens que j'aime se priver inutilement de dessert, faire des contorsions avec leur serviette de bain pour cacher leurs formes à la piscine, éprouver insatisfaction ou même désespoir à cause de leur corps et de leur poids. Et le problème est aggravé par le déluge d'informations sur l'obésité, l'image du corps et les méthodes amincissantes dont la publicité et les médias nous abreuvent, hélas, constamment. Des informations, faut-il le rappeler, pour l'essentiel trompeuses ou fausses. Vous avez le droit de connaître la vérité, c'est-à-dire les faits tels qu'ils sont observés et vérifiés par les chercheurs qui étudient ces questions. Vous avez le droit de protéger votre santé et de faire les meilleurs choix (la plupart du temps) pour vous-même et pour les gens que vous aimez. Grâce à l'approche de la gestion du poids que vous maîtrisez désormais, vous allez vivre en meilleure santé, plus longtemps, et avec le sourire.

J'ai consacré l'essentiel de mon existence à penser à la nourriture. Cette obsession m'a déprimée ; elle m'a aussi rendue très heureuse ; j'en ai fait ma carrière. Mais j'ai fini par comprendre que la nourriture est à la fois *plus* importante et *moins* importante que la plupart des gens ne le pensent. La nourriture est importante car elle est fondamentale pour notre santé et notre bien-être. Mais elle n'est pas à ce point importante qu'elle doive devenir source d'anxiété et de souffrance psychique. Au terme de ce livre, vous devez retenir ce message essentiel : ne vous stressez pas à cause de votre alimentation. Nous mangeons tous mal de temps en temps ! Mais si vous mangez bien la plupart du temps, vous maigrissez, vous conservez un poids sain, vous devenez la preuve vivante que l'approche de ce livre fonctionne. Vous incarnez le proverbe qui dit que les gens intelligents ne font pas de régime. Et souvenez-vous que notre approche de la gestion du poids n'est pas un sprint. Qu'il n'y a même pas, d'ailleurs, de ligne d'arrivée. C'est une course d'endurance que vous ferez à votre propre rythme jusqu'à la fin de votre vie. N'attendez pas pour vous lancer ! Ce grand voyage du poids idéal et de la vie saine se fait pas à pas, jour après jour, année après année – et avec votre famille et vos proches, bien sûr.

Partagez

- Manger intelligent, c'est aussi un effort collectif que vous menez avec votre famille, les gens que vous aimez et les professionnels de la santé susceptibles de vous aider.
- Inciter vos enfants à établir de saines habitudes alimentaires aujourd'hui, c'est les avantager pour toute leur vie.
- Nous devons travailler avec nos médecins pour maigrir et conserver un poids sain.
- Les gens intelligents ne font pas de régime et il est essentiel, quand vous pensez à votre santé, de vous projeter sur le long terme !

X.

TABLEAU D'ENSEMBLE

L'obésité s'installe petit à petit, kilo après kilo. Elle se combat de la même façon : kilo après kilo.

Autorités sanitaires américaines

Dans ce chapitre vous apprendrez

- Les chiffres du surpoids et de l'obésité ; leurs évolutions ces dernières années.
- Les terribles conséquences – pour vous et pour toute la société – de l'épidémie d'obésité : détérioration de la santé, nombreux problèmes psychologiques, relations sociales perturbées et coût financier très préoccupant.
- Que les politiques et les lois destinées à améliorer notre alimentation et notre niveau d'activité physique peuvent avoir un impact très positif.
- Que l'approche intelligente de l'amaigrissement et de la gestion du poids est essentielle pour votre bien-être… et pour notre santé et notre bonheur à tous.

Voilà, vous savez comment maigrir, ne pas reprendre vos kilos indésirables et garder un poids sain toute votre vie. Que vous souhaitiez vous débarrasser de deux ou de vingt kilos, vous savez précisément ce que vous devez faire et, j'espère, vous allez déjà dans la bonne direction pour atteindre vos objectifs. Des objectifs *réalistes*, bien sûr. Peut-être même avez-vous commencé à encourager votre famille et vos amis à manger intelligent et à faire de l'exercice. Mais quelle est la situation autour de nous – dans le reste du monde ?

L'obésité est un problème de santé moderne. Autrefois – « à la vieille époque », comme disent ironiquement mes enfants – le défi consistait à trouver assez de nourriture pour survivre ; les gens n'avaient pas besoin d'*éviter* de manger. Désormais, la majorité des habitants du monde se nourrissent sans difficulté, mais une bonne partie des aliments qu'ils consomment sont industriels, riches en sucre, hypercaloriques et peu nourrissants (pauvres en nutriments). Dans les pays occidentaux en particulier, nous pouvons passer la journée entière, grâce aux nombreuses merveilles de la technologie moderne, sans perdre une goutte de sueur – c'est-à-dire en produisant des efforts physiques plus que modestes. Dans le passé, les êtres humains n'avaient d'autre choix que de préparer leurs repas eux-mêmes. Souvent ils devaient récolter ou cueillir dans leurs champs, dans leurs jardins, les produits qu'ils consommaient. Ils *marchaient*, en outre, pour aller à peu près partout où ils allaient. Croyez-le ou non, ils montaient toujours les escaliers – ou ils gravissaient les collines pour gagner le village voisin. Et on se demande pourquoi nous avons tant grossi ces dernières décennies ! Heureusement vous avez lu ce livre : vous savez maintenant que vous devez maîtriser votre poids – non seulement pour avoir fière allure mais aussi, surtout, pour vivre en bonne santé –, et qu'à cette fin vous avez intérêt à comprendre l'environnement alimentaire dans lequel vous vivez.

Tel que le monde contemporain est organisé, il vous est difficile de manger sainement et de vous dépenser. C'est pourquoi il est important que vous continuiez à prendre des décisions *raisonnées* pour votre alimentation et votre activité physique. Statistiquement parlant, nous courons tous le risque d'avoir des problèmes de santé à cause de notre poids, car nous vivons tous dans un environnement obésogène (c'est-à-dire qui favorise l'obésité) : à moins de prendre les devants pour soigner notre alimentation et nous dépenser, nous sommes voués à grossir ! Dans ce chapitre, je parle du « tableau d'ensemble » de toutes ces questions, parce qu'il est important de savoir de quoi il retourne – pour notre propre bien comme pour le bien de tous ceux que nous aimons.

Les gros sont de plus en plus nombreux

Aux États-Unis, en France et dans le monde entier, plusieurs facteurs se conjuguent, depuis trente ans, pour faire grimper les chiffres de l'obésité : nous sommes moins actifs sur le plan physique, nous avons toute la nourriture que nous pouvons souhaiter à portée de main, et une part croissante de cette nourriture est trop grasse, trop riche en calories et pauvre sur le plan nutritionnel. Certains chercheurs n'hésitent pas à parler d'« environnement alimentaire toxique ». Surpoids et obésité surviennent quand la balance énergétique est déséquilibrée. La balance énergétique, comme vous le savez maintenant, c'est le rapport entre les calories que vous apportez à votre corps (avec les aliments solides et liquides que vous consommez) et les calories que votre corps brûle (avec ses processus physiologiques de base comme avec toutes les activités physiques que vous avez au cours de la journée). Si vous avalez davantage de calories que vous n'en dépensez, vous prenez du poids au fil du temps. Malheureusement c'est ce qui se passe pour la majorité des habitants des pays industrialisés. Dans l'ensemble nous consommons davantage d'aliments énergétiquement denses (riches en calories) et gras, et notre niveau d'activité physique est insuffisant parce que nos emplois nous font passer la journée assis, nous n'avons plus à marcher pour nous déplacer, et l'urbanisation nous éloigne à la fois des aliments naturels et sains *et* des diverses activités grâce auxquelles nos grands-parents et nos aïeux se dépensaient autrefois[1].

Aujourd'hui, soixante-quatre pour cent des adultes américains et quarante-huit pour cent des Français sont en surpoids ou obèses[2]. Pour l'obésité, comme les cartes suivantes le montrent, la progression des chiffres sur les trente dernières années est spectaculaire. Désormais, plus de trente pour cent de la population de certains États américains est obèse[3]. En France le chiffre grimpe à vingt-deux pour cent dans plusieurs régions. L'obésité est devenue l'un des plus importants problèmes de santé, sinon le plus important, dans nos pays[4]. Chaque fois que je parle en public d'habitudes alimentaires, de régimes amaigrissants, d'image du corps et des risques associés à l'obésité, je projette des cartes comme celles-ci. Depuis qu'ils ont commencé à être enregistrés au début des années 1980, les chiffres de l'obésité n'ont cessé d'augmenter, inexorablement, année après année. En général, quand je parviens aux cartes de la décennie actuelle, j'entends un halètement collectif de stupeur dans la salle. La plupart des gens sont stupéfaits, et choqués, par l'ampleur de cette épidémie. C'est la raison pour laquelle l'obésité doit être considérée comme une maladie ; il faut promouvoir la recherche et les traitements dans ce domaine, et permettre aux personnes qui ont besoin d'aide d'être soutenues moralement et financièrement[5].

Il est important de se rappeler que lorsque les autorités sanitaires parlent d'obésité, elles ne font pas référence aux personnes potelées ou un peu rondouillardes[6]. Le mot « obésité » ne dit rien sur l'esthétique et la capacité de séduction des gens ; il s'agit de *santé*. Les valeurs visibles sur ces cartes nous parlent des personnes qui risquent clairement de tomber malades à cause de leur poids.

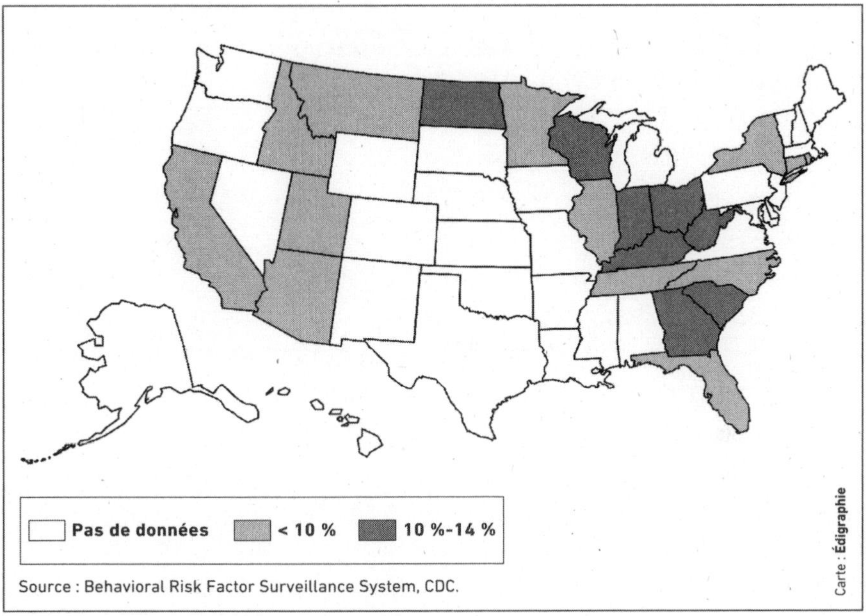

Prévalence de l'obésité aux États-Unis en 1985

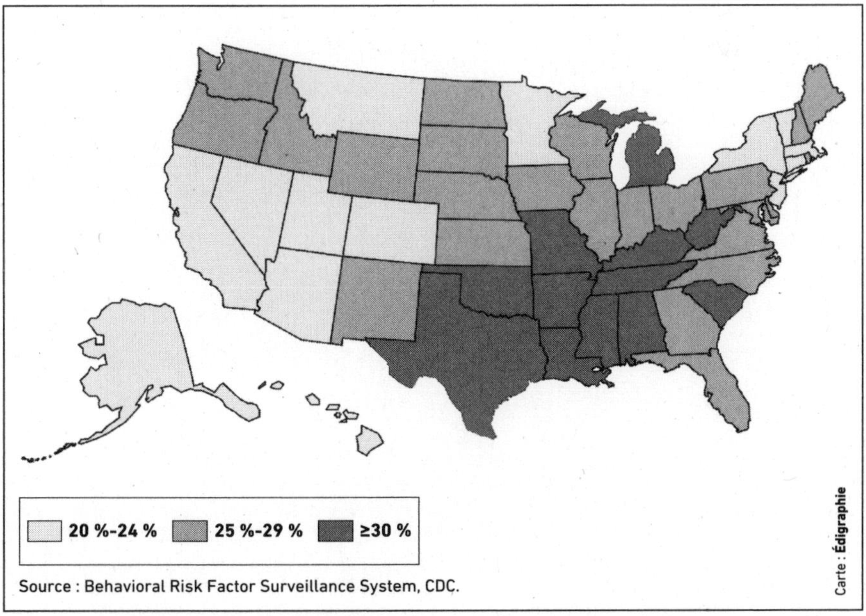

Prévalence de l'obésité aux États-Unis en 2010

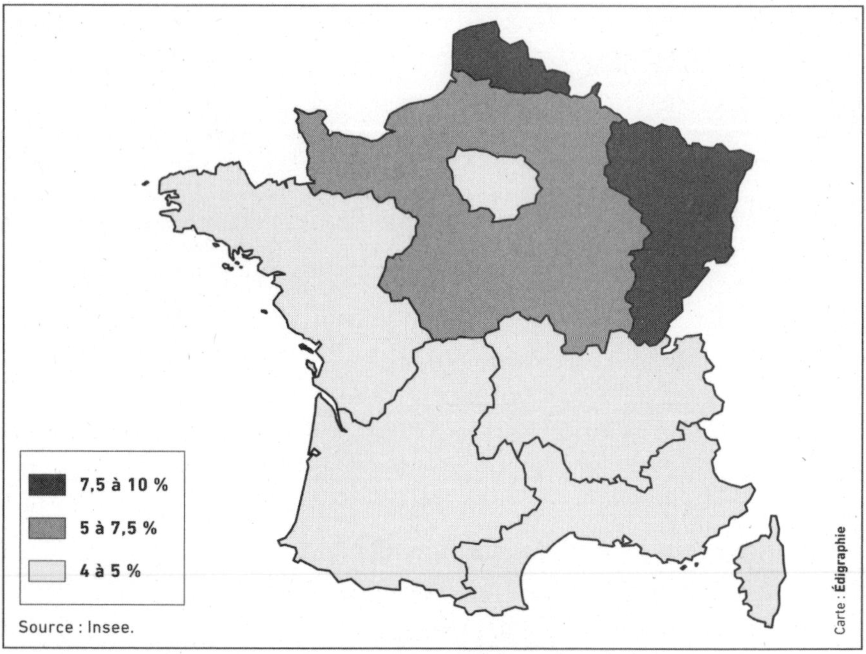

Prévalence de l'obésité en France en 1981

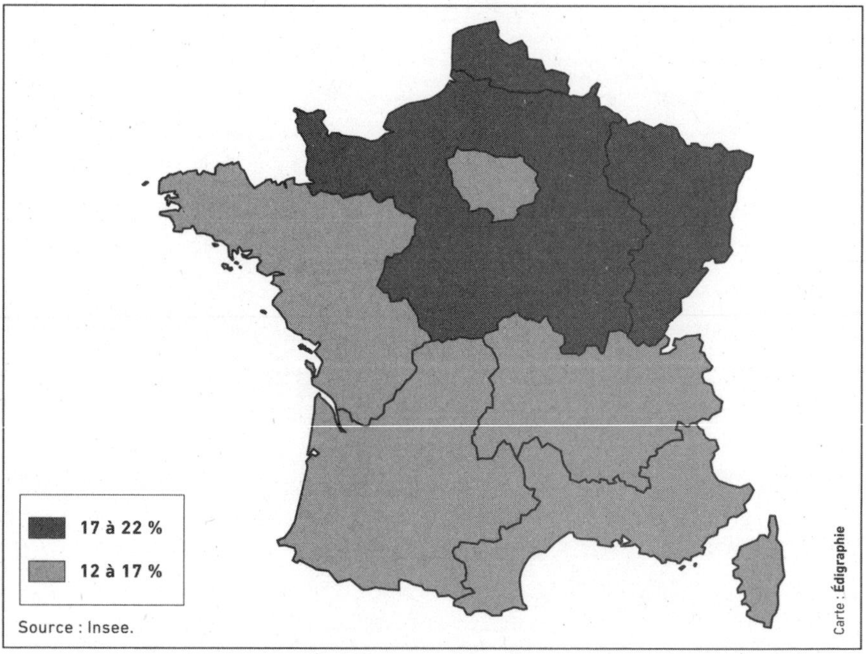

Prévalence de l'obésité en France en 2012

Une menace supplémentaire pour notre jeunesse

Les adultes ne sont pas les seuls à être de plus en plus frappés par le surpoids et l'obésité. D'après les projections, les enfants de la génération actuelle devraient être les premiers, depuis un siècle, à vivre moins longtemps que la génération de leurs parents – et l'obésité est un facteur déterminant de ce phénomène[7]. Selon de récentes estimations, un tiers des enfants et des adolescents américains, et de près de vingt pour cent des enfants et adolescents français, sont en surpoids ou obèses[8]. Ce sont des chiffres inquiétants[9] et en très nette augmentation, comme ceux des adultes, depuis trente ans[10].

Ces statistiques ont de quoi vous effrayer, surtout si vous avez des enfants en bas âge ! Il est souvent difficile de faire manger sainement ses enfants, et les parents se font bien sûr du souci pour les habitudes alimentaires et la santé, de manière générale, de leur descendance[11]. Certains de mes amis trouvent vraiment très drôle qu'en dépit de ma profession et de tout ce que je sais sur l'alimentation, j'aie des difficultés à la maison avec mes propres enfants. Ils savent que mon fils adore les hamburgers et les frites et déteste les brocolis et la salade. Ma fille essaie souvent de sauter le petit déjeuner. Ils lèvent tous les deux les yeux au ciel (alors qu'ils ne sont même pas encore ados !) quand je leur demande s'ils ont mangé un fruit ou des légumes au déjeuner. Heureusement, certains signes me donnent bon espoir pour eux – et pour vos enfants aussi. Les taux d'obésité des très jeunes enfants ont commencé à se stabiliser et pourraient déjà même baisser chez les deux à cinq ans[12]. Les enfants, apparemment, consomment moins de calories qu'il y a dix ans (sept pour cent en moins pour les garçons, quatre pour cent pour les filles)[13]. C'est encourageant. Les courbes vont peut-être s'inverser pour toutes les tranches d'âge, même si les chercheurs précisent qu'il faut rester prudent pour le moment : les améliorations restent très modestes et ne doivent pas nous faire baisser les bras : continuons à aider nos enfants à mieux manger !

Une épidémie planétaire

Si les États-Unis sont en tête de la regrettable course à l'obésité (quoique le Mexique, d'après certains rapports, les a peut-être dépassés), le surpoids et l'obésité sont des fléaux sur l'ensemble de la planète. Plus précisément, ils y sont la cinquième cause de mortalité[14]. Plus de dix pour cent de la population adulte est obèse et les taux d'obésité ont presque doublé depuis 1980[15]. Voici la liste des dix pays les plus touchés, avec le pourcentage de personnes obèses dans leurs populations[16]*.

1. États-Unis : 33,8 %
2. Mexique : 30 %
3. Nouvelle-Zélande : 26,5 %
4. Chili : 25,1 %
5. Australie : 24,6 %
6. Canada : 24,2 %
7. Royaume-Uni : 23 %
8. Irlande : 23 %
9. Luxembourg : 22,1 %
10. Finlande : 20,6 %

On peut s'attendre à relever une forte prévalence de l'obésité dans les pays à revenus élevés. Mais cette liste montre que les pays riches ne sont pas les seuls à avoir des taux d'obésité impressionnants[17]. Ici encore, cependant, toutes les nouvelles ne sont pas mauvaises. Une étude récente a montré que la croissance des taux d'obésité ralentit – voire que les chiffres stagnent – dans une poignée de pays comme la Hongrie, l'Italie, la Corée du Sud et la Suisse. Certains de ces pays ont passé des lois pour surtaxer les aliments gras et sucrés, et cette stratégie favorise sans doute l'adoption de meilleures habitudes alimentaires[18]. Les projections donnent à penser qu'elle pourrait sauver des centaines de milliers de vies tous les ans dans bien des pays[19].

* Dans cette étude, la France arriverait au 28e rang, avec 11,2 % de personnes obèses.

Les lourdes conséquences du surpoids sur la santé

Voici certaines infos à méditer quand vous tendez la main vers votre seconde part de tarte. On estime que deux virgule huit millions d'adultes, au moins, meurent chaque année dans le monde parce qu'ils sont en surpoids ou obèses[20]. Et soixante-cinq pour cent de la population globale réside dans des pays où l'obésité tue davantage de gens que la malnutrition.

Je parie que vous ne voyez pas l'obésité, de manière générale, comme un facteur de risque de cancer. Rien qu'aux États-Unis, pourtant, les chiffres actuels de l'obésité se traduiront par l'apparition d'un demi-million de cancers supplémentaires d'ici 2020. Les personnes obèses sont fragilisées face aux cancers de l'œsophage, du sein, de l'utérus, du côlon, du rectum, des reins, du pancréas, de la thyroïde et de la vésicule biliaire[21]. Si nous réussissions à faire perdre ne serait-ce que quelques kilos à toutes les personnes en surpoids et obèses, nous pourrions avoir cent mille cas de cancers en moins chaque année chez les adultes américains. Détail intéressant, le risque de cancer chute pour les obèses qui subissent une opération de chirurgie bariatrique et maigrissent effectivement par la suite. Cette observation, avec d'autres, montre que la chirurgie bariatrique peut valoir la peine d'être envisagée pour les personnes gravement obèses (mais en dernier ressort tout de même).

Les maladies cardio-vasculaires sont les conséquences les plus courantes du surpoids et de l'obésité. L'obésité joue un rôle important dans l'insuffisance cardiaque, c'est-à-dire l'incapacité du cœur à assurer un débit de sang suffisant pour les besoins du corps[22]. Le risque de crise cardiaque augmente du fait que les artères « rétrécissent » à cause de l'accumulation de plaques de graisse : lorsque les artères coronariennes sont touchées, la circulation du sang vers le cœur est restreinte et la crise cardiaque peut survenir. L'accident vasculaire cérébral peut lui se produire dans une zone de rupture de plaque d'athérome (qui entraîne la formation d'un caillot). Ne vous étonnez pas de lire que les maladies cardio-vasculaires sont la première cause de mortalité dans les pays occidentalisés (pour les hommes comme pour les femmes). Ces maladies tuent même davantage que tous les cancers pris ensemble[23].

Le diabète est la maladie dont la prévalence a le plus augmenté depuis quelques décennies – en parallèle à celle de l'obésité. La Fédération internationale du diabète est allée jusqu'à déclarer que « le diabète et l'obésité seront les plus gros défis de santé publique du XXIe siècle ». Elle signale même que sur « l'ensemble des enfants nés en 2000, *un sur trois souffrira un jour ou l'autre de diabète*[24] ». Il est important de noter que le diabète de type 1 (parfois appelé diabète inné) n'est pas lié à la corpulence comme le diabète de type 2 – lequel était autrefois surnommé « diabète de l'âge mûr », mais il n'est plus question de cela puisque les patients sont de plus en plus jeunes ! Le diabète de type 2 est une conséquence directe des mauvaises habitudes alimentaires et du surpoids. Depuis que les chiffres de l'obésité ont commencé à augmenter dans les années 1980, ceux du diabète de type 2 n'ont cessé de grimper. À vrai dire, ils ont connu une véritable explosion. Les organismes des malades n'utilisent pas correctement l'insuline, une hormone qui transforme la nourriture ingérée en énergie. Au début, le malade passe par une phase de prédiabète durant laquelle le corps augmente la production d'insuline pour soutenir les processus digestifs. Je connais personnellement un certain nombre de personnes qui, arrivées à l'âge mûr, sont entrées dans cette phase prédiabétique. Elles ont réussi à modifier leurs habitudes alimentaires et à adopter une activité physique régulière avant qu'il ne soit trop tard. Autrement, leurs organismes auraient fini par ne plus être en mesure de fabriquer assez d'insuline, et elles auraient été obligées d'apprendre à s'administrer quotidiennement l'hormone (en général par injection). Le diabète de type 2 est très pénible, les injections sont ennuyeuses, et les diabétiques deviennent aussi plus vulnérables à d'autres problèmes de santé dont les maladies cardio-vasculaires, les accidents vasculaires cérébraux et les maladies du rein.

Quand je pense aux conséquences graves – fatales, même – que la suralimentation et le manque d'activité physique peuvent avoir sur la santé, et quand je pense qu'une majorité toujours croissante de personnes vont souffrir de ces conséquences, j'éprouve diverses émotions : je suis exaspérée que les gens ne prennent pas davantage soin d'eux-mêmes, je suis choquée qu'ils ne semblent pas se rendre compte des épreuves médicales qu'ils devront peut-être bientôt affronter, je suis mécontente que les professionnels de la santé et les politiciens ne fassent pas davantage pour protéger cette population vulnérable, je suis triste face à toutes les souffrances que ces questions induisent, et je suis stupéfaite que l'alimentation – *manger !* – soit aujourd'hui un tel problème, tant physique que psychologique, pour un si grand nombre d'êtres humains.

Je m'en serais mieux sortie si je n'avais pas été grosse. Je m'en serais aussi mieux sortie si le monde, autour de moi, n'accablait pas de honte les gens en surpoids – si ma grand-mère ne m'avait pas dit que j'étais « trop forte », si mes camarades de classe avaient gardé leur calme face aux chiffres de mes mensurations, si ma voisine n'avait pas insinué que je risquais de détériorer une caravane pourtant conçue pour un poids bien supérieur à celui d'un enfant de huit ans. Le monde doit changer d'attitude vis-à-vis des gros, c'est indiscutable.

Autumn Whitefield-Madrano, écrivain

Les conséquences psychologiques du surpoids

Les personnes en surpoids et obèses ne risquent pas seulement de graves maladies physiologiques ; elles peuvent aussi être très affectées sur le plan moral. Être en surpoids ou obèse dans une société qui valorise la minceur, et même la maigreur, plutôt que le corps sain, c'est un terrible fardeau psychologique. Les personnes en surpoids, et a fortiori les obèses, souffrent souvent de dépression, de perte d'amour-propre et d'insatisfaction corporelle aiguë.

Deborah Carr, une collègue de l'université Rutgers, a étudié la relation entre obésité et santé psychique, avec son équipe, sur un échantillon de plus de trois mille Américains[25]. Résultat : plus de quarante pour cent des personnes très obèses souffrent de dépression. Plus alarmant encore, peut-être, ce sont les commentaires déplaisants que ces personnes entendent de la part de leur entourage, plutôt que leur corpulence, qui semblent les faire basculer dans la dépression. Les enfants en surpoids tourmentés par leurs camarades de classe risquent aussi de souffrir de dépression plus tard dans la vie[26]. Dans la même veine, les personnes en surpoids ont davantage tendance à manquer d'amour-propre que les personnes dont le poids est normal[27]. Et là encore, ce sont les taquineries de l'entourage qui semblent les déstabiliser[28].

Comme vous pouvez le supposer, obésité et insatisfaction corporelle sont liées[29]. Il est difficile, vraiment, d'être en surpoids ou obèse dans un monde qui vous jette constamment au visage la minceur comme idéal de beauté. Dans nos recherches, mon équipe et moi avons observé que les personnes qui ont des kilos en trop ne sont pas satisfaites de leurs corps, risquent davantage d'adopter des méthodes inadaptées de gestion du poids (d'enchaîner les régimes), et peuvent même avoir des comportements alimentaires désordonnés[30]. Plus troublant encore, les reproches (implicites ou verbalisés) dont sont accablées les personnes en surpoids et obèses exacerbent leurs angoisses, leur insatisfaction corporelle, leur dépression ou leur perte d'amour-propre. Cela ne veut pas dire que nous n'avons pas tous une vraie part de responsabilité dans la gestion de notre poids (sinon, à quoi bon ce livre ?), mais critiquer les gens pour leur corpulence et les problèmes de santé qu'ils peuvent avoir à cause de leurs kilos en trop, ce n'est pas efficace pour les inciter à maigrir et à maintenir un poids sain[31].

Pourquoi des gens par ailleurs intelligents finissent par devenir obèses

Pour vous montrer comment l'obésité peut surprendre les gens les plus intelligents, je vais vous décrire un schéma comportemental très courant – et dans lequel mon mari, mes enfants et moi retombons facilement si nous ne faisons pas attention. Sur une semaine de sept jours typique, ma famille peut dîner à l'extérieur (ou acheter des plats à emporter) jusqu'à quatre soirs. Récemment, un lundi, mon fils a eu un rendez-vous chez le médecin qui s'est terminé juste avant l'heure de dîner : nous sommes donc allés manger, en sortant du cabinet, dans un grill mexicain. Le mercredi, mon mari et moi avions un dîner de travail : nous avons commandé des pizzas pour les enfants avant que la baby-sitter n'arrive. Le vendredi, mon fils devant passer la soirée chez un copain, nous avons décidé d'offrir son restaurant chinois préféré à ma fille. Le samedi, mon mari et moi sommes allés dîner chez des amis et... nous avons commandé des pizzas pour les enfants avant que la baby-sitter n'arrive. Nous n'avons certes pas un tel programme toutes les semaines. Mais comme n'importe quelle famille à l'emploi du temps très chargé le sait, la routine des dîners équilibrés et sains est parfois difficile à tenir. Le simple fait de manger à l'extérieur (ou de commander des pizzas) signifie presque inévitablement des portions plus importantes (donc davantage de calories). Ces « perturbations », plutôt courantes dans mon foyer, illustrent bien de quelle façon nous sommes tous susceptibles de retomber dans des habitudes alimentaires malsaines à cause des inévitables contraintes de nos emplois du temps.

Les autorités sanitaires américaines disent elles-mêmes que c'est notre environnement alimentaire moderne qui rend les gens obèses[32]. Nous mangeons de plus en plus à l'extérieur (ou nous achetons/commandons des plats préparés que nous mangeons chez nous), les portions individuelles sont souvent assez volumineuses pour nourrir deux, voire trois personnes, et nous consommons beaucoup plus de calories que nous n'en dépensons. Aux États-Unis en particulier, le manque de disponibilité, dans certains endroits, d'aliments sains comme les fruits et les légumes, et leur coût élevé contribuent à empêcher la population de manger sainement. Les publicités de l'industrie alimentaire jouent aussi un rôle dans la hausse des chiffres de l'obésité, les enfants étant particulièrement exposés aux images d'aliments sucrés, hypercaloriques et peu nourrissants. Ce matraquage influence nos habitudes de consommateurs ; certains chercheurs affirment même que « pour dix pour cent d'augmentation du nombre de publicités pour les produits alimentaires industriels, le risque de devenir obèse, pour chaque individu, augmente de cinq pour cent[33] ». Enfin, les freins à l'activité physique sont nombreux. Il manque des parcs et des espaces verts, les clubs de gym sont chers, les trottoirs même de certaines villes sont parfois peu praticables pour faire de l'exercice (du jogging) en toute sécurité. Les longues journées de travail peuvent aussi rendre très difficile la pratique régulière d'une activité physique. (Bien des gens que je connais résolvent ce problème en bridant leur nuit de sommeil pour se dépenser dès cinq ou six heures du matin, un choix que j'admire mais que je suis incapable d'imiter souvent.)

Le surpoids et l'obésité, une fatalité génétique ?

Bien sûr, l'environnement alimentaire n'est pas seul et unique responsable de la crise de l'obésité. Personne ne contredit le fait que le bagage génétique de chaque individu joue un rôle dans le poids qu'il pèse[34]. Ce n'est pas sans raison que nous avons des silhouettes similaires à celles de nos parents (si votre mère et votre père sont tous deux petits, vous avez de fortes chances d'avoir une petite taille à l'âge adulte) et que nous pesons approximativement le même poids que notre parent de même sexe. Selon une récente étude, notre diète pourrait cependant modifier l'expression de gènes importants pour la résistance à certaines affections chroniques comme les maladies cardio-vasculaires et le diabète[35]. Les variables sont très complexes, de ce côté-là, mais il suffit ici de garder à l'esprit que gènes et environnement s'influencent mutuellement pour nous donner le poids que nous avons.

Notre personnalité contribue aussi à façonner notre silhouette[36]. Après avoir suivi plusieurs milliers d'hommes et de femmes pendant quatre ans, un groupe de chercheurs a conclu que les personnalités consciencieuses ont de meilleures chances de conserver un poids normal que les autres types de personnalités. Ce n'est pas complètement étonnant, puisque les individus consciencieux sont attentifs, déterminés, organisés – toutes caractéristiques qui sont utiles pour avoir une alimentation saine et rester actif sur le plan physique[37]. En revanche, les individus extravertis (c'est-à-dire très sociables, très ouverts) ou névrosés (anxieux, enclins à la déprime) semblent plus vulnérables à la prise de poids sur le long terme. Il n'est pas très difficile d'imaginer une personne mélancolique avec un grand pot de glace entre les mains ; mais pourquoi la sociabilité, qui est source de satisfaction et de bonheur, devrait-elle faire grossir ? Sans doute parce qu'elle nous incite également à avoir des pratiques malsaines pour notre poids : fumer, consommer de l'alcool, manger de façon excessive – et tout cela en général en compagnie d'autres personnes[38]. Ainsi, même si notre environnement alimentaire toxique est grandement responsable de l'augmentation vertigineuse des chiffres de l'obésité des dernières décennies, il est clair que beaucoup d'entre nous avons certaines caractéristiques – au niveau de nos gènes et/ou de nos personnalités – qui nous valent de prendre facilement des kilos.

Toutes les compagnies de l'industrie alimentaire ont deux traits communs [...]. D'abord, elles se fichent que vous mangiez ou non leurs produits – l'important est que vous les achetiez. Et que vous les achetiez encore. Ensuite, elles veulent faire des bénéfices.

Brian Wansink, auteur de *Conditionnés pour trop manger*

Pourquoi les gens intelligents mangent des cochonneries

Je n'irai jamais prétendre n'aimer que les aliments sains. À vrai dire, il y a des tas de cochonneries que j'adore : tous les trucs frits et gras, déjà (poulet, frites...), et puis je suis parfois incapable de résister aux cookies, aux sucreries et à la glace. Comme je l'ai dit et répété tout au long de ce livre, je ne suis pas une mangeuse parfaite. Il serait irréaliste de ma part de vouloir manger sainement *tout le temps*. Sucre et matières grasses ont le chic pour se retrouver dans mon assiette – je plaide coupable ! Par contre j'essaie de me montrer consciencieuse et de manger sainement *de façon générale*.

Chacun de nous doit faire attention, car les groupes industriels qui fabriquent et vendent tous ces aliments transformés, tous ces menus de restauration rapide sans réelle valeur nutritionnelle, ne pensent pas à notre santé et à notre bien-être. Leur objectif étant de faire des bénéfices, ils nous proposent des produits que nous aimons. Que nous aimons *beaucoup*. Et pour être savoureux, ces aliments doivent le plus souvent contenir davantage de sucre, de sel et de matières grasses que nous n'en avons besoin. Prenez, par exemple, un pot de « flocons d'avoine au sirop d'érable et morceaux de fruits » vendu en fast-food et présenté comme une solution de petit déjeuner « sain » : il contient plus de trente grammes de sucre ! Et pourquoi tant de sucre ? Celui-ci est ajouté aux flocons d'avoine pour que vous les trouviez savoureux. Pour que vous les achetiez. Le problème, c'est que ce seul pot contient davantage de sucre que vous ne devriez en consommer en toute une journée !

Nous ne savons pas toujours ce que nous mangeons : c'est une des raisons pour lesquelles même les gens les plus intelligents peuvent avoir des difficultés à s'alimenter sainement. Prenez un yaourt à la vanille de grande marque : nous supposons déguster un produit de qualité, mais il contient environ seize grammes de sucre par petit pot. Et ce n'est pas par hasard que nous ne savons pas que nous faisons parfois de mauvais choix. Les aliments industriels nous sont vendus grâce à la publicité. Or, les compagnies qui les fabriquent savent très bien que si un produit donne l'impression d'être « sain », les consommateurs l'achètent. Et nombre d'entre nous, malgré toutes les bonnes intentions que nous pouvons avoir pour manger sainement, ne pensons alors même pas à chercher de meilleures options autour de nous (ou n'avons pas le temps ou l'énergie pour). Moi-même, alors que je connais la musique, je me surprends à tomber dans le piège. Nous éprouvons une certaine satisfaction, n'est-ce pas, quand nous achetons un produit que nous supposons être bon pour la santé ? Je me vois parfois acheter des choses dont les emballages portent les mots « naturels » ou « minceur », alors que je sais pertinemment que ces étiquettes sont juste là pour me faire mettre les produits dans mon caddie (quand elles ne me trompent pas carrément sur la marchandise) !

Cette information est d'autant plus difficile à avaler (appréciez la petite blague) quand on pense que les chimistes, les scientifiques et les spécialistes du marketing créent leurs aliments non seulement pour nous séduire, mais aussi pour que nous y devenions « accros ». Depuis le temps que l'industrie alimentaire planche sur le sujet, elle sait très bien que les consommateurs aiment les aliments ni trop fades, ni trop goûteux ; elle invente donc des produits dont les saveurs tombent pile au milieu, quelque part entre sucré et salé. Elle sait aussi que le sel et le sucre sont « addictifs » comme des drogues : ils ne rendent pas dépendants comme la cocaïne, bien sûr, mais nos organismes, quand ils y sont habitués, les réclament encore et encore[39]. L'industrie alimentaire sait aussi que les produits comme la barbe à papa ou les chips, qui « fondent dans la bouche », ne nous donnent pas l'impression d'être rassasiés, alors qu'ils nous valent un apport calorique délirant (une barbe à papa peut contenir jusqu'à cinquante-six grammes de sucre, et nous avons déjà parlé des dangers du paquet de chips en milieu d'après-midi). Un ancien cadre d'une compagnie de chips a même déclaré au *New York Times*, il y a peu, qu'il avait « de la peine pour les consommateurs », car il savait que ses produits étaient conçus pour être quasi irrésistibles – qu'ils avaient un pouvoir de séduction propre à faire grossir nos postérieurs en même temps que les profits de sa compagnie !

Si vous aviez l'intention de faire exploser
la prévalence de l'obésité, du diabète
et des maladies cardiaques dans une population donnée,
il vous suffirait de l'abreuver de boissons sucrées.

Walter Willett, professeur de nutrition
et d'épidémiologie à l'École de santé
publique de Harvard

Les sodas et les boissons sucrées : pour mémoire

Boire un soda peut être un grand plaisir. Boire un soda *light* peut même être un plaisir que l'on s'offre régulièrement. Mais les sodas et les autres boissons sucrées sont une des principales causes de la crise de l'obésité de nos sociétés. Et, par certains côtés, leur consommation s'apparente à la consommation de tabac, d'alcool et de drogues.

Vous venez peut-être d'écarquiller les yeux et vous vous dites qu'il est insensé de mettre sodas, tabac, alcool et drogues dans le même panier. Je comprends que la comparaison vous paraisse absurde. Mais il est possible d'établir des parallèles entre les relations que nous entretenons avec ces différentes substances. D'abord, elles sont toutes incontestablement *mauvaises pour la santé*. Le tabac, l'alcool et les drogues sont liés à de nombreuses affections : cancers, accidents vasculaires cérébraux, maladies cardio-vasculaires et décès. La consommation de boissons gazeuses, elle, est liée à des hausses très importantes des chiffres de l'hypertension, de l'obésité, de la goutte, du diabète et des maladies cardio-vasculaires chez les adultes. Les enfants sont particulièrement vulnérables : leur consommation de sodas, de boissons « sportives » et de jus de fruits industriels (sauf les jus cent pour cent pur jus de fruits) est directement liée à l'augmentation de leurs taux d'obésité[40]. L'alcool et le tabac étant dangereux pour la santé des jeunes, nous les leur interdisons ; nous savons que ces deux produits peuvent se révéler mortels sur le long terme et seules les personnes majeures peuvent donc les acheter. Je ne dis pas que chacun de nous devrait être obligé de présenter une pièce d'identité pour se payer un soda (quoique j'aimerais bien, parfois, avoir l'air encore si jeune qu'il me faudrait prouver mon âge !), mais j'approuve l'idée d'interdire la vente de ces produits dans les écoles, de supprimer les distributeurs dans certains endroits fréquentés par les jeunes, et je pense que d'autres mesures de ce type pourraient être prises pour protéger nos enfants des boissons industrielles[41].

Nous éduquons les enfants et les adolescents sur les dangers de la cigarette, de l'alcool et des drogues, et ces efforts ont certains effets positifs[42]. Pourquoi les jeunes n'apprendraient-ils pas aussi – à l'école et grâce à des campagnes de sensibilisation ciblées – à réfléchir à leur alimentation, à la gestion de leur poids et à la consommation des boissons sucrées ? Serait-il mal que les jeunes décident qu'il est « cool » de manger sainement ? Serait-il regrettable que la diffusion des publicités pour les aliments industriels malsains soit limitée, voire parfois interdite, de la même façon que les publicités pour les spiritueux sont interdites dans certains environnements ?

Des voix s'élèvent pour que les gouvernements taxent davantage, régulent ou essaient par divers moyens de faire baisser la consommation de boissons sucrées, en particulier les sodas, chez les adultes (pas seulement, donc, chez les enfants). En 2013, le maire de New York, Michael Bloomberg, a tenté – sans succès – de faire voter une loi qui aurait interdit la vente de sodas et autres boissons sucrées en gobelets de grande taille. Le projet a été beaucoup dénigré, sans doute parce qu'il était trop complexe : vous pouviez, par exemple, acheter plus d'un soda si celui-ci était vendu en gobelet de quarante-huit centilitres ou moins, les boissons caféinées contenant du lait n'étaient pas concernées du fait de la valeur nutritionnelle du lait, etc. Les scientifiques ont pourtant prouvé qu'il est dangereux de consommer un demi-litre de boisson gazeuse qui contient, du fait du sirop de maïs à haute teneur en fructose qui entre dans sa composition, l'équivalent de treize cuillers à café de sucre ! (Les professionnels de la santé recommandent un apport journalier maximal de six à neuf cuillers de sucre par jour.) La question qui reste à résoudre, c'est celle de savoir qui doit faire ces choix : les consommateurs ou les élus qui ont la responsabilité de protéger les consommateurs d'eux-mêmes ?

L'État peut-il encourager la population à gérer sainement son poids ?

Nous aimons nos services publics et le large éventail de fonctions qu'ils remplissent. Que ferions-nous sans nos forces de police, sans nos pompiers, nos bibliothèques et jardins, sans la Poste et bien sûr sans nos hôpitaux ? En même temps, nous n'aimons pas beaucoup payer pour toutes ces choses et nous grognons souvent quand vient l'heure de payer nos impôts. De même, nous voulons que l'État soit là quand nous avons besoin de soins médicaux, mais nous n'aimons pas qu'il nous dise ce que nous avons à faire pour vivre en bonne santé. Nous voulons être libres de faire les choix que nous voulons parce que nous nous voyons comme des êtres rationnels, indépendants et capables de prendre les meilleures décisions pour nous-mêmes[43]. Ainsi, d'aucuns s'énervent quand le gouvernement nous suggère de cesser de fumer, de faire de l'exercice ou de limiter notre consommation de boissons sucrées. Aux États-Unis, en 2013, le Mississippi est allé jusqu'à voter une loi qui interdit par avance toutes les restrictions que le gouvernement fédéral pourrait imaginer d'imposer à la consommation d'aliments solides ou liquides de la population américaine. Les citoyens du Mississippi se sentent peut-être plus « libres », grâce à cette loi, et ils sont maintenant certains de pouvoir se goinfrer comme ils veulent – et le fait est qu'ils ont un des taux d'obésité les plus élevés du pays.

Si les menus des restaurants portaient des informations nutritionnelles susceptibles de convaincre seulement dix pour cent des clients de réduire la teneur énergétique de leur repas de seulement cent calories, nous pourrions éviter quarante pour cent des trois millions de kilos qui font chaque année enfler les tours de taille des Américains.

Centre Rudd sur la politique alimentaire et l'obésité, université Yale

L'État peut-il – doit-il – encourager la population à faire le nécessaire pour avoir un poids sain et le conserver ? Nous pouvons comparer l'influence potentielle des autorités sur nos comportements alimentaires, comme nous l'avons fait pour les sodas, au rôle qu'elles ont joué dans la lutte contre le tabagisme. Pendant de longues décennies, la cigarette a été la principale cause de mortalité prématurée évitable aux États-Unis[44]. (Elle l'est encore en France.) Mais quand il est devenu très clair, au cours des années 1970, que la cigarette et tous les produits contenant du tabac présentaient de vrais dangers pour la santé, des campagnes publiques ont été mises en place, petit à petit, pour informer la population[45]. Puis des lois ont été votées. Les cigarettes sont désormais lourdement taxées, au point que le prix du paquet de cigarettes est significativement dissuasif[46]. En Amérique comme en Europe et à peu près partout dans le monde, surtout, il est désormais interdit de fumer dans les restaurants, les bars, les hôpitaux, les immeubles de bureaux, les parcs et bien d'autres lieux publics. L'époque des avions divisés en cabines fumeurs et cabines non-fumeurs est révolue. Ces changements ont pour conséquence très visible qu'il est plus difficile qu'autrefois de fumer[47]. Plus important, le nombre de décès pour cause de cancers, de maladies cardio-vasculaires et d'autres affections associées au tabac a diminué.

L'obésité est désormais, à la place du tabagisme, notre principal souci de santé publique. Elle est aussi la première cause de mortalité prématurée évitable aux États-Unis[48]. Malheureusement il est difficile, compliqué, de faire passer des lois sur l'alimentation. La plupart des nutritionnistes conviennent que la consommation *occasionnelle* de « mauvais » aliments n'est pas dangereuse pour la santé, et qu'il n'est pas possible de s'interdire complètement les aliments trop riches, mais goûteux et désirables, du monde moderne (l'interdiction se retourne contre nous et nous en mangeons encore plus). Même si les gouvernements rendaient les bonbons « hors la loi », l'épidémie d'obésité ne reculerait pas pour autant (souvenez-vous de la Prohibition aux États-Unis dans les années 1920 !). Par contre, imaginons que les bonbons coûtent un peu plus chers ? N'en achèterions-nous pas un peu moins ?

Vous vous en doutez, les législateurs n'ont pas les bonbons dans le collimateur. Mais ils prennent d'autres mesures. En faveur de l'affichage des informations nutritionnelles des aliments, par exemple. Ou contre les acides gras trans. Avant d'essayer d'interdire la vente des sodas taille maxi, Michael Bloomberg avait déjà manifesté sa ferme intention de faire voter des lois sur l'alimentation : en 2007 il a chassé les acides gras trans de tous les restaurants. Bien des gens ont fait la grimace, surtout parmi les restaurateurs. Mais la mesure a bel et bien réduit la consommation d'acides gras trans des clients… dont la majorité ignorent que leurs assiettes ne contiennent plus cette substance qui contribue à l'obstruction de leurs artères. Ensuite, en 2008, les restaurateurs de New York ont été obligés d'ajouter des informations caloriques à leurs menus. Comme les documents officiels de la municipalité nous le rappellent, « cent petites calories chaque jour, c'est près de cinq kilos sur l'année ».

Les spécialistes de santé publique tels que les chercheurs du Centre Rudd, à l'université Yale, qui sont très favorables à ce genre de législation, relèvent les preuves de leur efficacité et soulignent l'importance d'informer les populations pour qu'elles puissent faire de bons choix pour leur santé. Comme ils l'ont écrit : « Il ne s'agit pas d'en appeler à la force de caractère des individus, mais de leur donner le pouvoir d'agir[49]. » Les clients des restaurants mexicains ne renonceront pas forcément à leur burrito parce qu'ils sauront qu'il contient mille deux cents calories, mais s'ils commandent ne serait-ce que de temps en temps des plats moins caloriques, leur santé s'améliorera.

Peut-être pensez-vous tout de suite quelque chose du genre : « Mon gouvernement n'a-t-il pas des défis nationaux et internationaux très importants à relever, plutôt que de se préoccuper de l'apport calorique de mon dîner au restaurant mexicain ? » Si je dis que l'État peut agir dans le bon sens sur les questions liées à l'alimentation, ce n'est pas pour occulter les autres problèmes qu'il nous faut régler dans nos pays et en tant que communauté globale. Mais l'obésité est une crise de santé publique très sérieuse, et qui peut tous nous concerner plus ou moins directement. Je sais bien que chacun peut avoir ses raisons philosophiques et politiques de refuser que l'État incite ses concitoyens à adopter de bonnes stratégies pour gérer leur poids. Chacun, en outre, veut avoir la liberté de faire ses propres erreurs. Et puis nous nous méfions tous de la pente savonneuse à laquelle peut ressembler la participation trop active de l'État aux moindres aspects de la vie privée des citoyens – participation qui pourrait finir par tous nous obliger, en l'occurrence, à nous sustenter uniquement de fruits et de légumes parce que tous les autres aliments seraient bannis. Comme je l'ai dit, d'ailleurs, la restriction complète de la consommation d'aliments « malsains » (ou « irrésistibles », choisissez le qualificatif que vous préférez) ne serait pas efficace. Elle se retournerait contre nous à plus ou moins long terme. J'affirme juste que le fait, pour tout citoyen, d'être informé et encouragé à faire de bons choix n'est pas une mauvaise chose. Comme l'a écrit David Brooks dans le *New York Times*, ce n'est pas nécessairement une mauvaise chose d'être « un peu poussé » à bien manger, et « j'ai du mal à considérer que la cafétéria de mon entreprise entrave les libertés individuelles si elle place les fruits bien en vue et les distributeurs à cochonneries au fond de la salle[50] ». Je suis d'accord avec lui et je pense que l'on peut en dire autant du fait de rendre les sodas un peu plus chers ou de retirer les distributeurs de chips des hôpitaux. Rien ne prouve, au fond, que les interventions de l'État pour inciter les populations à mieux se nourrir risquent de nous entraîner sur une quelconque pente savonneuse au bas de laquelle nous serions privés de notre libre arbitre. Après tout, combien d'ex-fumeurs connaissez-vous qui regrettent d'avoir renoncé au tabac ?

Le coût colossal de l'obésité

Les autorités sanitaires font remarquer que non seulement l'obésité est un danger pour la santé publique, mais les « dépenses liées à l'obésité représentent un fardeau considérable pour l'économie[51] ». Aux États-Unis, selon certaines estimations, la santé absorbe l'équivalent de treize pour cent du produit intérieur brut – et l'obésité est une des affections médicales les plus coûteuses. Une étude menée sur les employés de la Mayo Clinic a montré que les dépenses de santé d'une personne en surpoids étaient supérieures de mille huit cent cinquante dollars par an à celle d'une personne au poids normal. Et pour les individus extrêmement obèses, le surcoût était de cinq mille cinq cents trente dollars par an. L'obésité, en outre, coûte davantage que le tabac : les dépenses de santé des fumeurs ne sont supérieures à celles des non-fumeurs « que » de mille deux cent soixante-quatorze dollars[52].

Même si vous êtes en bonne santé, mangez bien et n'avez pas besoin de vous entendre dire que le Double Cheese de McDonald's compte bien davantage de calories que le simple cheeseburger, il y a beaucoup de gens, dans la société à laquelle vous appartenez, qui ne font pas toujours les meilleurs choix. Et leur santé vous indiffère peut-être, mais les cheeseburgers qu'ils consomment ont des conséquences sur vos finances. Même si vos propres dépenses de santé ne sont pas très élevées (en partie parce que votre poids n'est pas trop élevé), les dépenses de santé des mangeurs de Double Cheese vous concernent parce que vous participez au financement de la santé publique avec vos impôts. Or, plus le budget de la santé publique doit augmenter pour payer les dépenses de santé, supérieures aux vôtres, des personnes en surpoids ou obèses, plus vous contribuez de votre poche à ce budget. Si le budget n'augmente pas, donc si vous n'avez pas besoin de payer davantage, vous financez quand même le traitement des maladies liées à l'obésité par le fait qu'une grosse part du budget de la santé publique est allouée à ces traitements (au détriment d'autres postes). D'une façon ou d'une autre, plus la société compte de personnes en surpoids et obèses, plus elle doit payer de soins de santé – et cela rejaillit sur vos finances personnelles et/ou sur la qualité des soins qui vous sont donnés quand vous êtes malade. Les lois votées pour réduire ou éliminer les acides gras trans dans les restaurants, les lois sur l'affichage des informations nutritives, les taxes sur les boissons sucrées et toutes les dispositions prises par les gouvernements pour informer le public et l'encourager, de diverses façons, à manger plus sainement, sont bonnes non seulement pour la santé, mais aussi pour le porte-monnaie de tout le monde. En outre, les études prouvent que les mesures prises par les autorités fonctionnent : elles aident bel et bien les gens à mieux manger et à gérer leur poids ! Au bout du compte, les politiques publiques dans ce domaine ont donc toutes les chances de nous faire vivre en meilleure forme… et avec un peu plus d'argent à dépenser pour nous-mêmes. Nous y gagnons sur tous les plans.

Et maintenant ?

Les chiffres actuels de l'obésité, ses multiples et très graves conséquences, et les projections pour les années à venir, ont conduit de nombreux scientifiques à déclarer que nous sommes au milieu d'une « crise », ou « épidémie », de l'obésité. D'aucuns rejettent ce langage « alarmiste »[53]. En tout cas, je n'ai toujours pas rencontré de spécialiste de l'alimentation, des régimes et de l'obésité qui ne soit d'accord pour dire que nous devons sérieusement reconsidérer, en tant que société, notre façon de manger et de gérer notre poids. Il fait peu de doute que la situation actuelle est autant un problème social et économique qu'un problème de santé publique[54]. Même si vous ne risquez pas, dans l'immédiat, d'être en surpoids ou de devenir obèse, il est important que vous vous rendiez compte que vous risquez d'aller dans cette direction.

Que vos proches, les membres de votre famille, risquent d'aller dans cette direction.

La bonne nouvelle, ici, c'est que beaucoup de gens joignent aujourd'hui leurs forces pour essayer d'améliorer nos environnements alimentaires et nos rythmes d'activité physique. De nombreux scientifiques, médecins, psychologues, personnalités politiques, spécialistes de santé publique, et de nombreuses organisations participent au débat. Tous comprennent que les enjeux sont énormes, les obstacles à franchir multiples, mais tous s'attachent à faire évoluer les choses petit à petit. J'ai déjà mentionné les efforts de Michelle Obama et il ne s'agit que d'un exemple parmi d'autres. Partout, des entités publiques et privées cherchent à responsabiliser les personnes touchées par l'obésité en leur apportant informations, conseils et soutien. L'éventail de leurs actions est étendu : elles enseignent notamment aux parents à parler à leurs enfants d'alimentation et de gestion du poids, elles analysent et critiquent les programmes d'amaigrissement (les régimes) disponibles sur le marché, elles informent sur l'alimentation et la malbouffe, en particulier dans les villes et les régions les plus touchées par l'obésité.

J'espère que vous aussi, comme déjà tant d'autres personnes, vous déciderez d'améliorer non seulement vos propres habitudes en matière d'alimentation et d'activité physique, mais aussi celles des autres. Je ne dis pas que vous devez donner de l'argent ou même du temps à cette cause. Il y a bien des petites mesures, simplement, que nous sommes tous à même de prendre. Vous pouvez mettre les leçons de ce livre en pratique et encourager vos enfants et vos proches à bien manger et à rester actifs. Vous pouvez soutenir les responsables et les spécialistes qui essaient de faire bouger les choses pour que l'ensemble de la population mange sainement et pour limiter la diffusion des aliments industriels. Vous pouvez décider de ne pas vous laisser avoir par ces « solutions minceur » trompeuses qui ne peuvent que compromettre votre santé et votre bien-être. Et vous ne pouvez pas, vous n'osez pas – non, *vous ne ferez jamais de régime !*

Pour soi comme pour autrui...

- Ce livre est pour tout le monde – même les personnes qui ne sont pas en surpoids ou ne cherchent pas à maigrir.
- Nous courons tous le risque d'avoir des kilos en trop, et même beaucoup de kilos en trop, à cause de l'environnement alimentaire dans lequel nous vivons.
- Savoir se donner une alimentation saine et faire des choix intelligents, c'est essentiel pour protéger notre santé et la santé des gens qui nous sont chers.
- Nous pouvons tous jouer un rôle pour que tout le monde ait un poids sain et vive en bonne santé : petit à petit, bouchée après bouchée, nous pouvons nous diriger vers un avenir plus… mince !

Remerciements

Je serai éternellement reconnaissante aux nombreuses personnes qui ont contribué à faire exister ce livre, notamment mes étudiants qui m'inspirent et m'aident à réfléchir depuis bien des années. Je veux remercier en particulier ceux qui ont lu les premiers jets du livre, les ont corrigés et y ont précisé certaines informations, m'ont apporté de précieux conseils et encouragements : Susanna Battiston, Gianna Bowler, Jennifer Shukusky, Jessica Schulz et Julie Wasko.

Je suis reconnaissante aux personnes qui m'ont soutenue, formée, guidée et offert la possibilité de développer mon travail de recherche, notamment Howard Friedman, Leann Birch, Daniel Hart et Mary Bravo.

Je suis reconnaissante à mon agent, Andrea Somberg, d'avoir pris le risque de travailler avec moi et de m'avoir régulièrement apporté d'excellents conseils.

Je suis reconnaissante à mes éditrices, Renee Sedliar, Samantha Rose, Amber Morris et Carrie Watterson, d'avoir veillé à ce que mon écriture reste accessible quand j'étais tentée de replonger dans le style universitaire sec auquel je suis trop habituée, et de m'avoir donné tout un tas d'idées fantastiques pour présenter mes informations.

Je suis reconnaissante aux amis qui ont eu la gentillesse de s'intéresser à ce projet de livre et m'ont soutenue de bout en bout, surtout Lorie Sousa, qui est une grande amie (et une superbe pom-pom girl). Je dois beaucoup à Lorie et à Jen Van Riet pour leur collaboration sur SmartenFit – la meilleur appli d'exercice qui existe !

REMERCIEMENTS

Je suis extrêmement reconnaissante à ma famille, immense source d'encouragements et d'inspiration tout au long de la création de ce livre. Je me rends bien compte que mes enfants, Charlie et Grace, ont fait des efforts pour me laisser le temps et l'énergie dont j'avais besoin pour cette aventure – même s'ils estiment au bout du compte que ce bouquin est « sans doute vraiment chiant ». Je suis reconnaissante à ma mère d'avoir lu les premiers jets du livre, de m'avoir écoutée parler de ce projet pendant des années et de m'avoir toujours soutenue. J'ai enfin et surtout une dette envers mon mari, Patrick Markey, qui m'a poussée à continuer d'écrire quand je pensais ne plus avoir quoi que ce soit de valable à dire, qui a lu, relu, corrigé et relu encore le manuscrit, et qui croit en moi et en mes idées.

Notes

I. Fuyez les régimes !

1. Centers for Disease Control and Prevention (CDC) (18 mars 2014), "Healthy weight—it's not a diet, it's a lifestyle!", 22 août 2014, http://www.cdc.gov/healthyweight/?s_cid=cdc_homepage_topmenu_002.
2. Polivy, J. et Herman, C. P. (2002), "If at first you don't succeed: False hopes of self change", *American Psychologist, 9*, 677-689.
3. Ogden, J. (1992), *Fat Chance! The Myth of Dieting Explained,* Routledge, New York.
4. Zemel, M. B., Thompson, W., Milstead, A., Morris, K. et Campbell, P. (2012), "Calcium and dairy acceleration of weight and fat loss during energy restriction in obese adults", *Obesity: A Research Journal, 12*, 582-589, doi: 10.1038/oby.2004.67.
5. Brownell, K. et Battle Horgen, K. (2004), *Food Fight: The Inside Story of the Food Industry, America's Obesity Crisis, and What We Can Do about it*, New York, McGraw-Hill, New York.
6. Frassetto, L. A., Schloetter, M., Mietus-Sydner, M., Morris, R. C. et Sebastian, A. (2009), "Metabolic and physiologic improvements from consuming a Paleolithic, hunter-gatherer type diet", *European Journal of Clinical Nutrition, 63*, 947-955.
7. Harvard School of Public Health (s.d.), *The Nutrition Source: Carbohydrates*, récupéré le 10 février 2013, http://www.hsph.harvard.edu/nutritionsource/carbohydrates/.
8. Ebbeling, C. B., Leidig, M. M., Feldman, H. A., Lovesky, M. M. et Ludwig, D. S. (2007), "Effects of a low-glycemic load vs. low-fat diet

in obese young adults: A randomized trial", *Journal of the American Medical Association*, *297*, 2092-2102.
9. Mayo Clinic (11 octobre 2011), "Healthy lifestyle: Weight loss", récupéré le 1er février 2013, http://www.mayoclinic.com/health/low-carb-diet/NU00279/NSECTIONGROUP=2.
10. Knoops, K. T. B., De Groot, L. C. P., Kromhout, D., Perrin, A., Moreiras-Varela, O., Menotti, A. et Van Staveren, W. A. (2004), "Mediterranean diet, lifestyle factors, and 10-year mortality in elderly European men and women", *Journal of the American Medical Association*, *12*, 1433-1439.
11. CDC (17 août 2011), "Healthy weight—it's not a diet, it's a lifestyle!", 11 février 2013, http://www.cdc.gov/healthyweight/losing_weight/index.html ; US Department of Health and Human Services (août 2005), *Aim for a Healthy Weight*, récupéré le 10 février 2013, http://www.nhlbi.nih.gov/health/public/heart/obesity/aim_hwt.pdf.
12. *Idem.*
13. MacLean, L. D., Rhode, B. M. et Nohr, C. W. (2000), "Late outcomes of isolated gastric bypass", *Annals of Surgery*, *231*, 524-528, récupéré le 11 février 2013, http://www.ncbi.nlm.nih.gov/pmc/articles/PMC1421028/.
14. National Association for Weight Loss Surgery (s.d.), "Are you ready to find peace with food, your body, and the scale?", récupéré le 11 février 2013, http://www.nawls.com/.
15. Hirsh, A. R. (février 2008), *Use of Gustatory Stimuli to Facilitate Weight Loss*, présenté à l'Advanced Technologies for Treatments of Diabetes Conference, Prague.
16. Dr. Oliver DiPietro's K-D diet (12 novembre 2012), *ABC News*, récupéré le 10 novembre 2012, http://abcnews.go.com/2020/video/feeding-tube-diet-17469298.
17. BluePrintCleanse (s.d.), 6 juin 2013, http://blueprintcleanse.com/cleanse.html.
18. Newman, J. (28 octobre 2010), "The juice cleanse: A strange and green journey", *The New York Times*, récupéré le 6 juin 2013, http://www.nytimes.com/2010/10/28/fashion/28Cleanse.html?pagewanted=all&_r=0.
19. Dax, U., Peter, C. et Polivy, J. (2002), "Eat, drink and be merry for tomorrow we diet: Effects of anticipated deprivation on food intake in restrained and unrestrained eaters", *Journal of Abnormal Psychology*, *111*, 396-401, doi: 10.1037/0021-843X.111.2.396.

20. Hanh, T. et Cheung, L. (2010), *Savor: Mindful Eating, Mindful Life* (1re éd.), New York, HarperCollins ; Bays, J. (2009), *Mindful Eating: A Guide to Rediscovering a Healthy and Joyful Relationship with Food* (1re éd.), Boston, Shambhala.

II. Pourquoi les régimes ne marchent pas

1. Jenny Craig web page (s.d.), récupéré le 5 décembre 2012, http://www.jennycraig.com/clicktocall?s_kwcid=TC-23217-14079912139-e-1714849267&s_kwcid=TC-23217-14079912139-be-1714849267.
2. Nutrisystem web page (s.d.), récupéré le 5 décembre 2012, http://www.nutrisystem.com/jsps_hmr/how_it_works/why_it_works.jsp.
3. Mike Moreno's 17 day diet plan web page, récupéré le 5 décembre 2012, http://www.17daydietdirect.com/17daydietdirect/ps/index?keycode=215678.
4. Keys, A., Brožek, J., Henschel, A., Mickelsen, O. et Taylor, H. L. (1950), *The Biology of Human Starvation* (2 vol.), Minneapolis, University of Minnesota Press.
5. Stunkard, A. J. et Rush, J. (1974), "Dieting and depression reexamined: A critical review of reports of untoward responses during weight reduction for obesity", *Annals of Internal Medicine, 81*, 526-533.
6. Ogden, J. (1992), *Fat Chance! The Myth of Dieting Explained*, Routledge, New York.
7. Wegner, D. M., Schneider, D. J., Carter, S. et White, T. (1987), "Paradoxical effects of thought suppression", *Journal of Personality and Social Psychology, 53*, 5-13.
8. Polivy, J. et Herman, C. P. (2002), "If at first you don't succeed: False hopes of self change", *American Psychologist, 9*, 677-689.
9. *Ibid.*
10. McFarlane, T., Polivy, J. et Herman, C. P. (1998), "Effects of false weight feedback on mood, self-evaluation, and food intake in restrained and unrestrained eaters", *Journal of Abnormal Psychology, 107*, 312-318.
11. McFarlane, T., Polivy, J. et McCabe, R. E. (1999), "Help not harm: Psychological foundation for a nondieting approach toward health", *Journal of Social Issues, 55*, 261-276.
12. Polivy et Herman (2002).
13. *Ibid.*

14. Polivy, J. et Herman, C. P. (1985), “Dieting and bingeing: A causal analysis”, *American Psychologist, 40*, 193-201.
15. Polivy, J. et Herman, C. P. (1993), “Etiology of binge eating: Psychological Mechanisms”, in G. T. Wilson (éd.), *Binge Eating: Nature, Assessment and Treatment* (p. 173-205), New York, Guilford Press.
16. French, S. A., Jeffery, R. W., Forster, J. L., McGovern, P. G., Kelder, S. J. et Baxter, J. (1994), “Predictors of weight change over two years among a population of working adults: The Healthy Worker Project”, *International Journal of Obesity, 18*, 145-154.
17. Jakubowicz, D., Froy, O., Wainstein, J. et Boaz, M. (2012), “Meal timing and consumption influence ghrelin levels, appetite scores and weight loss maintenance in overweight and obese adults”, *Steroids, 10*, 323-331.
18. Ogden (1992).
19. *Ibid.*
20. The 5:2 fast diet (s.d.), récupéré le 27 juin 2013, http://thefastdiet.co.uk.

III. Phase I : Pesez-vous honnêtement

1. Centers for Disease Control and Prevention (CDC) (s.d.), *Body Mass Index: Considerations for Practitioners* [PDF], récupéré le 24 décembre 2012, http://www.cdc.gov/obesity/downloads/BMIforPactitioners.pdf ; Bakalar, N., “BMI can predict health risks”, *The New York Times* [blog], http://well.blogs.nytimes.com/2012/12/24/b-m-i-can-predict-health-risks/.
2. CDC, récupéré le 17 juin 2013, “Preconception health and healthcare”, http://www.cdc.gov/preconception/careforwomen/promotion.html ; Flegal, K. M., Graubard, B. I., Williamson, D. F. et Gail, M. H. (2005), “Excess deaths associated with overweight, underweight, and obesity, *Journal of the American Medical Association, 293*, 1861-1867, doi: 10.1001/jama.293.15.1861.
3. National Health, Lung, and Blood Institute (s.d.), “Assessing your weight and health risk”, http://www.nhlbi.nih.gov/health/public/heart/obesity/lose_wt/risk.htm.
4. CDC (s.d.) ; CDC (2013).

5. CDC (11 juillet 2014), "About BMI for adults", http://www.cdc.gov/healthyweight/assessing/bmi/adult_bmi/.
6. CDC (17 août 2011), "Losing weight: What is healthy weight loss?", récupéré le 24 juillet 2014, http://www.cdc.gov/healthyweight/losing_weight/.
7. Polivy, J. et Herman, C. P. (2002), "If at first you don't succeed: False hopes of self-change", *American Psychologist, 57*, 677-689, doi: 10.1037/0003-066x.57.9.677.
8. Polivy, J. (3 mars 2013), *Dieting in the Face of Plenty: Why Appetite Beats Self Control*, présenté à la réunion de l'Eastern Psychological Association: Consuming Psychological Science, New York.
9. Painter, K. (30 janvier 2013), "Survey: Many adults track their health issues", *USA Today*, http://www.usatoday.com/story/news/nation/2013/01/26/health-tracking-apps-gadgets/1862987/.
10. Clover, J. (6 janvier 2013), "CES 2013: HAPIfork is a digital fork that tracks your eating habits", *MacRumors*, http://www.macrumors.com/2013/01/06/ces-2013-hapifork-is-a-digital-fork-that-tracks-your-eating-habits/
11. Manjood, F. (26 décembre 2012), "An appetite for weight management tools", *The New York Times*, http://www.nytimes.com/2012/12/27/garden/devices-to-monitor-physical-activity-and-food-intake.html?_r=0.
12. Klos, L. A., Kessler, V. E. et Molly, M. (2012), "To weigh or not to weigh: The relationship between self-weighing behavior and body image among adults", *Body Image, 9*, 551-554, doi: http://dx.doi.og/10.1016/j.bodyim.2012.07.004.
13. Van Wormer, J. J., French, S. A., Pereira, M. A. et Welsh, E. M. (2008), "The impact of regular self-weighing on weight management: A systematic literature review", *International Journal of Behavioral Nutrition and Physical Activity, 5*, 1-10, doi:10.1186/1479-5868-5-54.

IV. Aimez votre corps nu

1. Ogden, J. et Taylor, C. (2000), "Body dissatisfaction within couples: Adding the social context to perceptions of self", *Journal of Health Psychology, 5*, 25-32, doi: 10.1177/135910530000500107.
2. Jones, D. C. (16 juillet 2009), communication personnelle ; Neurmark-Sztainer, D., Story, M., Hannan, P. J., Perry, C. L. et Irving, L. M.

(2002), "Weight-related concerns and behaviors among overweight and non-overweight adolescents: Implications for preventing weight-related disorders", *Archive of Pediatric and Adolescent Medicine, 156*, 171-178, doi: 10.1001/archpedi.156.2.171 ; Yanover, T. et Thompson, J. K. (2009), "Assessment of body image in children and adolescents", in L. Smolak et J. K. Thompson (Eds.), *Body Image, Eating Disorders and Obesity in Youth* (2e éd., p. 177-192), Washington, DC, American Psychological Association ; Ericksen, A. J., Markey, C. N. et Tinslet, B. J. (2003), "Familial influences on Mexican-American and Euro-American preadolescent boys' and girls' body dissatisfaction", *Eating Behaviors, 4*, 245-255, http://dx.doi.org/10.1016/S1471-0153(03)00025-4 ; McCabe, M. P. et Ricciardelli, L. A. (2004), "Weight and shape concerns of boys and men", in J. K. Thompson (Ed.), *Handbook of Eating Disorders and Obesity* (p. 606-634), Washington, DC, American Psychological Association.

3. Thompson, M. A. et Gray, J. J. (1995), "Development and validation of a new body image assessment scale", *Journal of Personality Assessment, 64*, 258-269, doi:10.1207/s15327752jpa6402_6.

4. Davison, K. K., Markey, C. N. et Birch, L. L. (2003), "A longitudinal examination of patterns in girls' weight concerns and body dissatisfaction from ages 5 to 9 years old", *International Journal of Eating Disorders, 33*, 320-332, doi: 10.1002/eat.10142.

5. Markey, C. N. et Markey, P. M. (2005), "Relations between body image and dieting behaviors: An examination of gender differences", *Sex Roles, 53*, 519-530, doi: 10.1007/s11199-005-7139-3.

6. Palmeira, A. L., Markland, P. N., Silva, M. N., Branco, T. L., Martins, S. C., Minderico, C. S. et Teixeria, P. J. (2009), "Reciprocal effects among changes in weight, body image, and other psychological factors during behavioral obesity treatment: A mediation analysis", *International Journal of Behavioral Nutrition and Physical Activity, 6*, 6-9, doi: 10.1186/1479-5868-6-9 ; Killen, J. D., Taylor, C. B., Hayward, C., Wilson, D. M., Haydel, K. F., Hammer, L. D. et Kraemer, H. (1994), "Pursuit of thinness and onset of eating disorder symptoms in a community sample of adolescent girls: A 3-year prospective analysis", *International Journal of Eating Disorders, 16*, 227-238, doi: 10.1002/1098-108x(199411)16:3<227:AID-EAT2260160303?3.0.CO ;2-L.

7. Palmeira *et al.* (2009).

8. Killen et al. (1994).

9. Markey, C. N., Markey, P. M. et Birch, L. L. (2001), "Interpersonal predictors of dieting practices among married couples", *Journal of Family Psychology, 15*, 464-475, doi: 10.1037//0893-3200.15.3.464.
10. Gill, R. (2012), "Media, empowerment, and the 'sexualization of culture' debates", *Sex Roles, 66*, 736-745, doi: 10.1007/s11199-011-0107-1 ; Wasylkiw, L. et Williamson, M. E. (2012), "Actual reports and perceptions of body image concerns of young women and their friends", *Sex Roles, 68*, 239-251, doi: 10.1007-012-0227-2.
11. Clay, D., Vignoles, V. et Dittmar, H. (2005), "Body-image and self-esteem among adolescent females: Testing the influence of sociocultural factors", *Journal for Research on Adolescence, 15*, 451-477, doi: 10.1111/j. 1532-7795.2005.00107.x ; Durkin, S. J., Paxton, S. J. et Sorbello, M. (2007), "An integrative model of the impact of exposure to idealized female images on adolescent girls' body satisfaction", *Journal of Applied Social Psychology, 37*, 1092-1117, doi: 10.1111/j.1559-1816.2007.00201.x ; Markey, C. N. et Markey, P. M. (2009), "Correlates of young women's desire to obtain cosmetic surgery", *Sex Roles, 61*, 158-166, doi:10.1007/s11199-009-9625-5.
12. Hofschire, L. J. et Greenberg, B. S. (2002), "Media's impact on adolescents' body dissatisfaction", in J. D. Brown, J. R. Steele et K. Walsh-Childers (Eds.), *Sexual Teens, Sexual Media*, Hillsdale, NJ, Erlbaum.
13. Mooney, E., Farley, H. et Strugnell, C. (2009), "A qualitative investigation into the opinions of adolescent females regarding their body image concerns and dieting practices in the Republic of Ireland" (ROI), *Appetite, 52*, 485-491, doi:10.1016/j.appet.2008.12.012.
14. Hawkins, N., Richards, P. S., Granley, H. M. et Stein, D. M. (2004), "The impact of exposure to the thin-ideal media image on women", *Eating Disorders, 12*, 35-50 ; Monro, F. et Huon, G. (2005), "Media portrayed idealized images, body shame, and appearance anxiety", *International Journal of Eating Disorders, 38*, 85-90, doi: 10.1002/eat.20153 ; Sarwer, D. B. et Crerand, C. E. (2004), "Body image and cosmetic medical treatments", *Body Image, 1*, 99-111, doi: http://dx.doi.org/10/1016/S1740-1445(03)00003-2 ; Stice, E. et Shaw, H. E. (2002), "Role of body dissatisfaction in the onset and maintenance of eating pathology: A synthesis of research findings", *Journal of Psychosomatic Research, 53*, 985-993, doi: http://dx.doi.org/10/1016/5O022-3999(02)00488-9 ; Ward, L. M. et Harrison, K. (2005), The impact of media use on girls' beliefs about gender roles, their bodies, and sexual relationships: A research

synthesis, in E. Cole et J. H. Daniels (Eds.), *Featuring females: Feminist Analyses of Media* (p. 3-23), Washington, DC, American Psychological Association.

15. Markey, C. N. et Markey, P. M. (2010), "A correlational and experimental examination of reality television viewing and interest in cosmetic surgery", *Body Image, 7*, 165-171, doi: http://dx.doi.org/10.1016/j.body.im.2009.10.006 ; Markey, C. N. et Markey, P. M. (2012), "Emerging adults' responses to a media presentation of idealized female beauty: An examination of cosmetic surgery in reality television", *Psychology of Popular Media Culture, 1*, 209-219, doi: 10.1037/a0027869.

16. Schooler, D., Kim, J. L. et Sorsoli, C. L. (2006), "Setting rules of sitting down: Parental mediation of television consumption and adolescent well-being", *Sexual Research and Social Policy, 3*, 49-62.

17. Pieters, R. et Wedel, M. (2012), "Ad gist: Ad communication in a single eye Fixation", *Marketing Science, 31*, 59-73, doi: 10.1287/mksc.1110.0673.

18. Norton, K. I., Olds, T. S., Olive, S. et Dank, S. (1996), "Ken and Barbie at life size", *Sex Roles, 34*, 287-294, doi: 10.1007.BF01544300.

19. Bahadur, N. (1er juillet 2013), "'Normal' Barbie by Nickolay Lamm shows us what Mattel dolls might look like if based on actual women", *The Huffington Post*, http://www.huffingtonpost.com/2013/07/01/normal-barbie-nickolay-lamm_n_3529460.html.

20. Dittmar, H., Halliwell, E. et Ive, S. (2006), "Does Barbie make girls want to be thin? The effect of experimental exposure to images of dolls on the body image of 5 to 8 year old girls", *Developmental Psychology, 42*, 286-292, doi: 10.1037/0012-1649.42.2.283.

21. Castle, D. J., Honigman, R. J. et Phillips, K. A. (2001), "Does cosmetic surgery improve psychosocial well-being?", *Medical Journal of Australia, 176*, 601-604.

22. Slater, A., Tiggemann, M., Firth, B. et Hawkins, K. (2012), "Reality check: An experimental investigation of the addition of warning labels to fashion magazine images on women's mood and body dissatisfaction", *Journal of Social and Clinical Psychology, 31*, 105-122, doi: 10.1521/jscp.2012.31.2.105.

23. Goldwert, L. (24 juin 2011), "AMA takes stand on Photoshop ; Medical association: Altering contributes to unrealistic expectations", *New York Daily New*,. http://www.nydailynews.com/life-style/fashion/

ama-takes-stand-photoshop-medical-association-altering-contributes-unrealistic-expectations-article-1.126921.
24. National Press Photographers Association (2012), *NPAA Code of Ethics*, https://nppa.org/code-of-ethics.
25. Melago, C. (24 octobre 2009), "Ralph Lauren model Filippa Hamilton: I was fired because I was too fat!" *New York Daily News*, http://www.nydailynews.com/life-style/fashion/ralph-lauren-model-filippa-hamilton-fired-fat-article-1.381093 ; "Size four model: I was fired for being too fat" (14 octobre 2009), *Today*, http://www.today.com/id/33307721/ns/today-style/t/size-model-i-was-fired-being-too-fat/#.UWIdqVezfIs.
26. Sweeny, M. (16 décembre 2009), "Twiggy's Olay ad banned over airbrushing", *The Guardian*, http://www.guardian.co.uk/media/2009/dec/16/twiggys-olay-ad-banned-airbrushing.
27. Fox, K. R. (1999), "The influence of physical activity on mental well-being", *Public Health Nutrition, 3a*, 411-418, doi: http://dx.doi.org/10.1017/S1368980099000567 ; Huang, J. S., Norman, G. J., Zabinski, M. F., Calfas, K. et Patrick, K. (2007), "Body image and self-esteem among adolescents undergoing an intervention targeting dietary and physical activity behaviors", *Journal of Adolescent Health, 40*, 245-251, doi: http://dx.doi.org/10/1016/j.jadohealth.2006.09.026 ; Loland, N. W. (1998), "Body image and physical activity: A survey among Norwegian men and women", *International Journal of Sport Psychology, 29*, 339-365.
28. Albertini, R. S. et Phillips, K. A. (1999), "Thirty-three cases of body dysmorphic disorder in children and adolescents", *Journal of the American Academy of Child and Adolescent Psychiatry, 38*, 453-459, doi: http://dx.doi.org.proxy.libraries.rutgers ; edu/10.1097/00004583-199904000-00019 ; Reas, D. L. et Grilo, C. M. (2004), "Cognitive-behavioral assessment of body image disturbances", *Journal of Psychiatric Practice, 10*, 314-322, doi: http://dx.doi.org.proxy.libraries.edu/10.1097/00131746-200409000-00005.
29. Fredrickson, B., Noll, S., Roberts, T., Twenge, J. et Quinn, D. (1998), "That swimsuit becomes you: Sex differences in self-objectification, restrained eating, and math performance", *Journal of Personality and Social Psychology, 75*, 269-284 ; Noll, S. M. et Fredrickson, B. L. (1998), "A meditational model linking self-objectification, body shame, and disordered eating", *Psychology of Women Quarterly, 22*, 623-636, doi: 10.1111/j.1471-6402.1998.tb00181.x.

30. Wasylkiw, L. et Williamson, M. E. (2012), “Actual reports and perceptions of body image concerns of young women and their friends”, *Sex Roles, 68*, 239-251, doi: 10.1007-012-0227-2.
31. Holsen, I., Jones, D. C. et Birkeland, M. S. (2012), “Body image satisfaction among Norwegian adolescents and young adults: A longitudinal study of the influence of interpersonal relationships and BMI”, *Body Image, 9*, 201-208, doi: http://dx.org/10.1016/j.bodyim.2012.01.006 ; Pearl, R. L., Puhl, R. M. et Brownell, K. D. (2012), “Positive media portrayals of obese persons: Impact on attitudes and image preferences”, *Health Psychology, 31*, 821-829, doi: 10.1037.a0027189.

V. Phase II : Une bouchée après l’autre

1. Polivy, J. et Herman, P. C. (2002), “If at first you don’t succeed: False hopes of self-change”, *American Psychologist, 57*, 677-689 ; Cervone, D., Jirvani, N. et Wood, R. (1991), “Goal setting and the differential influence of self-regulatory processes on complex decision making performance”, *Journal of Personality and Social Psychology, 61*, 257-266 ; Foster, G. D. et Kendall, P. C. (1994), “The realistic treatment of obesity: Changing the scales of success”, *Clinical Psychology Review, 14*, 701-736.
2. Yang, Q. (2010), “Gain weight by “going diet ?” Artificial sweeteners and the neurobiology of sugar cravings”, *Neuroscience, 83*, 101-108 ; Malik ; V. S., Schulze, M. B. et Hu, F. B. (2006), “Intake of sugar-sweetened beverages and weight gain : A systematic review”, *American Journal of Clinical Nutrition, 84*, 274-288.
3. Fowler, S. P., Williams, K., Resendez, R. G., Hunt, K. J., Hazuda, H. P. et Stern, M. P. (2008), “Fueling the obesity epidemic ? Artificially sweetened beverage use and long-term weight gain”, *Obesity, 16*, 1894-1900 ; Bray, G. A., Nielsen, S. J. et Popkin, B. M. (2004), “Consumption of high-fructose corn syrup in beverages may play a role in the epidemic of obesity”, *American Journal of Clinical Nutrition, 79*, 537-543 ; Gross, L. S., Li, L., Ford, E. S., & Liu, S. (2004), “Increased consumption of refined carbohydrates and the epidemic of type 2 diabetes in the United States : an ecologic assessment”, *American Journal of Clinical Nutrition, 79*, 774-779.

4. Ogden, C. L., Kit, B. K., Carroll, M. D. et Park, S. (2011), *Consumption of Sugar Drinks in the United States, 2005-2008, NCHS Data Brief, 71*, 1-8.
5. Chaloupka, F. J., Powell, L. M. et Chriqui, J. F. (2011), "Sugar-sweetened beverages and obesity prevention : Policy recommendations", *Journal of Policy Analysis and Management, 30*, 662-664.
6. Gross, L. S., Li, L., Ford, E. S. et Liu, S. (2004), "Increased consumption of refined carbohydrates and the epidemic of type 2 diabetes in the United States : An ecologic assessment", *American Journal of Clinical Nutrition, 79*, 774-779.
7. Davis, B. et Carpenter, C. (2009), "Proximity of fast-food restaurants to schools and adolescent obesity", *American Journal of Public Health, 99*, 505-510.
8. Gardener, H., Rundek, T., Markert, M., Wright, C. B., Elkind, M. S. V. et Sacco, R. L. (2012), "Diet soft drink consumption is associated with an increased risk of vascular events in the Northern Manhattan Study", *Journal of General Internal Medicine, 27*, 1120-1126.
9. Heid, M. (10 mars 2013), "Small snacks curb appetite as well as bigger snacks, *Today Health*", http://www.today.com/health/small-snacks-curb-appetite-well-bigger-snacks-1C8790384?franchiseSlug=todayhealth main.
10. Centers for Disease Control and Prevention (CDC) (10 septembre 2010), "State-specific trends in fruit and vegetable consumption among adults – United States, 2000-2009", *Morbidity and Mortality Weekly Report (MMWR)*, http://www.cdc.gov/mmwr/preview/mmwrhtml/mm5935a1.htm.
11. Williams, S. (27 janvier 2014), "Guidelines for men's daily calorie intake", Livestrong, http://www.livestrong.com/article/415222-guidelines-for-mens-daily-calorie-intake/ ; National Institutes of Health (NIH) (13 février 2013), "Balance food and activity", *National Heart, Lung and Blood Institute*, http://www.nhlbi.nih.gov/health/public/heart/obesity/wecan/healthy-weight-basics/balance.htm.
12. Smit, H. J. et Rogers, P. J. (2006), "Effects of caffeine on mood", in B. D. Smith, U. Gupta et B. S. Gupta (Eds.), *Caffeine and the Activation Theory : Effects on Health and Behavior* (p. 229-282), Boca Raton, FL ; CRC Press : Trayambak, T., Singh, A. L. et Singh, I. L. (2009), "Effect of caffeine on vigilance task performance— 1 : Under low demanding condition", *Indian Journal of Social Science Researchers, 6*, 8-16.

13. Larson, N. I., Nelson, M. C., Neumark-Sztainer, D., Story, M. et Hannan, P. J. (2009), “Making time for meals : Meal structure and associations with dietary intake in young adults”, *Journal of the American Dietetic Association*, *109*, 72-79.
14. Albers, S. (2012), *Eating Mindfully : How to End Mindless Eating and Enjoy a Balanced Relationship with Food*, Oakland, CA, New Harbinger.
15. Grotto, D. et Zied, E. (2010), “The standard American diet and its relationship to the health status of Americans”, *Nutrition in Clinical Practice*, *25*, 603-612.

VI. Bougez-vous

1. Centers for Disease Control and Prevention (CDC) (12 juin 2014), Physical activity facts, http://www.cdc.gov/HealthyYouth/physicalactivity/facts.htm.
2. CDC (17 avril 2013), A growing problem, www.cdc.gov/obesity/childhood/problem.html.
3. US Department of Health and Human Services (2010), *The Surgeon General’s Vision for a Healthy and Fit Nation*, http://www.surgeongeneral.gov/initiatives/healthy-fit-nation/obesityvision2010.pdf.
4. Archer, E., Shook, R. P., Thomas, D. M., Church, T. S., Katzmarzyk, P. T., Hebert, J. R. et Blair, S. N. (2013), “45-year trends in women’s use of time and household management energy expenditure”, *PLoS ONE*, *8*, e56620, doi :10.1371/journal.pone.0056620.
5. Boyland, E. J., Harrold, J. A., Kirkham, T. C., Corker, C., Cuddy, J., Evans, D. et Halford, J. C. G. (2011), “Food commercials increase preference for energy-dense foods, particularly in children who watch more television”, *Pediatrics*, *128*, e93-e100, doi : 10.1542/peds.2010-1859.
6. CDC (20 mai 2014), “Facts about Physical Activity”, http://www.cdc.gov/physicalactivity/data/facts.html.
7. CDC (1er décembre 2011), “How much physical activity do adults need ?”, http://www.cdc.gov/physicalactivity/everyone/guidelines/adults.html.
8. Knox, O. (28 février 2013), “Michelle Obama : Obesity fight is “generational’campaign”, *YahooNews* [blog], http://news.yahoo.com/blogs/

ticket/michelle-obama-obesity-fight-generational-campaign-003906872--election.html.
9. CDC (1er décembre 2011).
10. *Ibid.*
11. CDC (17 novembre 1999), "Physical activity and health : A report of the surgeon general", http://www.cdc.gov/nccdphp/sgr/ataglan.htm.
12. Hunter, G. R., Bickel, C. S., Fisher, G., Neumeier, W. et McCarthy, J. (2013), "Combined aerobic/strength training and energy expenditure in older Women", *Medicine & Science in Sports & Exercise*, *45*, 1386-1393, doi : 10.1249/MSS.0b013e3182860099.
13. CDC (2009), "The power of prevention", www.cdc.gov/chronicdisease/pdf/2009-power-of-prevention.pdf.
14. Naci, H. et Ioannidis, J. P. A. (2013), "Comparative effectiveness of exercise and drug interventions on mortality outcomes : Metaepidemiological study", *British Medical Journal*, *347*, f5577, doi : http://dx.doi.org/10.1136/bmj.f5577.
15. CDC (2009).
16. Franke, A., Harder, H., Orth, A. K., Zitzmann, S. et Singer, M. V. (2008), "Postprandial walking but no consumption of alcoholic digestifs or espresso accelerates gastric emptying in healthy volunteers", *Journal of Gastrointestinal and Liver Diseases*, *17*, 27-31 ; National Institute of Arthritis and Musculoskeletal and Skin Disease (2009), "Exercise for your bone health", http://www.niams.nih.gov/health_Info/Bone/Bone_Health/Exercise/default.asp.
17. Baron, K. G., Reid, K. J. et Zee, P. C. (2013), "Exercise to improve sleep in insomnia : Exploration of the bidirectional effects", *Journal of Clinical Sleep Medicine*, *9*, 819-824, doi : 10.5664/jcsm.2930 ; Barres, R., Yan, J., Egan, B., Treebak, J. T., Rasmussen, M., Fritz, T. et Zierath, J. R. (2012), "Acute exercise remodels promoter methylation in human skeletal muscle", *Cell Metabolism*, *15*, 405-411, doi : http://dx.doi.org/10.1016/j.cmet.2012.01.001 ; Reynolds, G. (31 juillet 2013), "How exercise changes fat and muscle cells", *The New York Times* [blog], http://well.blogs.nytimes.com/2013/07/31/how-exercise-changes-fat-and-muscle-cells/?_php=true&_type=blogs&_php=true&_type=blogs&_r=1&.
18. Friedman, H. S., Martin, L. R., Tucker, J. S., Criqui, M. E., Kern, M. L. et Reynolds, C. (2008), "Stability of physical activity across the life-span", *Journal of Health Psychology*, *13*, 966-978.

19. Gaskins, A. J., Mendiola, J., Afeiche, M., Jorgensen, N., Swan, S. H. et Chavarro, J. E. (2013), "Physical activity and television watching in relation to semen quality in young men", *British Journal of Sports Medicine*, doi :10.1136/bjsports-2012-091644.
20. Mead, G. E., Morley, W., Campbell, P., Greig, C. A., McMurdo, M. et Lawlor, D. A. (2010), "Exercise for depression", New York, John Wiley & Sons, doi :10.1002/14651858.CD004366.pub5.
21. Hoffman, J. (8 mars 2013), "Exercise may help protect children from stress", *The New York Times* [blog], http://well.blogs.ny times.com/2013/03/08/exercise-may-help-protect-children-from-stress/?src=recg.
22. Mayo Clinic (1er octobre 2011), "Depression and anxiety : Exercise eases symptoms, http://www.mayoclinic.com/health/depression-and-exercise/MH00043.
23. Blanchfield, A. W., Hardy, J., De Morree, H. M., Staiano, W. et Marcora, S. M. (2013), "Talking yourself out of exhaustion : The effects of self-talk on endurance performance", *Medicine & Science in Sports & Exercise*, *46*(5), 998-1007.
24. Reynolds, G. (6 février 2013), "Getting into your exercise groove", *The New York Times* [blog], http://well.blogs.nytimes.com/2013/02/06/getting-into-your-exercise-groove/?src=me&ref=general.
25. Donahue, B. (25 janvier 2013), "How to make an Ironman whimper (and cough), *The New York Times*, http://www.nytimes.com/2013/01/27/magazine/stair-racing-a-sport-to-make-an-ironman-whimper.html?pagewanted=3&tntemail0=y&_r=0&emc=tnt.
26. Vora, S. (11 avril 2013), "Fitting in at the fitness center", *The New York Times*, http://www.nytimes.com/2013/04/12/nyregion/fitness-centers-friendly-to-out-of-shape-exercisers.html?emc=tnt&tntemail0=y&_r=0.
27. Stetler, C. (5 avril 2013), "Rutgers students use social media to get active", *Rutgers Today*, http://news.rutgers.edu/focus/issue.2013-03-26.8328999752/article.2013-04-05.4133079037/.
28. Reynolds, G. (21 février 2013), "The benefits of exercising outdoors", *The New York Times* [blog], http://well.blogs.nytimes.com/2013/02/21/the-benefits-of-exercising-outdoors/?ref=health&pagewanted=print.
29. Mann, D. (30 avril 2013), "Sleep and weight gain", *WebMD*, http://www.webmd.com/sleep-disorders/excessive-sleepiness-10/lack-of-sleep-weight-gain.

VII. Phase III : Mangez plus futé

1. US Department of Agriculture (USDA) (2013), "Food Groups", *MyPlate*, ChooseMyPlate.gov ; BMR calculator: Basal metabolic rate calculator (s.d.), Myfitnesspal, http://www.myfitnesspal.com/tools/bmr-calculator.
2. Young, L. (2013), "Food and health with Timi Gustafson: Size matters", http://www.timigustafson.com/2011/size-matters/.
3. "Michael Pollan and 'In defense of food: The omnivore's solution'" (27 octobre 2008), *Bates Contemplates Food*, 25 juillet 2014, http://www.bates.edu/food/foods-importance/omnivores-solution/.
4. USDA & US Department of Health and Human Services (1995), "Choose a diet low in fat, saturated fat, and cholesterol", *Nutrition and your Health: Dietary Guides for Americans*, http://www.health.gov/dietaryguidelines/dga95/lowfat.htm.
5. Brown, N. (16 mai 2013), "How much salt?", *The New York Times*, www.newyorktimes.com/2013/05/28/opinion/how-much-salt.html.
6. Moss, M. (20 février 2013), "The extraordinary science of addictive junk food", *The New York Times Magazine*, http://www.nytimes.com/2013/02/24/magazine/the-extraordinary-science-of-junk-food.html?ref=magazine&pagewanted=all&_r=0.
7. Basu, S., Yoffe, P., Hills, N. et Lustig, R. H. (2013), "The relationship of sugar to population level diabetes prevalence: An econometric analysis of repeated cross-sectional data", *PLoS ONE*, *8*, 1-8.
8. Lustig, R. H. (2012), *Fat Chance: Beating the Odds against Sugar, Processed Food, Obesity, and Disease*, New York, Hudson Street Press.
9. Murphy, M. M., Barraj, L. M., Bi, X. et Stettler, N. (2013), "Body weight status and cardiovascular risk factors in adults by frequency of candy consumption", *Nutritional Journal*, *12*, 1-11, doi: 10.1186/1475-2891-12-53.
10. Sciolino, E. (30 juillet 2013), "A French dining staple is losing its place at the table", *The New York Times*, http://www.nytimes.com/2013/07/31/world/europe/a-french-dining-staple-is-losing-its-place-at-the-table.html?emc=edit_tnt_20130730&tntemail0=y.
11. Foster, G. D., Wyatt, H. R., Hill, J. O., Makris, A. P., Rosenbaum, D. L., Brill, C. et Klein, S. (2010), "Weight and metabolic outcomes after

two years on a low-carbohydrate versus low fat diet", *Annuals of Internal Medicine*, *153*, 147-157, doi: 10.1059/0003-4819-153-3-201008030-00005.
12. Mayo Clinic Staff (2011), "Low carb diet: Can it help you lose weight?, www.mayoclinic.com/health/low-carb-diet/NU00279.
13. *Ibid.*
14. Mayo Clinic Staff (2 mai 2014), "Carbohydrates: How carbs fit into a healthy diet", www.mayoclinic.com/health/carbohydrates/MY01458.
15. USDA (s.d.). "What foods are in the protein foods group?", *MyPlate*, http://www.choosemyplate.gov/food-groups/protein-foods.html.
16. USDA (2011), *Eat Seafood Twice a Week* [PDF], http://www.choosemyplate.gov/food-groups/downloads/TenTips/DGTipsheet15EatSeafood-BlkAndWht.pdf.
17. Mayo Clinic Staff (17 novembre 2012), "Dietary fiber: Essential for a healthy diet", http://www.mayoclinic.com/health/fiber/NU00033.
18. USDA (s.d.), Grains, *MyPlate*, http://www.choosemyplate.gov/food-groups/grains-why.html.
19. Mayo Clinic Staff (2012).
20. USDA (s.d.), Benefits of breakfast [PDF], http://www.fns.usda.gov/sites/default/files/toolkit_benefitsflyer.pdf.
21. Gajre, N. S., Fernandez, S., Balakrishna, N. et Vazir, S. (2008), "Breakfast eating habit and its influence on attention-concentration, immediate memory, and school achievement", *Indian Pediatrician*, *45*, 824-828.
22. Levitsky, D. A. et Pacanowski, C. R. (2013), "Effect of skipping breakfast on subsequent energy intake", *Physiological Behavior*, *119*, 9-16, doi: 10.1016/j.physbeh.2013.05.006.
23. "Nocturnal Sleep-Related Eating Disorder" (2011), "Anorexia Nervosa and Related Eating Disorders", http://www.anred.com/nsred.html.
24. Centers for Disease Control and Prevention (1er juillet 2013), "How much sleep do I need?, http://www.cdc.gov/sleep/about_sleep/how_much_sleep.htm.
25. Greer, S. M., Goldstein, A. N. et Walker, M. P. (2013), "The impact of sleep deprivation on food desire in the human brain", *Nature Communications*, *4*, doi:10.1038/ncomms3259.
26. Young, L. R. et Nestle, M. (2007), "Portion sizes and obesity: Responses of fast-food companies", *Journal of Public Health Policy*, *28*, 238-248 ; Nielsen, S. J. et Popkin, B. M. (2003), "Patterns and trends in

food portion sizes 1977-1998", *Journal of the American Medical Association*, *289*, 450-453.
27. Brody, J. (20 mai 2013), "Many fronts in fighting obesity", *The New York Times* [blog], 25 juillet 2014, http://well.blogs.nytimes.com/2013/05/20/many-fronts-in-fighting-obesity/?src=recpb.
28. Mathias, K. C., Rolis, B. J., Birch, L. L., Kral, T. V., Hanna, E. L., Davey, A. et Fisher, J. O. (2012), "Serving larger portions of fruits and vegetables together at dinner promotes intake of both foods among young children", *Journal of the Academy of Nutrition and Dietetics*, *112*, 266-270.
29. Wansick, B. (2006), *Mindless Eating–Why We eat More than We Think*, New York, Bantam Books.
30. *Ibid.*
31. Disantis, K. I., Birch, L. L., Davey, A., Serrana, E. L., Zhang, J., Bruton, Y. et Fischer, J. O. (2013), "Plate size and children's appetite: Effects of larger dishware on self-served portions and intake", *Pediatrics*, *131*, 1-8, doi:10.1542/peds.2012-2330.

VIII. Redémarrez intelligent

1. Polivy, J. et Herman, C. P. (2002), "If at first you don't succeed: False hopes of self-change", *American Psychologist*, *57*, 677-689.
2. Norcross, J. C., Ratzin, A. C. et Payne, D. (1989), "Ringing in the New Year: The change processes and reported outcomes of resolutions", *Addictive Behaviors*, *14*, 205-212.
3. Markey, P. M. et Markey, C. N. (2013), "Annual variation in internet keyword searches: Linking dieting interest to obesity and negative health outcomes", *Journal of Health Psychology*, *18*, 875-886.
4. Jeffrey, R. W., Epstein, L. H., Wilson, T. G., Drewnowski, A., Stunkard, A. J. et Wing, R. A. (2000), "Long-term maintenance of weight loss: Current status", *Health Psychology*, *19*, 5-16, doi: 10.1037/0278-6133.19.Suppl1.5.
5. Anderson, D. (10 septembre 2013), "The do's and don'ts of motivating others", http://coachescoach.biz/the-dos-and-donts-of-motivating-others-by-dean-anderson-behavioral-psychology-expert/.
6. Oliver, G., Wardle, J. et Gibson, E. L. (2000), "Stress and food choice: A laboratory study", *Psychosomatic Medicine*, *62*, 853-865.

7. Rose, N., Koperski, S. et Golomb, B. A. (2010), "Mood food: Chocolate and depressive symptoms in a cross-sectional analysis", *Archives of Internal Medicine, 170*, 699-703, doi: 10.1001/archinternmed.2010.78.
8. Platte, P., Herbert, C., Pauli, P. et Breslin, P. A. (2013), "Oral perceptions of fat and taste stimuli are modulated by affect and mood induction", *PLoS ONE, 8*, e65006, doi:10.1371/journal.pone.0065006.
9. Elfhag, K. et Rossner, S. (2005), "Who succeeds in maintaining weight loss? A conceptual view of factors associated with weight loss maintenance and weight regain", *Obesity Reviews*, *6*, 67-85 ; Sung, J., Lee, K., Song, Y. M., Lee, M. K. et Lee, D. H. (2010), "Heritability of eating behavior assessed using the DEBQ (Dutch Eating Behavior Questionnaire) and weight-related traits: The Healthy Twin Study", *Obesity, 18*, 1000-1005, doi: 10.1038/oby.2009.389.
10. Evers, C., Adriaanse, M., de Ridder, D. T. et De Witt Huberts, J. C. (2013), "Good mood food: Positive emotion as a neglected trigger for food intake", *Appetite, 68*, 1-7, doi: 10.1016/j.appet.2013.04.007.
11. *Ibid.*
12. Van Strien, T., Cebolla, A., Etchemendy, E., Gutierrez-Maldonado, J., Ferrer-Garcia, M., Botella, C. et Baños, R. (2013), "Emotional eating and food intake after sadness and joy", *Appetite, 66*, 20-25.
13. Arnow, B., Kenardy, J. et Argas, W. S. (1995), "The Emotional Eating Scale: The development of a measure to assess coping with negative affect by eating, *International Journal of Eating Disorders, 18*, 79-90.
14. Schneider, K. L., Panza, E., Appelhans, B. M., Whied, M. C., Oleski, J. L. et Pagoto, S. L. (2012), "The Emotional Eating Scale: Can a self-report measure predict observed emotional eating?", *Appetite, 58*, 563-566, doi: 10.1016/j.appet.2012.01.012.
15. Ray, C. C. (2013), "Analyzing the sweet tooth", *The New York Times*, http://www.nytimes.com/2013/10/15/science/analyzing-the-sweet-tooth.html?emc=edit_tnt_20131014&tntemail0=y.
16. *Ibid.*
17. Mata, J., Todd, P. M. et Lippke, S. (2010), "When weight management lasts : Lower perceived rule complexity increases adherence", *Appetite, 54*, 37-43 ; Shiv, B. et Fedorikhin, A. (1999), "Heart and mind in conflict: The interplay of affect and cognition in consumer decision making", *Journal of Consumer Research*, *26*, 278-292, doi: 10.1086/209563.

18. United States Department of Agriculture (USDA) (9 octobre 2012), Potatoes, http://www.ers.usda.gov/topics/crops/vegetables-pulses/potatoes.aspx#.Up-IZZTk8Vk.
19. Pestano, P., Yeshua, E. et Houlihan, J. (20 novembre 2011), *Sugar in Children's Cereals: Popular Brands Pack More Sugar Than Snack Cakes and Cookies*, http://www.foodpolitics.com/wpcontent/uploads/CEREALSewg_press_cereal_report.pdf.
20. "By the numbers: What Americans drink in a year" (27 août 2011), *The Huffington Post*, http://www.huffingtonpost.com/2011/06/27/americans-soda-beer_n_885340.html.
21. Mata *et al.* (2010).
22. Foster, G. D., Wadden, T. A., Vogt, R. A. et Brewer, G. (1997), "What is a reasonable weight loss? Patients' expectations and evaluations of obesity treatment outcomes", *Journal of Consulting and Clinical Psychology*, *65*, 79-85.
23. Whitehead, R. D., Ozakinci, G. et Perrett, D. I. (2013), "A randomized controlled trial of an appearance-based dietary intervention", *Health Psychology*, 1-4, doi: 10.1037/a0032322.
24. Driver, S. et Hensrud, D. (2013), "Financial incentives for weight loss: A oneyear randomized controlled clinical trial", The American College of Cardiology 2013, Annual Scientific Sessions, San Francisco.
25. Davidson, A. (5 mars 2013), "How economics can help you lose weight", *The New York Times*, http://www.nytimes.com/2013/03/10/magazine/how-economics-can-help-you-lose-weight.html?pagewanted=2&src=recg.
26. Bennett, G. G., Foley, P., Levine, E., Whiteley, J., Askew, S., Steinberg, D. M. et Puleo, E. (2013), "Behavioral treatment for weight gain prevention among black women in primary care practice: A randomized clinical trial", *JAMA International Medicine*, *173*, 1770-1777, doi: 10.1001/jamainternmed.2013.9263.
27. Katz, D. L. et Friedman, R. S. C. (2008), "Hunger, appetite, taste, and satiety", in *Nutrition in Clinical Practice* (2e éd., p. 377-390). Philadelphia: Lippincott Williams and Wilkins.
28. Izenberg, N. (22 mars 2013), "Is your kitchen a health hazard?", *The New York Times*, http://www.nytimes.com/2013/03/24/opinion/sunday/is-your-kitchen-a-health-hazard.html?emc=tnt&tntemail0=y.
29. Andrade, A. M., Greene, G. W. et Melanson, K. J. (2008), "Eating slowly led to decreases in energy intake within meals in healthy women",

Journal of the American Dietetic Association, *108*, 1186-1191, doi: 10.1016/j.jada.2008.04.026.
30. Otsuka, R., Tamakoshi, K., Yatsuya, H., Murata, C., Sekiya, A., Wada, K., Toyoshima, H. (2006), “Eating fast leads to obesity: Findings based on self-administered questionnaires among middle-aged Japanese men and women”, *Journal of Epidemiology*, *16*, 117-124.
31. Kaipainen, K., Payne, C. R. et Wansink, B. (2012), “The mindless eating challenge: Evaluation of a public web-based healthy eating and weight loss program”, *Journal of Medical Internet Research*, *14*, e168.
32. Bittman, M. (25 septembre 2011), “Is junk food really cheaper?”, *The New York Times*, http://www.nytimes.com/2011/09/25/opinion/sunday/is-junk-food-really-cheaper.html?pagewanted=all.
33. Rolls, B. J., Ello-Martin, M. S. et Tohill, B. C. (2004), “What can intervention studies tell us about the relationship between fruit and vegetable consumption and weight management?”, *Nutrition Review*, *62*, 1-17.
34. Ogden, J. (1992), *Fat Chance! The Myth of Dieting Explained*, Routledge, NewYork ; McFarlane, T., Polivy, J. et McCabe, R. E. (1999), “Help not harm: Psychological foundation for a nondieting approach toward health”, *Journal of Social Issues*, *55*, 261-276.
35. Ogden, J. (1992) ; McFarlane *et al.* (1999).

IX. Partagez votre réussite et encouragez vos proches

1. Birch, L. L. et Fisher, J. O. (1998), “Development of eating behaviors among children and adolescents”, *Pediatrics*, *101*, 539-549.
2. *Ibid.*
3. *Ibid.*
4. Ogden, J. (2010), *The Psychology of Eating: From Healthy to Disordered Behavior* (2e éd.), Chichester, West Sussex, Royaume-Uni, Wiley-Blackwell.
5. Ogden, J., Reynolds, R. et Smith, A. (2006), “Expanding the concept of parental control: A role for overt and covert control in children’s snacking behaviour?”, *Appetite*, *47*, 100-106, doi: 10.1016/j.appet.2006.03.330.
6. Rozin, P. et Tuorila, H. (1993), “Simultaneous and temporal contextual influences on food acceptance”, *Food Quality and Preference*, *4*, 11-20, doi: 10.1016/0950-3293(93)90309-T.

7. Birch & Fisher (1998).
8. Let's move (s.d.), http://www.letsmove.gov/.
9. Taber, D. R., Chriqui, J. F. et Chaloupka, F. J. (2013), "State laws governing school meals and disparities in fruit/vegetable intake, *American Journal of Preventive Medicine*, *44*, 365-372, doi:10.1016/j.amepre.2012.11.038.
10. USDA (s.d.), MyPlate graphic resources, http://www.choosemyplate.gov/print-materials-ordering/graphic-resources.html.
11. Harvard School of Public Health (s.d.), "Out with the pyramid, in with the plate", http://www.hsph.harvard.edu/nutritionsource/plate-replaces-pyramid/.
12. Lodolce, M. E., Harris, J. L. et Schwartz, M. B. (2013), "Sugar as part of a balanced breakfast? What cereal advertisements teach children about healthy eating", *Journal of Health Communication*, *18*, 1293-1309, doi: 10.1080/10810730.2013.778366.
13. Bernhardt, A. M., Wilking, C., Adachi-Mejia, A. M., Bergamini, E., Marijnissen, J. et Sargent, J. D. (2013), "How television fast food marketing aimed at children compares with adult advertisements", *PLoS ONE*, *8*, e72479, doi:10.1371/journal.pone.0072479.
14. Borzekowski, D. L. et Robinson, T. N. (2001), "The 30-second effect: An experiment revealing the impact of television commercials on food preferences of preschoolers", *Journal of the American Dietetic Association*, *101*, 42-46.
15. Ostroff, J. (26 mars 2013), "Guilty on junk food", *The New York Times*, http://www.nytimes.com/2013/03/27/opinion/guilty-on-junk-food.html?src=recpb&_r=0&gwh=38B91AFC36DC1F723E606AB22CFD168D&gwt=pay ; Boyland, E. J., Harrold, J. A., Dovey, T. M., Allison, M., Dobson, S., Jacobs, M. C. et Halford, J. C. G. (2013), "Food choice and overconsumption: Effect of a premium sports celebrity endorser", *Journal of Pediatrics*, *163*, 339-343, doi:10.1016/j.jpeds.2013.01.059.
16. Barnes, B. et Stelter, B. (18 juin 2013), "Nickelodeon resists critics of food ads", *The New York Times*, http://www.nytimes.com/2013/06/19/business/media/nickelodeon-resists-critics-of-food-ads.html?nl=todaysheadlines&emc=edit_th_20130619&_r=1&.
17. Strom, S. (26 septembre 2013), "With tastes growing healthier, McDonald's aims to adapt its menu", *The New York Times*, http://www.nytimes.com/2013/09/27/business/mcdonalds-moves-toward-a-healthier-menu.html?nl=todaysheadlines&emc=edit_th_20130927&_r=0.

18. Nordqvist, C. (24 juin 2012), "High sugar cereals aggressively marketed at kids, despite pledge", *Medical News Today*, http://www.medicalnewstoday.com/articles/246996.php.
19. Bittman, M. (8 octobre 2013), "Why won't McDonald's really lead?", *The New York Times* [blog], http://opinionator.blogs.nytimes.com/2013/10/08/why-wont-mcdonalds-really-lead/?nl=todaysheadlines&emc=edit_th_20131009&_r=0.
20. Iannotti, R. J. et Wang, J. (2013), "Trends in physical activity, sedentary behavior, diet, and BMI among US adolescents, 2001-2009", *Pediatrics*, *132*, 606-614, doi: 10.1542/peds.2013-1488.
21. Northstone, K., Joinson, C., Emmett, P., Ness, A. et Paus, T. (2012), "Are dietary patterns in childhood associated with IQ at 8 years of age? A population-based cohort study", *Journal of Epidemiology and Community Health*, *66*, 624-628, doi: 10.1136/jtech.2010.111955.
22. Christakis, N. A. et Fowler, J. H. (2007), "The spread of obesity in a large social network over 32 years", *New England Journal of Medicine*, *357*, 370-379, doi:10.1056/NEJMsa066082.
23. Markey, C. N. et Markey, P. M. (2014), "Gender, sexual orientation, and romantic partner influence on body dissatisfaction: An examination of heterosexual and lesbian women and their partners", *Journal of Social and Personal Relationships*, vol. 31(2), 162-177, doi:10.1177/0265407513489472.
24. Markey, C. N. et Markey, P. M. (2013), "Weight disparities between female same-sex romantic partners and weight concerns: Examining partner comparison", *Psychology of Women Quarterly*, *37*, 469-477, doi: 10.1177/0361684313484128.
25. Markey, C. N. et Markey, P. M. (2011), "Romantic partners, weight status, and weight concerns: An examination of the Actor-Partner Interdependence Model", *Journal of Health Psychology*, *16*, 217-225, doi: 10.1177/1359105310375636.
26. Parker-Pope, T. (18 avril 2012), "Are most people in denial about theirweight?", *The New York Times* [blog], http://well.blogs.nytimes.com/2012/04/18/are-most-people-in-denial-about-their-weight/.
27. Loureiro, M. L. et Nayga, R. M. (2006), "Obesity, weight loss, and physician's advice", *Social Science and Medicine*, *62*, 2458-2468, doi: 10.1016/j.socscimed.2005.11.011.
28. Bleich, S. N., Bennett, W. L., Gudzune, K. A. et Cooper, L. A. (2012), "National survey of US primary care physicians' perspectives

about causes of obesity and solutions to improve care", *BMJ Open, 2*, e001871, doi:10.1136/bmjopen-2012-001871.
29. Loureiro, M. L. et Nayga, R. M. (2006), "Obesity, weight loss, and physician's advice", *Social Science and Medicine, 62*, 2458-2468, doi: 10.1016/j.socscimed.2005.11.011.

X. Tableau d'ensemble

1. World Health Organization (WHO) (2010), "Urbanization and Health", *Bulletin of the World Health Organization, 88*(4), 245-246, http://www.who.int/bulletin/volumes/88/4/10-010410/en/.
2. Centers for Disease Control and Prevention (CDC) (27 avril 2012), "Overweight and obesity data and statistics, http://www.cdc.gov/obesity/data/index.html.
3. US Department of Health and Human Services (USDHHS) (août 2005), *Childhood Obesity*, http://aspe.hhs.gov/health/reports/child_obesity/.
4. Pollack, A. (18 juin 2013), "A.M.A. Recognizes obesity as a disease", *The New York Times*, http://www.nytimes.com/2013/06/19/business/ama-recognizes-obesity-as-a-disease.html?nl=todaysheadlines&emc=edit_th_20130619.
5. Centers for Disease Control and Prevention (CDC) (27 avril 2012), "Overweight and obesity data and statistics", http://www.cdc.gov/obesity/data/index.html.
6. CDC (27 avril 2012), "Defining obesity", http://www.cdc.gov/obesity/adult/defining.html.
7. Olshansky, S. J., Passaro, D. J., Hershow, R. C., Layden, J., Carnes, B. A., Brody, J. et Ludwig, D. S. (2012), "A potential decline in life expectancy in the United States in the 21st century", *New England Journal of Medicine, 352*(11), 1138-1145, doi: 10.1056/NEJMsr043743 ; Warner, J. (9 avril 2010), "Baby boomers may outlive their kids: Higher obesity rates set kids up for poor health", http://www.medicinenet.com/script/main/art.asp?articlekey=115204.
8. Ogden, C. L., Carroll, M. D., Kit, B. K. et Flegal, K. M. (2012), "Prevalence of obesity and trends in body mass index among US children and adolescents", 1999-2010, *Journal of the American Medical Association, 307*, 483-490, doi: 10.1001/jama.2012.40.

9. *Ibid.*
10. Ogden, C. L., Carroll, M. D., Kit, B. K. et Flegal, K. M. (2014), Prevalence of childhood and adult obesity in the United States, 2011-2012, *Journal of the American Medical Association*, *311*, 806-814, doi:10.1001/jama.2014.732.
11. Markey, C. N., Markey, P. M. et Schulz, J. (2012), "Mothers' own weight concerns predict early child feeding concerns", *Journal of Reproductive and Infant Psychology*, *30*(12), 160-167, doi: http://dx.doi.org/10.1080/02646838.2012.693152.
12. Ogden *et al.* (2014).
13. Ervin, R. B. et Ogden, C. L. (2013), "Trends in intake of energy and macronutrients in children and adolescents from 1999-2000 through 2009-2010", *NCHS Data Brief*, *113*, 1-8.
14. *Ibid.*
15. WHO (2009), *Global Health Risks, Mortality and Burden of Disease Attributable to Selected Major Risks*, http://www.who.int/healthinfo/global_burden_disease/GlobalHealthRisks_report_full.pdf.
16. Organization for Economic Cooperation Development (2012), *Obesity Update*, http://www.oecd.org/health/49716427.pdf.
17. WHO (2009).
18. Kelland, K. (21 février 2012), "Obesity rates in developed countries are rising: Report", *The Huffington Post*, http://www.huffingtonpost.com/2012/02/21/obesity-developedcountries_n_1290937.html.
19. *Ibid.*
20. WHO (2009).
21. National Cancer Institute (2012), "Obesity and cancer risk", http://www.cancer.gov/cancertopics/factsheet/Risk/obesity.
22. National Institutes of Health (NIH) (13 juillet 2012), "What are the health risks of overweight and obesity?", http://www.nhlbi.nih.gov/health/health-topics/topics/obe/risks.html.
23. American Heart Association (27 février 2014), "Obesity Information", http://www.heart.org/HEARTORG/GettingHealthy/WeightManagement/Obesity/ObesityInformation_UCM_307908_Article.jsp.
24. "A codependent relationship: Diabetes and obesity" (s.d.), http://www.diabeticcareservices.com/diabetes-education/diabetes-and-obesity, emphasis mine.

25. Carr, D., Friedman, M. A. et Jaffe, K. (2007), "Understanding the relationship between obesity and positive and negative affect: The role of psychosocial mechanisms", *Body Image*, *4*, 165-177.
26. Jackson, T. D., Grilo, C. M. et Masheb, R. M. (2000), "Teasing history, onset of obesity, current eating disorder psychopathology, body dissatisfaction, and psychological functioning in binge eating disorder", *Obesity Research*, *8*, 451-458, doi: 10.1038/oby.2000.56.
27. Carr, D. et Friedman, M. A. (2005), "Is obesity stigmatizing? Body weight, perceived discrimination, and psychological well-being in the United States", *Journal of Health and Social Behavior*, *46*, 244-259.
28. Jackson *et al.* (2000).
29. Carr et Friedman (2005).
30. Markey, C. N. et Markey, P. M. (2011), "Romantic partners, weight status, and weight concerns: An examination of the Actor-Partner Interdependence Model", *Journal of Health Psychology*, *16*, 217-225, doi: 10.1177/1359105310375636.
31. Alexander, S. C., Coffman, C. J., Tlusky, J. A., Lyna, P., Dolor, R. J., James, I. E. et Ostbye, T. (2010), "Physician communication techniques and weight loss in adults: Project chat", *American Journal of Preventive Medicine*, *39*, 321-328.
32. NIH (13 juillet 2012), "What causes overweight and obesity?", *Health Information for the Public*, http://www.nhlbi.nih.gov/health/health-topics/topics/obe/causes.html.
33. Harris, J. L., Bargh, J. A. et Brownell, K. D. (2009), "Priming effects of television food advertising on eating behavior", *Health Psychology*, *28*, 404-413, doi:10.1037/a0014399 ; Lesser, L. I., Zimmerman, F. J. et Cohen, D. A. (2013), "Outdoor advertising, obesity, and soda consumption: A cross-sectional study", *BMC Public Health*, *13*, 1-7, doi: 10.1186/1471-2458-13-20.
34. CDC (2010), "Obesity and genetics", http://www.cdc.gov/features/obesity/.
35. Bouchard-Mercier, A., Paradis, A., Rudkowska, I., Lemieux, S., Couture, P. et Vohl, M. (2013), « Associations between dietary patterns and gene expression profiles of healthy men and women: A cross-sectional study", *Nutritional Journal*, *12*, 1-13, doi: 10.1186/1475-2891-12-24.
36. Armon, G., Melamed, S., Shirom, A., Shapira, I. et Berliner, S. (2013), "Personality traits and body weight measures: Concurrent and across-

time associations", *European Journal of Personality*, *27*(4), 398-408, doi: 10.1002/per.1902.
37. Kern, M. L. et Friedman, H. S. (2008), "Do conscientious individuals live longer? A quanitative review", *Health Psychology*, *27*, 505-512, doi: 10.1037/0278-6133.27.5.505.
38. Tucker, J., Friedman, H. S., Tomlinson-Keasey, C., Schwartz, J. E., Wingard, D. L. et Criqui, M. H. (1995), "Childhood psychosocial predictors of adulthood smoking, alcohol consumption, and physical activity", *Journal of Applied Social Psychology*, *25*, 1884-1899, doi: 10.1111/j.1559-1816.1995.tb01822.x.
39. Moss, M. (20 février 2013), "The extraordinary science of addictive junk food", *The New York Times*, http://www.nytimes.com/2013/02/24/magazine/the-extraordinary-science-of-junk-food.html?ref=magazine&pagewanted=all&_r=0.
40. Johnson, R. K., Appel, L. J., Brands, M., Howard, B. V., Lefevre, M., Lustig, R. H. et Wylie-Rosett, J. (2009), "Dietary sugars intake and cardiovascular health", *Circulation*, *120*, 1011-1020, doi: 10.1161/CIRCULATIONAHA.109.192627 ; Everyday-wisdom (s.d.), "Soft drink consumption: The frightening statistics and associatedhealth risks!", http://www.everyday-wisdom.com/soft-drink-consumption.html.
41. CDC (15 mai 2014), "Nutrition services and the school nutrition environment: Results from the School Health Policies and Practices Study 2012", http://www.cdc.gov/HealthyYouth/shpps/index.htm.
42. Dermer, M. L. et Jacobson, E. (1986), "Some potential negative social consequences of cigarette smoking: Marketing research in reverse", *Journal of Applied Social Psychology*, *16*, 702-725, doi: 10.1111/j.1559-1816.1986.tb01754.x.
43. Crane, J. K. (26 mars 2013), "The Talmud and other diet books", *The New York Times*, http://www.nytimes.com/2013/03/27/opinion/the-talmud-and-other-diet-books.html?emc=tnt&tntemail0=y.
44. American Heart Association (6 juillet 2014), "Smoking: Do you really know the risks?", http://www.heart.org/HEARTORG/GettingHealthy/QuitSmoking/QuittingSmoking/Smoking-Do-you-really-know-the-risks_UCM_322718_Article.jsp.
45. USDHHS (2000), *Surgeon General's Report on Smoking and Health*, Washington, DC, Centers for Disease Control and Prevention.
46. Egan, S. (25 juin 2013), "Why smoking rates are at new lows", *The New York Times* [blog], http://well.blogs.nytimes.com/

2013/06/25/why-smoking-rates-are-at-new-lows/?_php=true&_type=blogs&emc=tnt&tntemail0=y&_r=0.
47. *Ibid.*
48. CDC (28 mars 2014), "Adult obesity facts", http://www.cdc.gov/obesity/data/adult.html.
49. Rudd Center for Food Policy and Obesity at Yale University (2008), *Menu Labeling in Chain Restaurants: Opportunities for Public Policy*, http://yaleruddcenter.org/resources/upload/docs/what/reports/RuddMenuLabelingReport2008 pdf.
50. Brooks, D. (8 août 2013), "The nudge debate", *The New York Times*, http://www.nytimes.com/2013/08/09/opinion/brooks-the-nudge-debate.html?nl=todaysheadlines&emc=edit_th_20130809&_r=0.
51. CDC (s.d.), "The facts about obesity", http://www.cdc.gov/pdf/facts_about_obesity_in_the_united_states.pdf.
52. Begley, S. (1er mai 2012), "The costs of obesity", *The Huffington Post*, http://www.huffingtonpost.com/2012/04/30/obesity-costs-dollars-cents_n_1463763.html.
53. Campos, P., Saguy, A., Oliver, E. et Gaesser, G. (2006), "The epidemiology of overweight and obesity: Public health crisis or moral panic?", *International Journal of Epidemiology*, *35*, 55-60.
54. Dixon, J. (6 mars 2013), communication personnelle.

Table

Composition et mise en pages
Nord Compo à Villeneuve-d'Ascq

Cet ouvrage a été achevé d'imprimer en janvier 2016
sur les presses de Normandie Roto Impression s.a.s.
61250 Lonrai (Orne)
Dépôt légal : février 2016
N° d'édition : 55133/01 – N° d'impression : 1505032

Imprimé en France